개정판

치과 재료와 기기 활용

저자
강후원 (동아인재대학교))
김병식 (수성대학교)
김원태 (대전보건대학교)
신종우 (신한대학교)
이기대 (대구보건대학교)
정인호 (김천대학교)
전종남 (원광보건대학교)
최병철 (충북보건과학대학교)
한민수 (혜전대학교)
고명원 (광양보건대학교)
김사학 (경동대학교)
성환경 (동남보건대학교)
안재석 (광주보건대학교)
정인성 (부산가톨릭대학교)
정희선 (제주관광대학교)
차성수 (진주보건대학교)
최석순 (신구대학교)
(가나다 순)

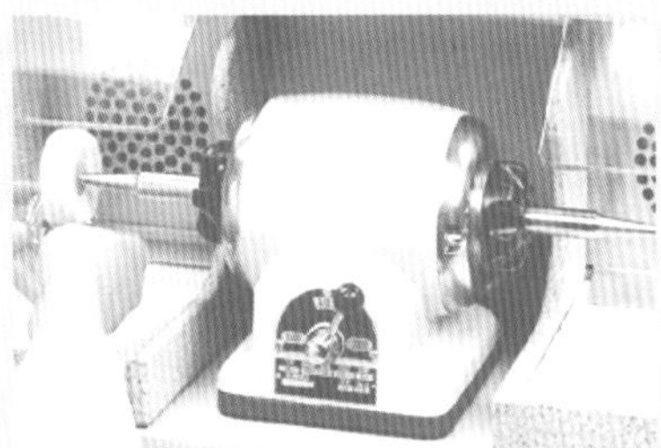

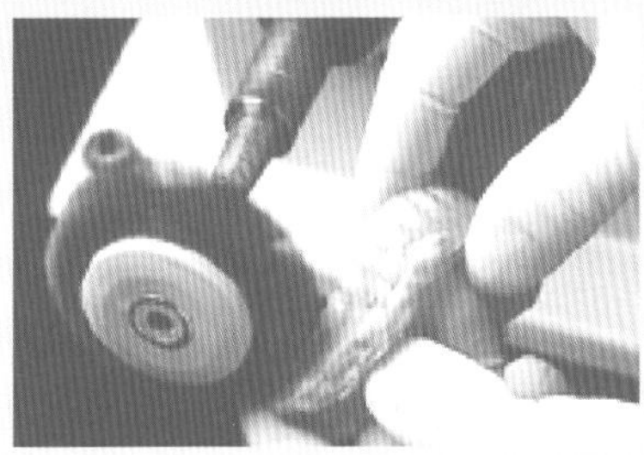

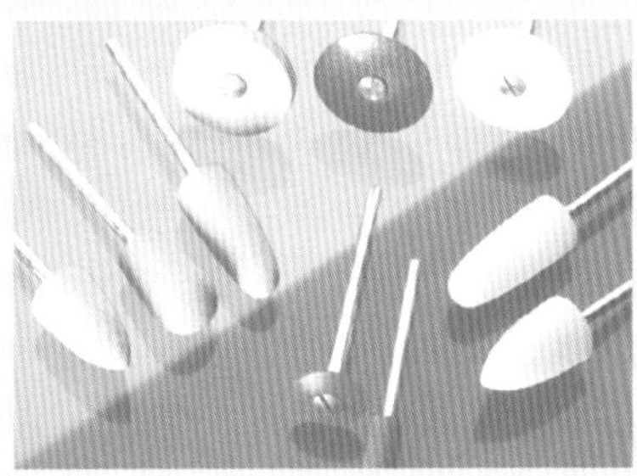

명문출판사

인사말

현재도 수많은 치과재료와 기구 그리고 장비들이 계속적으로 개발되어 치과보철에 대한 정밀도를 높이기 위하여 임상에 널리 이용되고 있으며, 이로 인해 치과업무에 종사하고 있는 치과기공사들도 치과기공 기술의 발전과 더불어 각종 치과재료와 기구 그리고 장비들을 광범위하게 사용하고 있다.

치과 분야에 종사하고 있는 치과기공사의 최대의 목표는 환자의 만족도가 높은 치과보철물 제작이라고 생각되며, 치과기공 분야에서 훌륭한 치과기공사가 되기 위해서는 그 취급하는 모든 재료와 기구의 사용법과 기능에 대하여 상세하게 알고 있어야 한다.

치과보철물 제작에 앞서 중요한 사항으로는

첫째, 사용하고자 하는 재료에 대한 특성을 알아야 하며, 어떻게 사용하여야 재료의 바람직한 성질을 얻을 수 있는지 그리고 조건과 형태를 달리 했을 때 어떠한 반응을 일으키는지 또는 물리적 · 화학적 성질을 보존하며, 변형되지 않도록 어떻게 저장해야 하는지에 대해서 충분한 지식을 습득해야 한다.

둘째, 사용하고자 하는 기구와 장비에 대한 특징을 알아야 하며, 어떻게 사용하여야 기구와 장비를 용도에 맞게 올바르게 사용할 수 있는지 그리고 사용 중 장비의 오작동에 의한 고장이 났을 경우에 어떻게 수리하는지 등에 대해서 충분한 지식을 익히는 것이 무엇보다도 우선되어야 한다고 생각한다.

따라서 본서는 치과 업무에 이용되고 있는 각종 재료와 기구 그리고 장비 등에 대해서 전기의 3가지 작용을 기준으로 다시 해석하고자 하였으며 wax와 석고 그리고 매몰제와 금속에 관하여서는 그 특징에 관하여 실험을 해볼 수 있는 기회를 부여하여 재료에 대한 기초적인 지식을 사실적으로 알아보도록 배려하고자 하여 개정판을 출판하게 되었다.

치과기공에 사용하는 기자재에 관하여 다각적으로 응용할 수 있도록 배려를 하였지만, 아직 부족한 점이 많이 있으리라 생각된다. 하지만 저자들의 소망은 다소 부족한 이 책을 통해서 치과기공에 입문하는 학생들이나 임상에 종사하는 치과기공사들이 치과기공 기술을 익히는데 필요한 하나의 지침서가 되었으면 하는 바람이다.

끝으로 본 서의 출판에 앞서 많은 도움을 주신 각 대학의 집필 교수님들과 명문출판사 안영택 사장님과 임직원 여러분께 심심한 감사의 말씀을 드린다.

2014년 1월

추운 겨울날 저자 일동

CONTENS

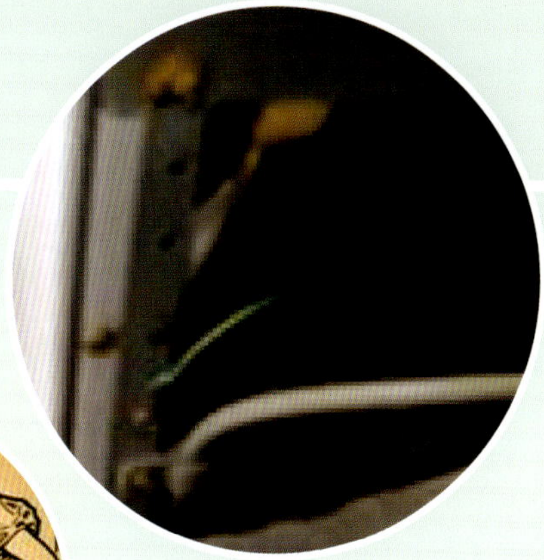

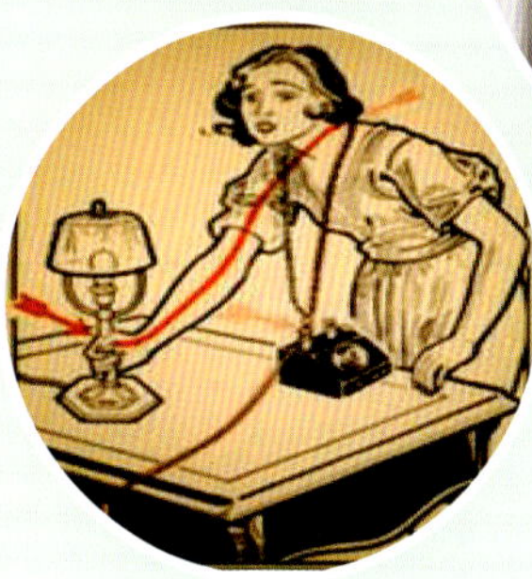

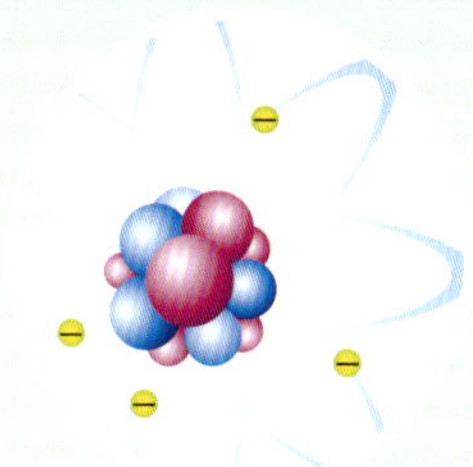

Chapter 01

전기란?

Chapter 01 전기란 어떤 것인가?

현대 사회에서 전기는 매우 중요한 것으로 우리는 공기와 같이 그 중요성을 모르며 지내지만, 2003년 미국의 뉴욕이나 프랑스의 파리에 정전사태를 보면 전기의 힘이 얼마나 큰가를 알 수가 있다. 마찬가지로 치과기공에서도 기계의 90% 이상을 전기에 의존하면서도 그 중요성에 관하여서는 잘 느끼지 못하고 있다. 그러므로 이 장에서는 전기의 원리와 전기의 종류에 관하여 알아보고자 한다.

전기란 모든 원소 중에 포함되는 원자핵 가운데 양자(플러스)와 이것을 둘러싼 전자(마이너스)가 그 근원이 된다(그림 1-1). 모든 구조물의 원자에서 양자와 전자를 얻을 수 있으며 중성자에서는 양자(+)의 수와 전자(-)의 수는 일치한다. 그러나 그림 1-1에서 보듯이 우리가 polythene strip (ebonite rod)을 wool에 문지르면 wool의 전자가 polythene strip으로 이동하는 것을 볼 수 있다. 이것은 polythene이 wool보다 전자의 수가 많기 때문이다.

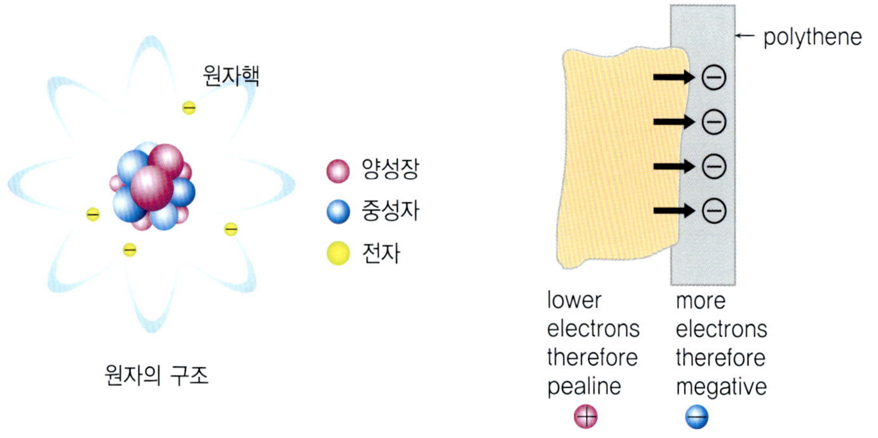

그림 1-1 원자의 구조와 정전기

1. 전자가 움직여 전기가 흐른다.

전기에는 동전기(動電氣)와 정전기(靜電氣)가 있다. 전기가 흐르는 전기가 바로 동전기이고, 흐르지 않는 쪽의 전기가 정전기이다. 즉 우리들이 가정에서 사용하는 전기는 흐르는 전기로서 동전기이다. 그렇다면 '어느 쪽이 과연 전기의 본래의 모습일까?' 이런 의문이 들 수도 있지만, 양쪽 모두 전기의 본래 모습이라 할 수 있다. 연못이나 저수지에 고여 있는 물도 물이요, 시내나 강을 따라 흐르는 물도 역시 물인 것과 같은 이치이다.

물체를 문질러 마찰전기를 일으켰을 때에 그 물체에 전자가 모여 있으면 '(-)로 대전하고 있다'고 말하고, 반대로 물체에서 전자가 없어져 버리면 '(+)로 대전했다'고 한다. 물은 반드시 높은 곳에서 낮은 곳으로 흐른다. 그렇다면 전기는 어떤 경우에 흐를까?

전기에서는 (-)로 대전한 물체와 (+)로 대전한 물체를 도체로 연결하면 반드시 전류가 흐른다. 정전기라도 흐르기 시작하면 동전기가 되어 버린다. 이 경우 전류는 (+)쪽에서 (-)쪽으로 흐르는 것으로 되어 있다. 이것은 일종의 약속으로 (+)전기가 흐르는 방향을 전류의 방향으로 정했기 때문이다(그림 1-2).

그러나 전자의 이동은 좀 다르다. (-)대 전체에 있는 과잉의 전자가 부족한 상태에 있는 (+)대 전체 쪽으로 이동해서 전자의 과부족을 메워나가기 때문이다. 따라서 전류가 흐르는 방향과 전자가 흐르는 방향은 서로 반대인 것이다.

전류의 방향을 정한 것은 아직 전자의 움직임이 알려져 있지 않았던 옛날의 일로서 당시의 과학자들은 물의 흐름에 비교하여 높은 쪽 즉, (+)에서 (-)로 흐르는 것이라고 생각했던 것이다. 만일 전자의 전하를 (+)로, 양자의 전하를 (-)로 정의를 내렸더라면 전류가 흐르는 방향과 전자가 흐르는 방향은 일치되어 합리적이었을 것이다.

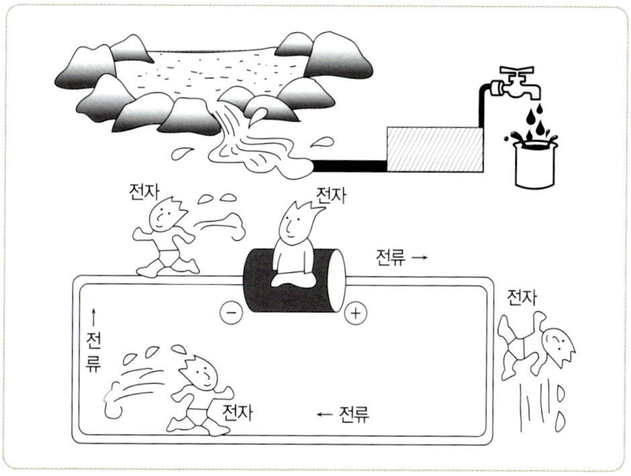

그림 1-2 전기와 전자의 흐름 방향

2. 전원이란?

사전에 따르면 「전기를 공급하는 원천」, 「전력을 얻는 것」으로 되어있다.
그것을 대별해 보면 그림 1-3과 같이

교류(Alternating Current) - 시간에 따라서 전기가 흐르는 방향이 변하는 전원을 말한다.
일반 가정용 : AC 100V, 50/Hz
공장용 : AC 200V, 단상교류, 삼상교류

직류(Direct Current) - 전기가 흐르는 방향이 항상 일정한 전원으로 마이컴에서 사용하는 전원이다. 전지, 배터리

가정에는 직류가 공급되지 않으므로 교류를 직류로 바꾸는 장치를 사용하여 마이컴에 직류를 공급하게 되는데 이 장치를 전원장치라고 부른다. 우리들이 흔히 접하는 어댑터는 교류를 직류로 바꾸는 전원 장치의 대표적인 예이다.

즉, 마이컴 회로에서 교류는 직접적으로 사용되지 않는다. 주로 사용되는 전원은 5V 직류 전원으로 이때 빠짐없이 등장하는 7805라는 전원 레귤레이터(전원 안정화 소자)라는 칩이 있다. 7805가 하는 역할은 110V/220V의 상용 교류 전원을 다운트랜스를 거쳐 나온 7.5V(7805의 1.5배) 정도의 교류를 5V의 직류 전원으로 바꾸는 전원 회로로 끝 마무리를 담당하고 있다.

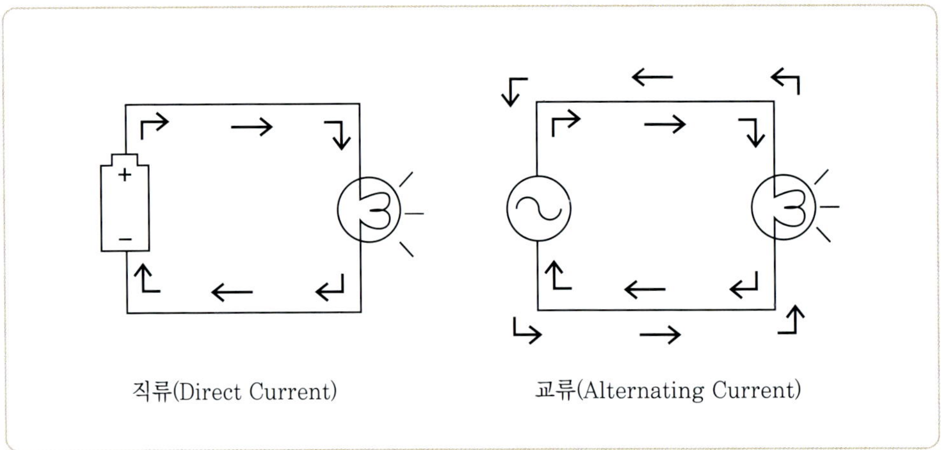

그림 1-3 전원의 종류

1) 같은 전기인데도 직류와 교류는 본질적으로 어떤 점이 다른가?

전류나 전압의 시간적인 변화를 보는 장치에 브라운관 오실로스코프라는 것이 있다. 이것을 이용해서 직류와 교류를 관찰한 것이 바로 그림 1-4이다. 즉 직류는 평탄한 직선이지만, 교류는 일정 시간마다 (+), (-)가 반복되는 주기적인 변화를 일으키며 삼각함수에서 배운 정현파(사인 웨이브)의 그래프가 되고 있다.

이 교류의 파형을 보면, 전류와 전압이 시시각각으로 변화하고 있는 것을 알 수 있다. 각 시각에 있어서의 값을 순시값(瞬時値)이라 하고, 파형(波形)의 최대값을 진폭, 파(波)가 1 진동하는데 걸리는 시간을 주기(週期)라고 한다. 1초간에 진동을 반복하는 회수를 주파수라고 하는데, 옛날에는 사이클(cycle)이란 단위도 썼으나 지금은 헤르쯔(문자 기호는 Hz)로 통일되어 있다. 우리나라에서 사용하고 있는 교류 주파수는 60Hz이다. 그러나 외국에서 50Hz를 사용하는 곳도 있다. 다시 한번 그림 1-4의 교류파형을 살펴보면 1주기 사이에 플러스와 마이너스가 한 번씩 찾아오고 그 사이에 두 번 제로가 되고 있다. 따라서 60Hz의 교류로 전등을 켜면 1초 사이에 120회 점멸하는 것을 알 수 있다. 그 때문에 형광등 밑에서 손을 빨리 흔들면 깜박거려 보이는 것이다. 레코드 플레이어의 스트로보, 스코프는 이 원리를 이용한 것이다. 즉, 전등의 규칙적인 점멸을 이용하여 레코드의 회전수를 체크하는 것이다.

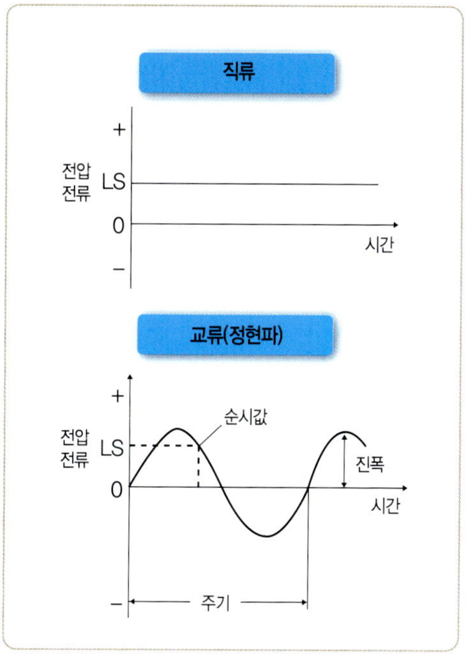

그림 1-4 교류, 직류의 파형

2) 전기제품은 주파수에 맞게

주파수의 변화가 전기 기구에 어떤 영향을 미치는가를 살펴보기로 하자.

우리나라에서는 주파수가 60Hz로 통일되어 있으나, 이웃나라인 일본에서는 지역에 따라서 50Hz로 되어 있으므로 해외에서 살다가 이사한 사람들은 사용하던 전기기구를 그대로 60Hz에서 사용하는 경우에는 기기의 작동에 큰 변화가 일어난다.

이를테면 표 1-1에 나타났듯이 변압기와 같이 철심을 가진 기기는 주파수가 저하하면 자속밀도(磁束密度)가 증가하고 열손실이 늘어나 효율이 나빠지게 된다. 또 유도전동기의 회전수는 주파수에 비례하므로 주파수가 변하면 속도도 변하는 것은 당연하다. 따라서 유도전동기를 사용하고 있는 냉장고, 선풍기 등은 주의가 필요하다. 하지만 최근에 가전제품들은 50Hz와 60Hz 모두 사용 가능한 multi 형태로 출하되고 있으므로 이러한 고민에서는 해방되었으나 하여튼 정밀장비를 사용하는 치과기공에 기자재는 확인 후에 사용하여야 합니다.

표 1-1 주파수가 변할 때의 영향

기기명	50Hz용을 60Hz에서 사용	60Hz용을 50Hz에서 사용
형광등	램프가 어둡고 점등이 잘 안된다	램프가 밝아지고 전류가 증가하여 안정기의 수명이 짧아진다.
테이프 레코더 (교류용)	회전이 빨라지고 음질이 고음이 된다.	회전이 늦어져 음질이 저음이 된다.
세탁기	모터의 회전이 빨라져 모터에 부담이 커지며, 타이머는 빨라진다.	회전이 늦어지고, 타이머도 늦어진다.
냉장고	냉각능력은 변하지 않으나 타이머식의 경우 타이머가 빨라진다. 서리 제거가 빨라진다.	냉각능력은 변하지 않으나 타이머식의 경우 타이머가 늦어진다. 서리 제거가 늦어진다.
전자렌지	가열이 불균일, 타이머 빨라진다. 트렌스의 부담이 커져 가열된다.	가열이 불균일, 타이머 늦어진다.
전기시계(교류용)	시간이 빠르다	시간이 늦어진다.
전열기(백열전구)	영향없이 정상적으로 사용할 수 없다.	영향없이 정상적으로 사용할 수 있다.
TV	영향없이 정상적으로 사용할 수 없다.	영향없이 정상적으로 사용할 수 있다.

3) 교류대신 직류를 쓰면

전압과 전류가 끝없이 진동하는 교류(AC)는 지난 1세기동안 전 세계 전력의 주종으로 자리 잡아왔다. 교류전기는 송전 시에 전력 손실이 적은 게 큰 장점이다. 이 장점 때문에 100년 전 발명왕 에디슨은 직류(DC)를 핵심 전력으로 쓰자고 주장했으나 직류 송전은 전력손실이 너무 크다는 치명적 약점과 불과 3~4km거리 밖에 송전하지 못한다는 약점을 갖고 있기 때문에 패배했다.

그렇다고 직류의 장점이 없는 것은 아니다. 『직류를 쓰면 가전제품 안에 들어있는 전원변환장치가 필요 없고, 값싼 심야전력을 가정용 축전지에 담아 낮에 활용할 수 있어 경제적』이라고 주장하는 사람들도 있다. 특히 태양이 내뿜는 빛을 흡수하는 태양광 전지가 직류방식이어서 자연에너지를 폭 넓게 활용할 수 있다.

직류의 가장 큰 장점은 에디슨이 주장한 것처럼 안전하다는 점. 직류전기는 60~80V에 41~62mA까지 감전을 느낄 수 없다. 반면 교류는 전류가 6~9 mA만 되더라도 인체에 큰 충격을 준다.

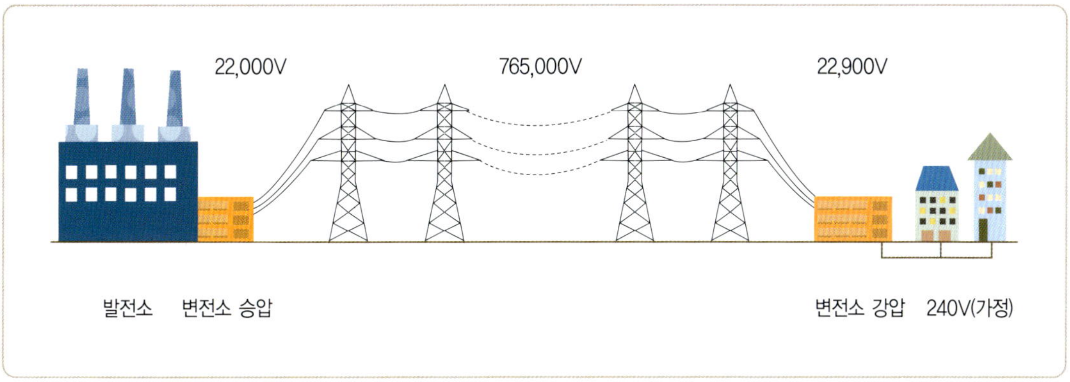

그림 1-5 발전소에서 가정까지 전기의 이동경로

4) 송전선이 세 가닥인 이유

전기는 비록 교류라도 각 순간을 보면 플러스(+)와 마이너스(-)가 있으므로 두 가닥의 전선이 필요한 것은 당연하다. 우리들은 가정에서 보통 두 가닥의 전선으로 전기를 사용하고 있는데, 이러한 전기를 단상교류라고 한다.

그러나 송전선에는 철탑의 오른편에 3가닥, 왼편에 3가닥으로 되어있다. 이처럼 3가닥씩 전선으로 전력을 송전하는 것은 무슨 이유일까?

3가닥의 전선을 사용하는 교류를 3상교류(三相交流)라고 한다. 그림 1-6과 같이 3개의 코일을 120도씩 각도를 어긋나게 해서 배치한 다음, 자석을 시계방향으로 회전 시키면 3개의 코일은 자력선의 영향을 받아서 유도기전력이

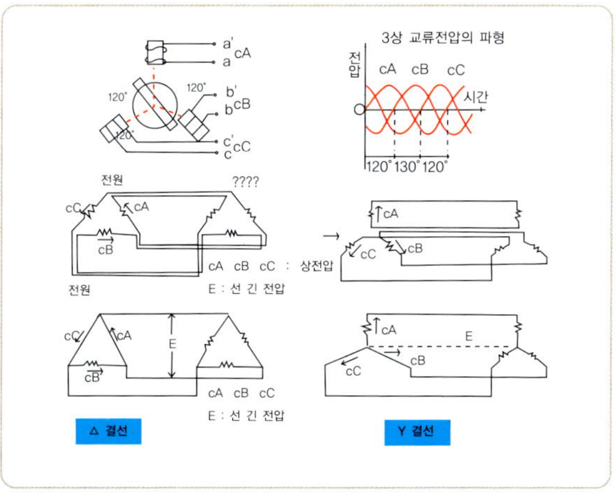

그림 1-6 3상 교류

발생한다. 이와 같은 교류를 3상교류 라고 한다.

단상회로(單相回路)가 3쌍으로 전선은 6가닥이 있다. 그러나 그림 1-6과 같이 전선을 2가닥씩 합치면 전류가 2배가 되는 것처럼 보이지만, 120도 위상이 벗어난 전류가 가해지므로 전류의 크기에는 변화가 없다. 이러한 연결방법을 Δ(델타)결선 또는 삼각결선이라고 한다.

또 그림 1-6의 오른쪽처럼 연결할 경우에는 세 가닥 묶은 전선에는 전기가 흐르지 않는다. 이것은 120도 위상의 전류 3개를 가하면 0이 되기 때문이다. 따라서 이 선은 필요 없게 된다. 이러한 연결방법을 Y결선 또는 스타(星形) 결선이라고 한다. 3상 교류는 단상인 경우에 비해 전선을 한 가닥 증가시키는 것만으로 3배의 전력을 보낼 수가 있다.

즉, 3상 교류가 경제적으로 전기를 보낼 수 있다는 것과 3선 중의 2선으로 단상 교류를 뽑아서 사용할 수 있으며 또한 3상용 기기의 효율이 좋다는 많은 이점이 있다.

5) 전기의 3가지 작용

전기는 움직이지 않을 경우에는 별로 소용이 없지만, 일단 움직여서 전류가 되면, 여러 가지 작용으로 우리들의 생활에 도움을 준다.

전류에는 3가지 작용이 있는데, 그것은 ①발열작용, ②자기작용, ③화학작용 이다.

① 자기작용: micro motor, high spindle grinder, lath, model trimmer, center trimmer 등

전기가 내는 힘을 이용하는 작업은 이 작용을 응용한 것이다. 도선을 감아서 만든 코일에 전류를 흘리면 그 속에 자계(磁界)가 발생한다. 또 자계 속에서 도선에 전류를 흘리면 도선은 힘을 받는다. 이것이 바로 모터의 기본이 되는 원리이다.

② 발열작용: porcelain furnace, ring furnace, agar tank, 모형건조기, steam cleaner 등

금속에는 전류를 방해하려는 전기저항이라는 것이 있다. 전기저항에 전류를 흘리면 열이 발생하게 된다. 일정 시간의 발생열량은 저항의 값이 크고 전류가 많을수록 커진다.

③ 화학작용: electric polisher, etching machine, polishing machine

물의 전기분해나 전기도금에서 낯익은 작용이다. 그림 1-7과 같이 소금물에 두 장의 극판(極板)을 넣고 전지의 양끝에다 연결하면 소금은 나트륨과 염소의 화합물로 이것이 물에 녹으면 (+)전기를 가진 나트륨 이온과 (-)전기를 가진 염소 이온이라는 것으로 분해, 즉 전리(電離)된다. (+)극판에서는 (-)의 염소 이온이 끌려 들어가 전기를 잃고 염소가스로 변한다. 한편 (-)극판에서

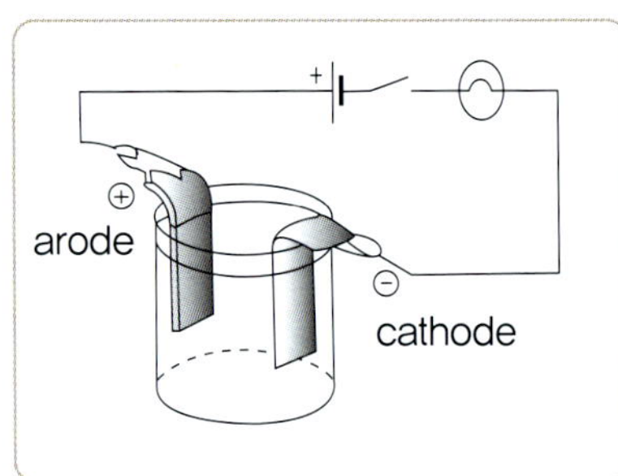

그림 1-7 물의 전기 분해

는 (+)의 나트륨 이온이 끌려 들어가 전기를 잃고 나트륨이 됨과 동시에 물과 화합에서 수산화나트륨(가성소다)이 된다. 이 때 여분으로 생긴 수소는 가스가 되어 나간다.

6) 전기의 위험성

일반적으로 감전재해는 다른 재해에 비하여 발생률이 낮으나 일단 재해가 발생하면 치명적인 경우가 많으며, 또한 다행히 생명을 건졌다하더라도 일생동안 불구가 되는 예가 적지않다. 이것은 감전되었을 때의 호흡정지, 심장마비, 근육이 수축되는 신체기능장애와 감전사고에 의한 추락으로 인한 2차 재해 때문에 일어난다.

① 인체의 전기적 특성

전격에 의한 인체의 반응 및 사망의 한계는 그 속성상 인체실험이 어렵고, 또 어떠한 실험결과가 나와도 그것은 검증이 어렵다는 점과 인간의 다양성, 재해당시의 상황변수 등의 이유로 획일적으로 정하기는 어렵지만 인체의 감전 시 그 위험도는 통전전류의 크기, 통전시간, 통전경로, 전원의 종류에 의해 거의 결정된다. 인체에 대한 전격의 영향은 크게 두 가지로 나눌 수 있는데,

첫째는 전기신호가 신경과 근육을 자극해서 정상적인 기능을 저해하며, 호흡정지 또는 심실세동을 일으키는 현상이며, 둘째는 전기에너지가 생체조직의 파괴, 손상 등의 구조적 손상을 일으키는 것이다.

② 통전전류에 의한 영향

- 최소 감지전류

  교류(상용주파수 60[Hz])에서 이 값은 2[mA]이하로서 이 정도의 전류로서는 위험이 없다.

- 고통 한계전류

  전류의 흐름에 따른 고통을 참을 수 있는 한계 전류로서 교류(상용주파수 60[Hz])에서 성인 남자의 경우 대략 7~8[mA]이다.

- 이탈 전류와 교착 전류(마비 한계전류)

  통전전류가 증가하면 통전경로의 근육 경련이 심해지고 신경이 마비되어 운동이 자유롭지 않게 되는 한계의 전류를 교착 전류, 운동의 자유를 잃지 않는 최대 한도의 전류를 이탈 전류라 하는데 교류(상용주파수 60[Hz])에서 이 값은 10~15[mA] 정도이다.

- 심실세동 전류

  심장의 맥동에 영향을 주어 혈액 순환이 곤란하게 되고 끝내는 심장 기능을 잃게 되는 현상

을 일반적으로 심실세동이라 하며, 심실세동을 일으킬 때 그대로 방치하면 수분 이내에 사망하게 되므로 즉시 인공호흡을 실시하여야 한다.

③ 통전경로의 영향

인체 감전시의 영향은 전류의 경로에 따라 그 위험성이 달라지며, 전류가 심장 또는 그 주위를 통하게 되면, 심장에 영향을 주어 더욱 위험하게 된다. 즉, 인체에 전류가 통과하게 되면, 심실세동이 일어날 수 있는 것은 물론이고, 통전경로에 따라서는 그 보다 낮은 전류에서도 심실세동의 위험성이 있으며 이에 대한 것을 심장전류계수로 나타내면 다음과 같다.

표 1-3 통전경로별 심장전류계수

통전 경로(가)	심장전류계수	통전경로(나)	심장전류계수
왼손-가슴	1.5	양손-양발	1.0
오른손-가슴	1.3		
왼손-한발 또는 양발	1.0		

표 1-3에서 숫자가 클수록 위험도가 높아진다. 예를 들면, (가) '왼손과 가슴' 간에 53[mA]의 전류가 통전 될 때와 (나) '양손과 양발' 사이에 80[mA]의 전류가 흐를 때의 위험도가 서로 동일하다.

'왼손과 가슴(심장)' 으로 전류가 통과할 때 가장 위험하고, 오른손보다는 왼손이 통전경로가 되는 경우에 심장을 통과할 가능성이 높으므로 더 위험하다.

(가)의 경우 위험도 : 53[mA] X 1.5 = 80[mA]

(나)의 경우 위험도 : 80[mA] X 1.0 = 80[mA]

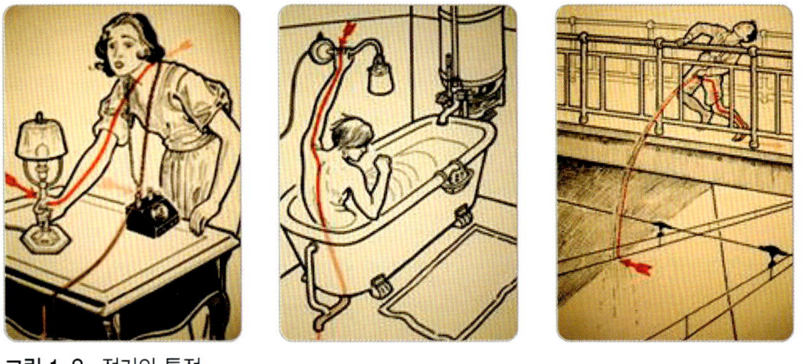

그림 1-8 전기의 통전

④ 허용 접촉전압

인체의 감전위험을 방지하기 위하여, 안전상 허용접촉전압은 주변 환경을 고려하여 표 1-4와 같이 정할 수 있다.

표 1-4 허용 접촉 전압

종별	접촉상태	허용접촉전압(V)
제1종	- 인체의 대부분이 수중에 있는 상태	2.5 이하
제2종	- 인체가 현저히 젖어 있는 상태 - 금속성의 전기기계, 기구나 구조물에 인체의 일부가 상시 접촉되어 있는 상태	25 이하
제3종	- 건조한 통상의 인체상태로서, 접촉전압이 가해지더라도 위험성이 낮은 상태	50 이하
제4종	- 건조한 통상의 인체상태로서, 접촉전압이 가해지더라도 위험성이 낮은 상태 - 접촉전압이 가해질 우려가 없는 경우	제한없음

프리즘

50대 남자, 벼락 맞고도 기적적으로 살아나 [속보, 사회] 2000년 07월 22일 (토) 06:43

50대 남자가 벼락을 맞고도 기적적으로 살아난 사실이 뒤늦게 밝혀져 화제가 되고 있다.
21일 전북 전주시 서신동에 사는 권기현(50.축산업)씨에 따르면 지난 19일 오후4시께 진안군 상전면 황동마을 황동보에서 낚시를 하다 굵은 소나기가 내리자 우산을 펼쳐 들었다. 그 후 10분 가량 지난 뒤 빗줄기가 잦아들더니 갑자기 "꽝"하는 우레소리가 들리면서 자신이 든 우산에 벼락이 떨어졌다는 것.
벼락을 맞고 그 자리에서 정신을 잃은 권씨는 함께 낚시를 하던 처남이 119에 신고, 인근 병원으로 후송됐으나 간단한 치료를 받고 깨어났다. 권씨가 입은 상처는 우산을 들고 있던 오른손 엄지와 검지가 화상을 입으면서 실핏줄이 터진 게 전부였다. 통상적으로 벼락은 전류의 세기가 4만~5만 암페어에 달하며 온도는 태양 표면온도의 5배 정도인 섭씨 3만℃에 이른다.

7) 어스(접지)의 역할은

어스를 하지 않은 채로 전기세탁기를 사용하면 감전할 위험성이 있다. 또 가솔린 탱크차는 반드시 쇠사슬은 늘어뜨려 접지를 하고 있다. 도대체 어스(接地)의 필요성은 어떤 의미를 갖고 있을까?

전기는 편리한 반면에 사용하는 사람에게 감전이란 위험을 준다. 감전이란 대개의 경우 전기기구에서 인체를 통해 지면으로 전류가 흐름으로써 일어난다. 지면(大地)은 전기에 있어서는 양도체(良導體)이다. 그런데 전기기구를 접지한다고 하는 것은 전기기구의 바깥부분이나 사람의 몸이 닿을 우려가 있는 곳의 전위를 0볼트로 하려는 것이다. 지구의 전위가 0볼트라는 것은 지구를 무한히 큰 도체로 보고 전위의 기준을 정할 필요성에서 지구를 대상으로 삼은 것이다.

전기기기의 노출 부분을 어스시킴으로써 전기기기와 대지는 동전위가 되며, 따라서 기기의 외부를 만져도 감전되지 않는다. 또한 전기회로로부터 절연되어 있어 안전하다고 생각되는 부분이라도 만일에 대비해서 어스시켜 두는 편이 좋을 것이다.

이를테면 세탁기, 탈수기, 냉장고, 쿨러, 전자렌지 등이나 물을 사용하는 전기제품은 확실하게 어스 시켜야 한다(그림 1-9B). 어스를 하지 않아 감전사한 사례도 많이 있기 때문이다

어스선은 튼튼한 전선을 사용해서 직접 땅 속에 묻든가, 금속의 수도관에 연결하면 된다(그림 1-9A). 가스 파이프는 전류가 흐르면 위험하므로 어스로 사용해서는 안된다.

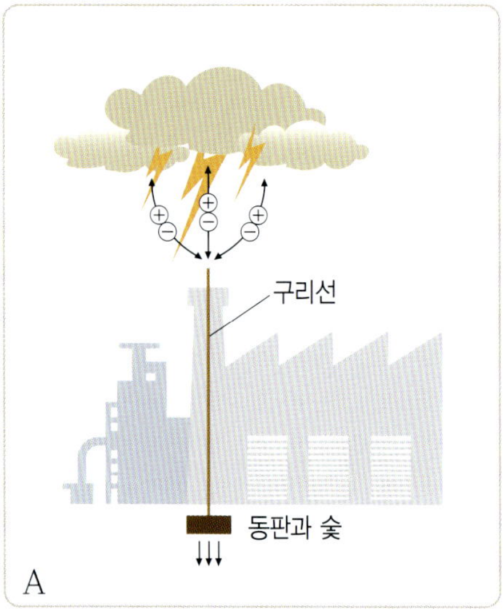

그림 1-9A 피뢰침

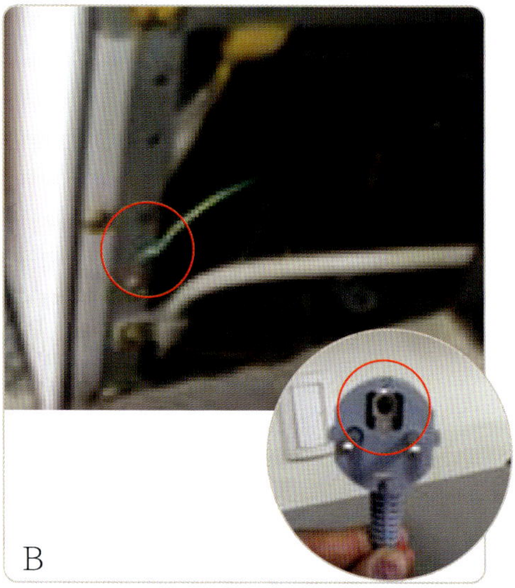

그림 1-9B 전열기구의 어스

3. 용어

1) 전력

와트(Watt)란 전력의 단위로서 흔히 500와트의 전열기라던가, 30W의 형광등이란 식으로 표현한다. 전원에서 나온 전하는 높은 에너지를 가지고 있다. 이 전하(전자)는 전류로서 회로를 움직여 여러가지 형태로 에너지를 쏟아낸 다음, 에너지가 저하되어 전원으로 돌아간다. 전기가 열, 빛, 힘이라고 하는 여러가지 형태의 일을 해주는 것도 이 때문이다.

전기의 경우도 작업 능률이라는 점에서 생각해 볼 수 있다. 전류가 1초간에 하는 일로서 전류의 작업능률을 전력이라고 한다. 도체에 가해지는 전압을 V(V), 전류를 I(A)라고 하면 1초간에 발생하는 열량은

Q=VI × 1 = V · I(주울)였다.

따라서 전기가 1초 동안에 하는 일, 곧 전력을 P라고 하면 P=VI(W)가 된다.

전력의 단위로는 와트(기호는 W)가 사용된다. 또 전력의 계산식은

전력(W)= 전압(V)×전류(A)

라고 표시한다. 즉, 1와트는 전압이 1볼트, 전류가 1암페어일 때의 전력을 말한다.

전기가 하는 일의 양은 전력(1초동안에 하는 일)에다 일을 한 시간을 곱하면 될 것이다. 이것을 전력량(電力量)이라고 한다. 따라서 전력량은

(전력량)=(전력)×(시간) 이 된다.

전력량의 단위는 와트 · 시(기호는 Wh)로 표시하는데, 보통은 킬로와트 · 시(기호는 kWh)가 사용된다. 이것은 1 KW의 전력을 1시간 사용했을 때의 전력량이다.

2) 오옴의 법칙

전류, 전압, 전기저항을 하나의 관계로 정립시킨 유명한 오옴의 법칙이라는 것이 있다.

물의 흐름에 비유하면 이해가 빠를 것이다. 즉 물탱크에 연결한 파이프를 타고 흐르는 물은 파이프에 걸리는 수압이 높을수록 양이 많아진다는 점이다. 만약 파이프가 가늘어서 물의 흐름에 대한 저항이 클수록 물의 양은 적어지게 되는 것이다.

전류도 이와 같이 도체를 흐르는 전류의 크기는 도체의 양끝에 가해진 전압에 비례하고, 그 도체의 저항에 반비례한다. 이것이 바로 오옴의 법칙이다.

정리해 보면, 도체에 가해지는 전압 V를 볼트(V), 도체의 저항 R을 오옴(Ω), 흐르는 전류 I를 암페어(A)란 단위로 하면 이 법칙은 다음과 같은 식이 된다.

$$\text{전류(A)} = \frac{\text{전압(V)}}{\text{저항(}\Omega\text{)}} \qquad I = \frac{V}{R}$$

이 관계는 다음과 같이 쓸 수도 있는데, 전압(V) = 전류(A) X S 저항(Ω) [V=IR]이다.

전열기의 니크롬선이나 백열진구의 필라멘트가 그 좋은 예로서, 말하자면 저항을 역으로 이용한 것이라 할 수 있다. 전기저항은 오옴의 법칙에 따라 전류를 제한하거나 전압을 내리거나 한다. 또 중요한 성질로서 전기 에너지를 열 에너지로 바꾸기도 하는데, 이를 주울열을 발생시킨다고 한다. 전열기나 다리미의 히터가 설치되어 있는 전기 기기는 모두 저항에 의한 주울열을 이용한 것이다.

주울열에 의하여 발열체의 온도를 높여 주면 백색광이 많이 나오게 된다. 이것이 백열전구의 원리이다. 일반적으로 발열체의 온도가 높아질수록, 파장이 짧은 빛이 많이 나오게 된다. 따라서 적외선 램프는 필라멘트의 온도를 낮게 억제해서 파장이 긴 빛인 적외선을 많이 나오도록 고안한 전구이다.

■ 전기 단위의 접두어

비록 전기의 단위에만 국한되는 것은 아니지만, 밀리(mm)라든가 킬로(km) 따위의 접두어가 흔히 쓰인다. 전기의 경우에도 전류의 단위에는 '밀리암페어(mA)', 전력의 단위에는 '킬로와트(kW)' 라는 식으로 사용된다. 이렇게 접두어가 있으면 어쩐지 어렵고 복잡해 보이지만, 크고 작음을 간단한 등급으로 표 1-5와 같이 표시할 수 있어 매우 편리하다.

미약한 전류인 '0.003암페어(A)' 는 '3밀리암페어(mA)' 로 쓰면 되고, 높은 주파수인 '7,000,000헤르쯔(Hz)' 는 간단하게 '7메가헤르쯔(MHz)' 로 표시할 수 있다. 이들 접두어는 10을 거듭 제곱한 배수란 뜻도 가지고 있다. 대략 16개의 접두어가 있는데 그 명칭은 표 1-5와 같다.

표 1-5 단위의 배수

배수	10^{18}	10^{15}	10^{12}	10^{9}	10^{6}	10^{3}	10^{2}	10	10^{-1}	10^{-2}	10^{-3}	10^{-6}	10^{-9}	10^{-12}	10^{-15}	10^{-18}
명칭	엑사	페사	테러	기가	메가	킬로	헥사	데카	데시	센티	밀리	마이크로	나노	피코	펨터	아터
기호	E	P	T	G	M	k	h	da	d	c	m	μ	n	p	f	a

■ 연습문제

1. 다음 빈칸을 채우시오.

Appliance	Power(W)	p.d(V)	Current(A)
Car headlamp	48	12	
TV	240	220	
Hairdryer		220	2
Iron	940	220	
Kettle		220	5
Micro motor		220	10
Ring furnace		220	20

* P(w) = p.d(I) X C(V)

2. 다음은 전해연마기 배선도이다. 기호를 해석하시오.
본 배선도에는 건전지를 몇개 사용했는가?

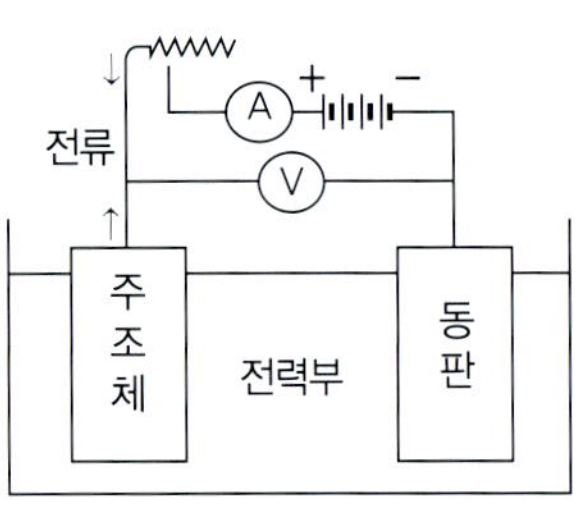

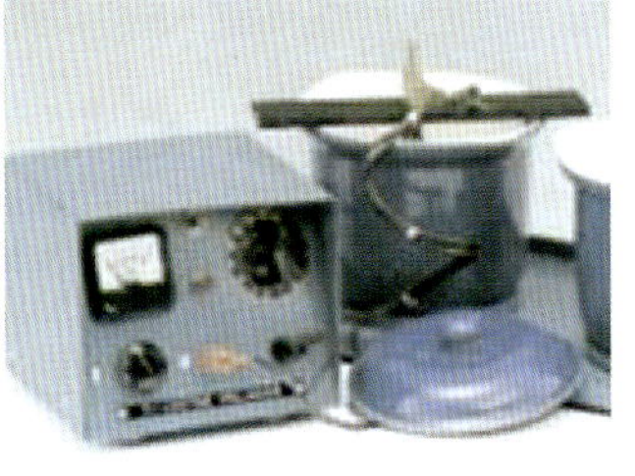

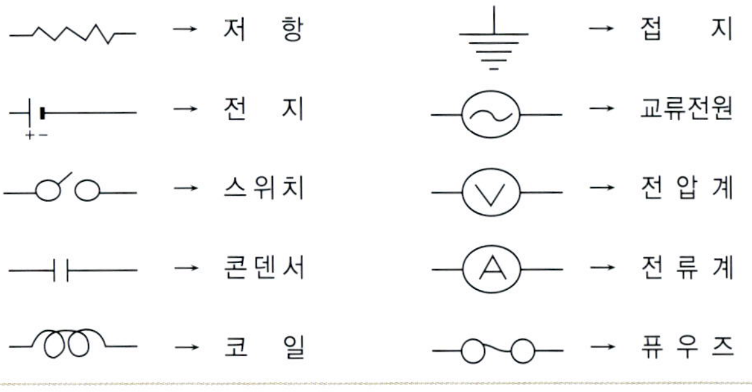

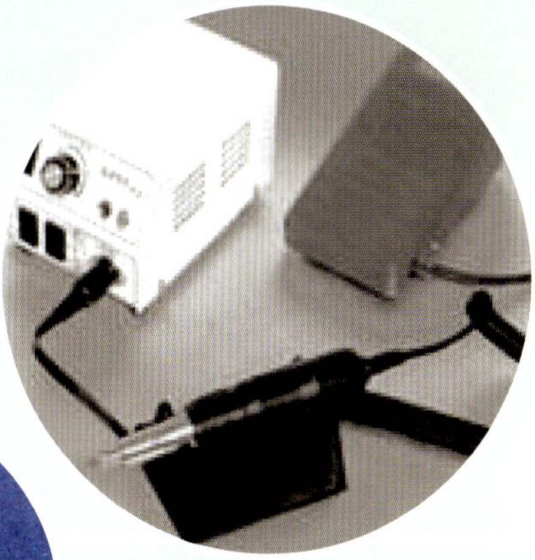

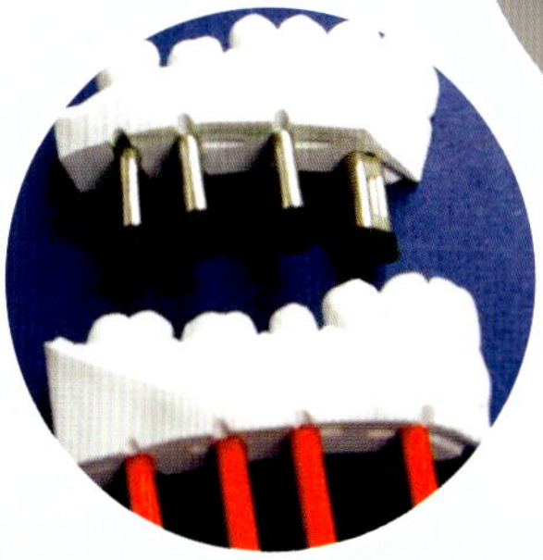

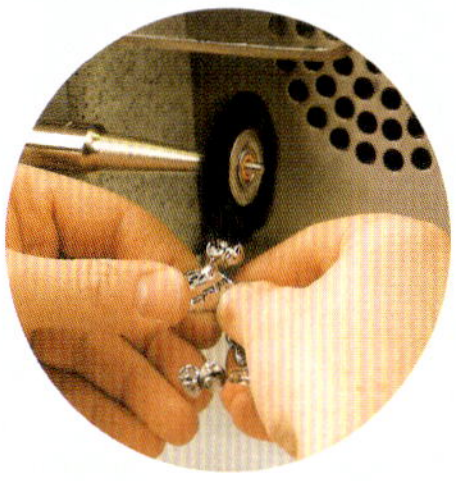

Chapter 02

자기작용

Chapter 02 자기작용

1. Motor의 원리 및 분류

모터(motor)는 회전력을 발생하는 기계로 흔히 전동기(電動機)라고 부르기도 한다. 좀 더 학술적으로 말하면 전기 energy를 역학적 energy로 바꾸는 장치이다. 공장이나 가정에서 널리 쓰이고 있으며 가전제품의 90% 이상이 motor의 힘을 빌리고 있을 정도이다.

그러므로 치과분야에서도 motor의 사용은 무시할 수 없을 정도로 많이 쓰이고 있는 것도 사실이다. 본 장에서는 motor의 원리와 치과기공에 사용되는 motor에 관하여 알아보고자 한다.

1) 원리

모터는 전기의 힘으로 물건을 회전시키거나 이동시키는 능력을 가지고 있다. 또한 모터의 회전축을 외부에서 회전시키면 입력단자 사이에 전압을 발생시키는 발전작용을 한다. 모터를 정지하는 경우 단지 전원스위치를 끊을 뿐만 아니라 모터의 입력단자 사이를 저항으로 단락 시키면 즉시 정지하는 제동작용을 한다.

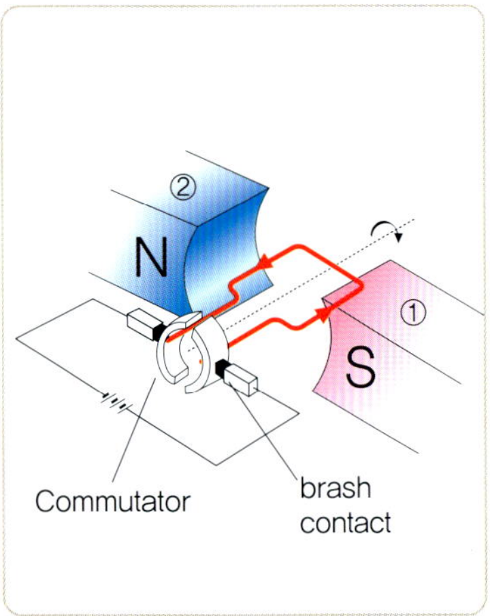

그림 2-1 직류 모터의 원리

직류 모터의 원리가 전에는 전자석 간의 흡인력을 이용하는 것이었지만 현재에는 자계 중에 놓여진 코일에 작용하는 전자력으로 설명할 수 있다.

그림 2-1에서 자계 중의 코일에 화살표 방향으로 전류를 흘리면 도체 ①에는 하향하고, 도체 ②에는 상향하는 힘이 미쳐서 시계방향으로 회전한다. 그러나 그대로 놓아두면 도체가 회전하여 반대측으로 갔을 때에는 힘의 방향이 반대가 되어 회전하지 않는다.

그래서 회전하는 도체에 접속한 정류자편 (commutator bar)과 정류자편에 접촉하여 움직이는 고정브러시 기구(정류기구)에 의해 도체가 N극 아래에서 S극으로, S극 아래에서는 N극으로 이동할 때에 전류의 방향을 역전시켜서 같은 방향의 회전력을 발생시키도록 되어 있다(그림 2-2).

실제 모터에서는 공간의 이용률을 올리고 또 토크의 발생을 원활하게 하기위해 다수 개의 도체와 정류자를 설치하고 자속을 통하기 쉽게 하기 위해 철심의 홈 속에 도체를 놓은 구조로 되어 있으며 회전방향을 조절하기 위하여 +, - 극을 바꿔 줌으로서 좌, 우로 회전하도록 하고 있다.

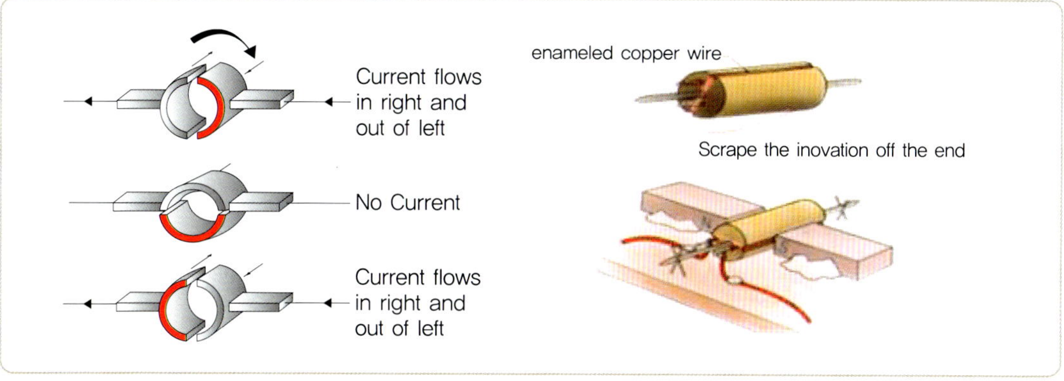

그림 2-2 모터의 회전

2) 모터의 분류

(1) 유도 모터 (induction motor)

고정자 권선에 흐르는 교류(교번) 전류에 의해 발생하는 회전 자기장과 로토부에 발생하는 유도 전류와의 상호작용에 의해 생기는 회전력에 의한 모터이다. 때문에 인덕션 모터를 유도 모터라고 부른다. 그림 2-3은 유도 모터의 근본 원리가 되는 아라고의 원판 현상을 보여준다.

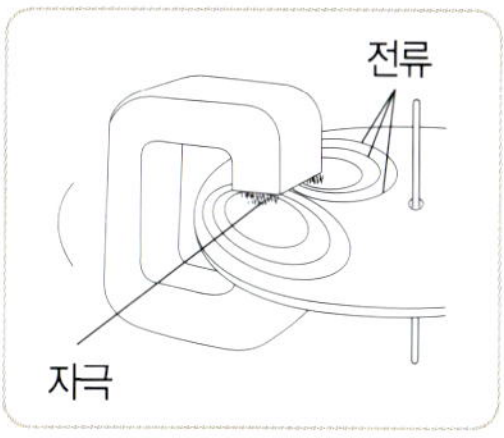

그림 2-3 유도 모터

(2) 스태핑 모터(stepping motor)

스텝모터, 펄스모터, 스테퍼모터 등으로 불려지고 있으며 스태핑은 한 발, 한 발 단계적으로 움직이는 동작 이미지를 표현하고 있다. 최대 특징은 펄스 전력에 대응하여 회전한다는 것이며, 피드백없이 동작을 제어할 수 있으므로 FA, OA 관계

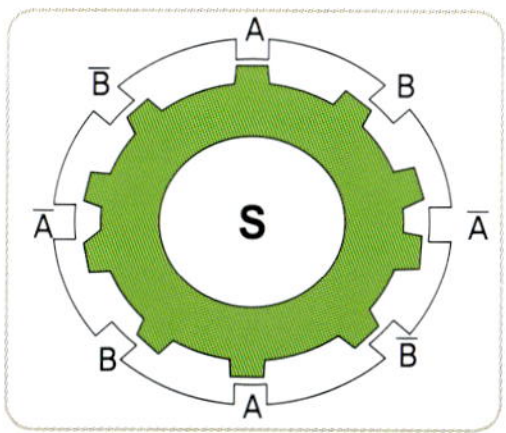

그림 2-4 스태핑 모터

를 비롯해서 폭넓게 사용되고 있다.

(3) 브러시리스 모터 (brushless motor)

DC 모터에서 브러시와 정류자(commutator)를 없애고 전자적인 정류 기구를 설치한 모터로서 가장 큰 장점은 기계적인 노이즈뿐만 아니라 전기적인 노이즈도 발생하지 않는다는 점이다.

회전하는 마그넷과 구동코일이 설치되어 있고 정류자가 없기 때문에, 이것에 대신하는 전자정류 회로가 필요하다. 따라서 회로구성이 복잡하여 보통 전용IC가 사용되며, 주로 VTR, FDD, CD플레이어의 높은 회전성능, 긴 수명이 요구되는 곳에 사용된다.

(4) 동기 모터(synchronous motor)

전원주파수에 동기하여 회전하는 것으로 전원 주파수와 동기 되었을 때 비로소 안정된 회전 특성이 얻어진다.

그림 2-5에서 보는 바와 같이 2상 권선을 한 고정자에 영구자석의 회전자를 넣으면 회전자는 회전자계에 따라서 회전한다. 동기모터는 동기전동기라 부르며, 그 속도가 전원주파수에 완전하게 대응하므로 유도모터에서와 같은 슬립이 없다는 것이 특징이고 시계나 타임스위치에 많이 사용되고 있다.

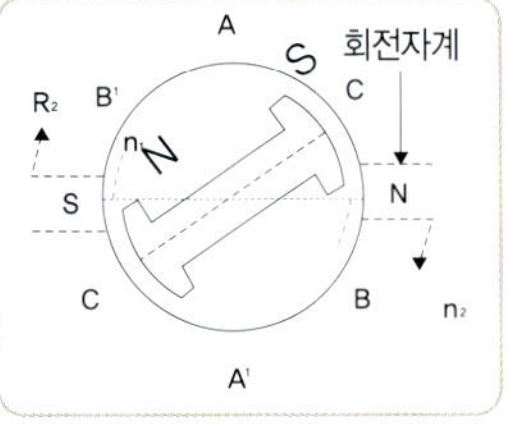

그림 2-5

(5) 기어드 모터 (geared motor)

회전축에 기어의 감속 기구를 부착한 것이며. 이것에 의해 모터 단체로는 얻을 수 없는 저속 회전이 실현되거나 큰 토크를 발생시킬 수 있다. 어떤 모터에도 부착이 가능하고 바꿔 말하면 어떤 모터라도 기어드 모터가 될 수 있다는 말이며, 왕복운동형, 웜 기어형, 유성기어형이 있다

(6) 서보 모터 (servo motor)

servo의 어원이 나타내는 바와 같이 영어의 slave 혹은 servant의 의미를 가지며 명령에 충실하게 추종하는 제어용 모터를 의미한다.

DC 서보 모터는 전기자 전류에 대하여 발생토크의 관계가 직선성으로 우수하고 OA에서부터 FA분야까지 광범위하게 사용되고 있으며, AC 서보 모터는 주로 계측기, 항공기 관계에 사용되었으나 현재는 거의 사용되지 않는 실정이다. 전력변환장치, 위치제어, 속도제어, 전류제어의 기능을 가진다.

(7) 초음파 모터

자석이나 권선을 필요로 하지 않고 복수의 압전세라믹에 고주파 전압을 가하여 압전 세라믹을 진동시킨다. 그리고 이 진동력에서 탄성체, 마찰판을 거쳐 일정 방향의 구동력, 즉 회전력을 얻는 것이다.

3) 마력

모터의 출력은 기계적 에너지인데 이것은 회전수와 부하 토크로부터 전력으로 환산할 수 있다.

P[W]=2π × n[RPS] · T[N.m] .... ①

P[W]=1.027 × N[PRM] · T[kgf · m] .... ②

그 식은 ①식과 같으며 n은 매 1초당 모터의 회전수 [RPS] T는 발생 토크[Nm], π는 원주율을 나타낸 것이다. 또 ①식은 위의 ②식으로도 구할 수 있다(N은 매 1분당 회전수[RPM]).

그런데 출력이라는 말 가운데 때때로 마력이라는 말이 나오는데 이것을 와트로 환산하면 마력과 와트의 관계는 아래의 ③, ④의 식이 성립된다.

1HP[1영마력]=550[ft × Ib/sec] = 746 [W] .... ③

1HP[1불마력]=75[kgf × m/sec] = 736 [W] .... ④

이 식을 보면 1영마력 > 1불마력, 즉 영국의 말은 프랑스의 말보다 힘이 강한 것으로 된다. 이와 같이 단순히 마력이라고 해도 영마력과 불마력의 2종류가 있으며 양자 사이에는 10W 정도의 출력차가 생기고 있다. 또 일본에서는 일반적으로 영마력(740W)이 사용되고 있으며 가전 제품에 사용되고 있는 모터는 그 대부분이 1마력 이하의 것이다

2. micro motor

1) 모터의 일반적 구조

(1) 로터(shaft) : 실제로 회전체가 물리는 곳

(2) 캔 : field magnets를 감싸고 있으며, 대게 steel로 만들어졌다.

(3) 엔드벨 : 모터의 가장 복잡한 부분이며, 가장 중요한 부분으로서 외부의 전원으로부터 전기를 공급받아 로터로 전달한다.

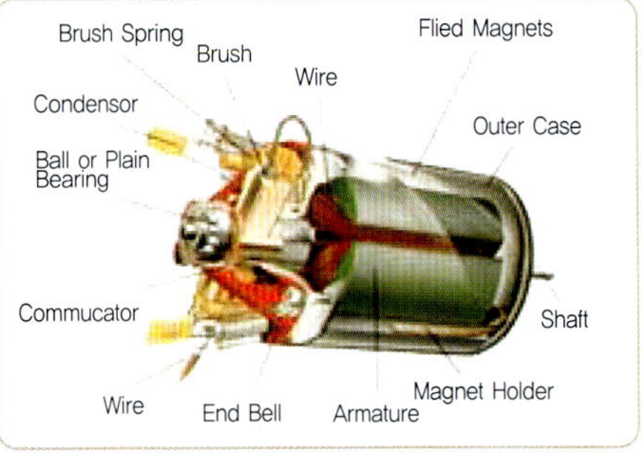

그림 2-6 모터의 구조

2) 로터(회전자)

직접 프로펠러로 동력을 전달하는 것으로 축이 휘지 않도록, 커뮤니티의 접접상태가 양호하도록 관리하는 것이 최선이다.

① 샤프트(축) : 아답터를 통하여 회전력을 전달하며. 샤프트가 휘어진 모터는 효율에서 절대적인 손해를 보게 된다.

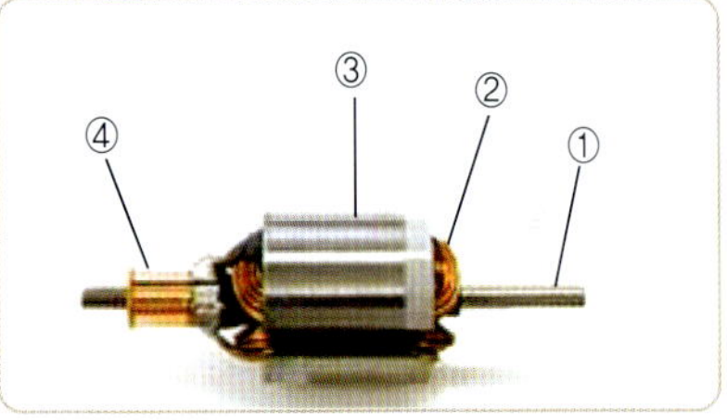

그림 2-7 로터

② 에나멜선(소선) : 실제 전기가 전달되어서 아마튜어 스택을 전자석으로 만들어 모터캔에 있는 영구자석과 당기고 미는 힘을 이용하여 회전을 하도록 만드는 부분이다. 감는(와인딩) 방법에 따라서 출력의 차이가 있다. 싱글로 감은 모터가 더블로 감은 모터보다 더 편차가 크고, 반대로 여러 개의 에나멜선을 이용하여 감은 모터의 경우 부드러운 가감속을 할 수 있다. 싱글, 더블, 트리플, 쿼트, 퀀트, 헥사 까지 즉, 1개의 선을 이용하여 감은 것부터 6개의 선을 이용하여 감은 것들을 볼 수가 있다.

③ 아마튜어 스택 : 에나멜선의 설명과 같이 와인딩에 의하여 전자석이 되는 부분으로 정확한 회전을 위하여 발란스 홀을 뚫어 놓은 것도 있다. 홀이 뚫려 있는 것은 나쁜 것이 아니다.

④ 커뮤니케이터 : 커뮤라고 흔히 줄여서 부르며, 부러쉬와 맞닿아서 전기를 전달 받습니다. 항상 고전압과 잦은 접촉에 노출되어 있어서 이때 발생하는 아크(arc)에 의하여 카본 지꺼기가 쌓이게 되므로 모터의 정비 과정에서 가장 신경 써야 되는 부분이다.

3) 엔드벨

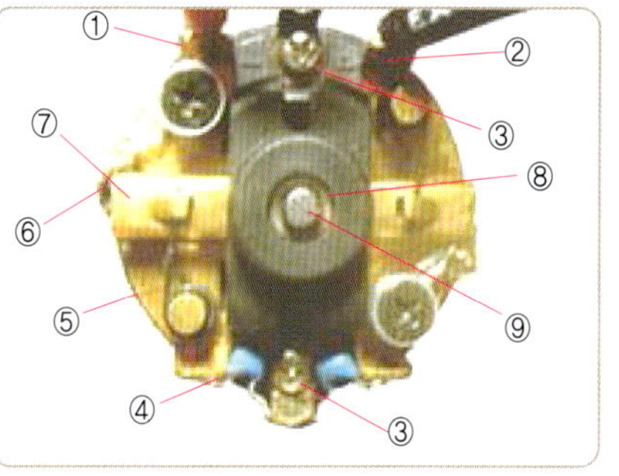

그림 2-8 엔드벨

① 전선 접속단자(와이어링 러그) : 배터리로 연결되어 있는 전선이 연결되는 단자로서 보통은 납땜으로 연결하게 되어 있다(- 부분).

② 저선 접속단자 : ①과 같지만 + 부분이다.

③ 엔드벨 고정용 나사 : 나사 2개를 풀면 엔드벨이 분리된다.

④ 컨텐서 : 노이즈 방지용 컨덴서로서 모터의 용량에 따라 용량이 다소 다른 것을 사용하게 된다.

⑤ 부러쉬 스프링 : 부러쉬 고정용 스프링으로 스프링의 장력은 아주 중요하다. 너무 강하면 커뮤와 부러쉬가 쉽게 닳게 되고, 약하면 전기의 전달이 잘 되지 않아서 힘이 약하게 된다.

⑥ 부러쉬 : 커뮤를 통하여 로터에 전기가 전달할 수 있도록 만들어진 것으로 소모품이다. 1/3 정도 닳았을 때 교환하고 적기에 교환하는 것이 모터의 수명에는 좋다. 보통은 카본으로 만들어져 있지만, 은을 포함한 소재로 되어 있는 것도 가끔 있다. 은을 포함한 소재는 가격이 일반 부러쉬에 비하여 약간 저렴하고 파워도 더 좋은 것으로 알려져 있지만, 모터의 수명을 급격히 떨어뜨린다.

⑦ 부러쉬 홀더 : 부러쉬가 스프링의 힘에 의해서 곧게 진입할 수 있도록 만들어 준다.

⑧ 베어링(부싱) : 축받이로 고급 모터의 경우 베어링으로 되어 있으며, 샤프트를 밀어서 엔드벨 쪽의 힘을 많이 받게 되는 구조의 경우 아주 중요한 부분이다.

⑨ 샤프트 : 로터와 연결되어 있는 샤프트 이다.

4) 턴수, 진각

턴수라 함은 회전자(로터)에 감겨 있는 코일이 몇 번 감겼느냐를 이야기하며, 진각은 부러쉬와 정류자의 각도를 말한다. 0도가 직각을 이루는 중심점이다.

(1) 턴(turn)수

선이 가늘고 턴 수가 많아지면, 토크가 올라가고 RPM에 내려가며 배터리 소모량이 작아진다. 반대로 선이 굵고 턴 수가 적어지면 RPM이 커지고 토크가 적어진다. 저속특성을 필요로 하는 경우는 턴 수가 많은 모터를, 고속이 필요한 기계의 경우는 턴 수가 적은 모터가 유리하다고 할 수 있다. 턴 수를 무한정 늘일 수 없기 때문에 감속기를 쓰는 것도 하나의 대안이라고 볼 수 있다.

(2) 진각

진각이 커 질수록 모터의 RPM이 증가하게 되지만 소모전력 또한 커진다. 단, 모터의 회전을 반대로 할 경우에는 0도에서부터 다시 맞추어야 한다. 일반적으로 마그네트와 수직으로 교차하는 점이 0도가 되며, 진각을 증가시킬 때에는 시계반대 방향으로 돌리며 된다. 진각의 조정은 엔드벨의 분해 조립이 가능한 모디파이드 모터에만 사용되며, 일반적으로 판매되는 모터는 진각이 조정된 상태에서 판매된다. 즉, 사용자가 조정할 수 없다.

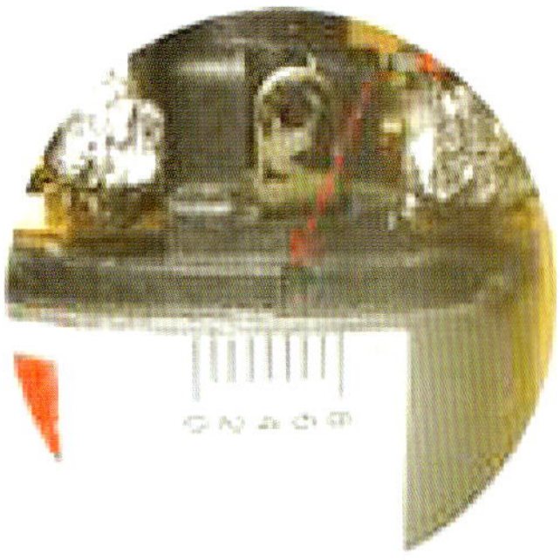

그림 2-9 진각

■ 실험실습

치과기공용 handpiece의 분해와 관리에 관하여 알아보고자 한다.

1. 다음을 확인해 봅시다.

① Carbon식, Non Corbon식

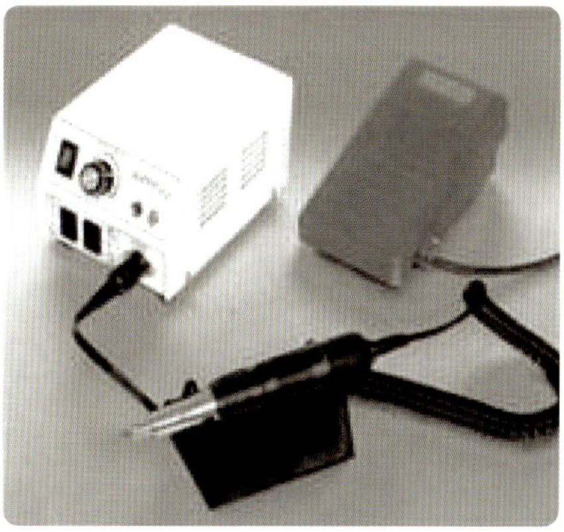

② Control : 발판식, 무릎식

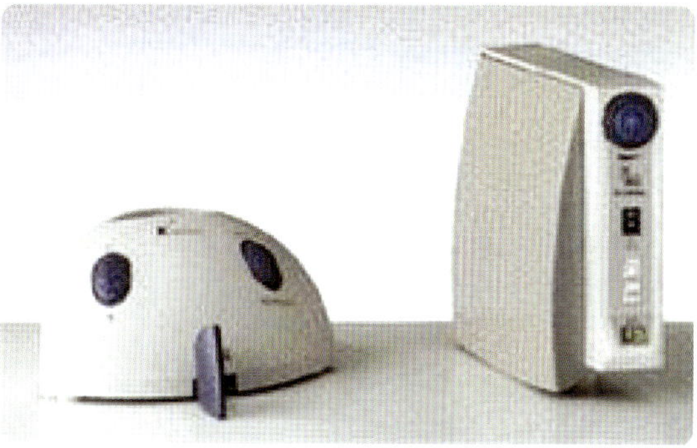

2. chuck의 위치와 굵기에 관하여 확인해 봅시다.

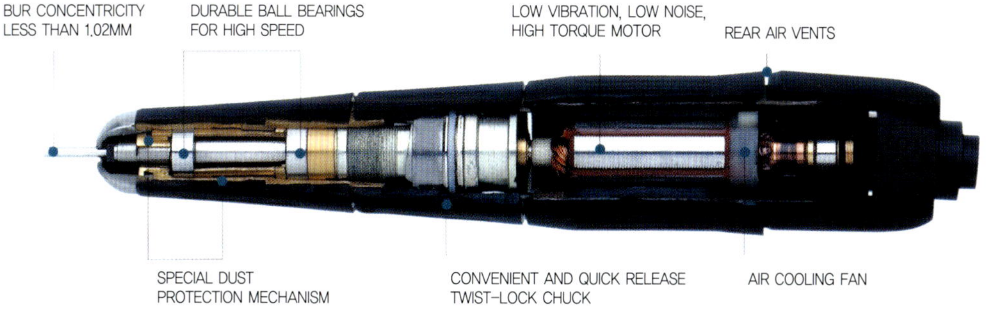

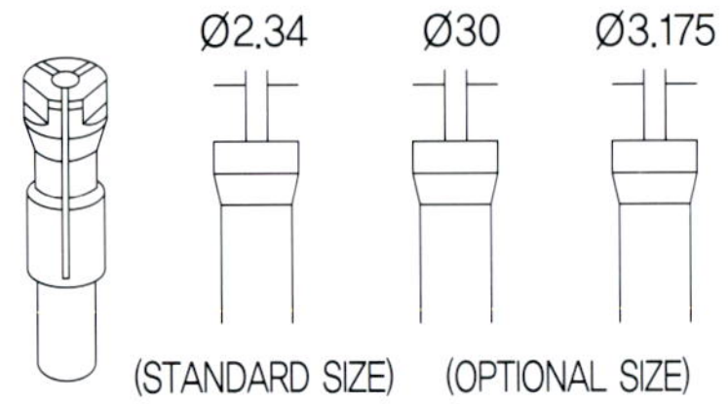

3. 우리가 간단한 기구를 이용하여 분해 조립을 해 봅시다.

① tip 분리 후 청소

② 앤드빌 부위 분리 - 전기 연결부 분리 부러쉬 확인 후 청소

③ 다시 결합 후 작동 확인

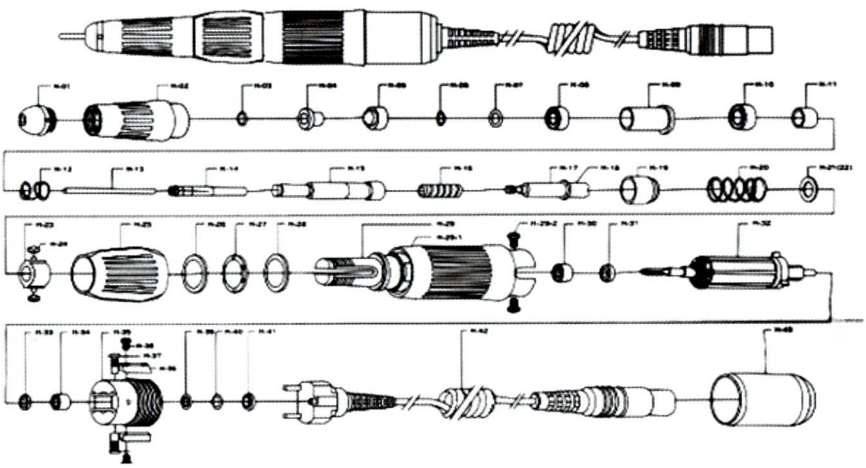

4. handpiece에 disc나 sone point을 결합하여 작동법을 익혀봅시다.

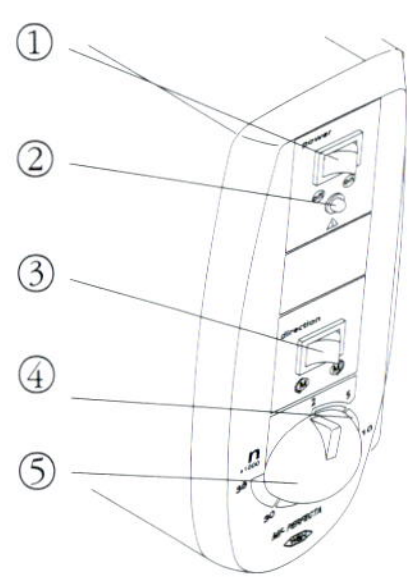

① 전원스위치 확인

② 방향전환 스위치 확인

③ 회전속도 단자 확인

④ 발판(혹은 무릅판) 스위치 확인

⑤ mandrel에 rubber wheel을 장착하고 제거하기

3. 진공교반기(vacuum mixer)

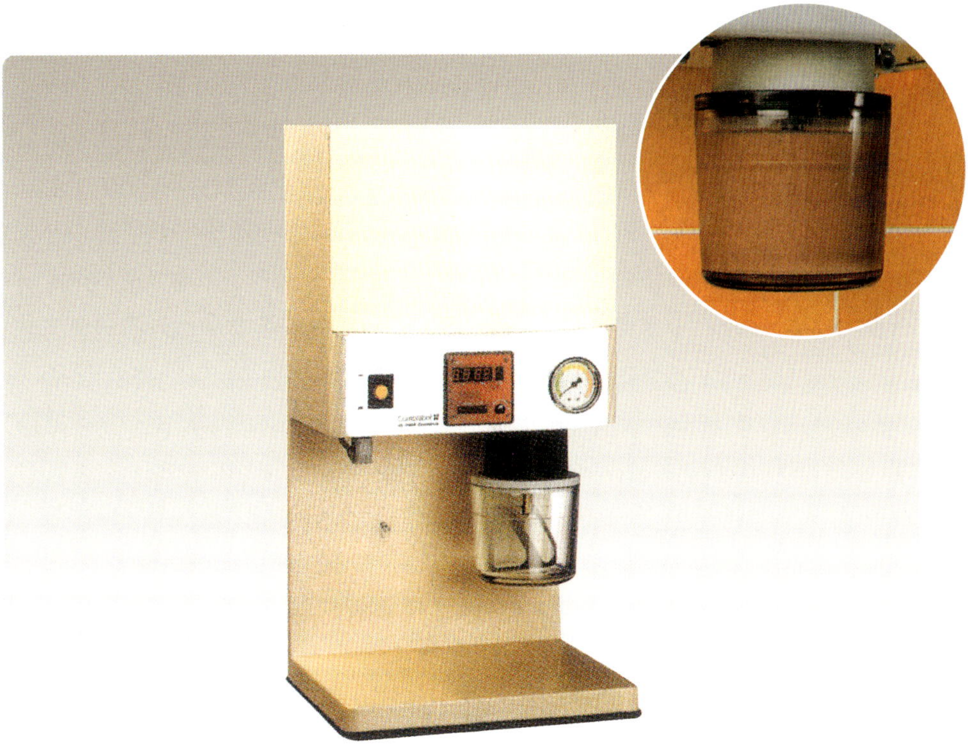

1) 원리와 용도

석고(경석고)나 매몰재 그리고 복제용 실리콘을 진공 상태에서 혼합할 때 이용되는 기계이며, 강력한 진공 펌프가 기포를 완전히 제거함으로써 모형과 주조체 표면의 결함들을 미연에 방지하는데 이용되고 있다. 주모형과 매몰 시에 완전한 표면재현이 요구되고 있는데 매끄럽고 치밀한 표면은 석고에 기포가 없을 때에만 얻어질 수 있다.

진공 교반기는 완전히 밀폐될 수 있는 용기와 회전하는 혼합용 주걱으로 구성되어 있으며, 진공 펌프는 전기 모터가 주걱을 회전시켜 재료를 혼합하는 동안 용기 내의 압력을 줄여주는데 사용된다. 가장 정교한 혼합기에서는 매몰재를 혼합한 후 wax pattern을 감소된 압력 하에서 매몰하는 것이 가능하다.

2) 작동 및 사용법

사용 시에 절대 금기 사항으로는 본 제품 외의 다른 종류의 진공 포트나 결함있는 진공 포트를 사용하거나 사용 시에 표시선 눈금을 넘은 경우와 비숙련자에 의한 작동, 설명서에 기재되지 않은 재료의 사용은 반드시 피해 주어야 한다.

(1) 시간 설정

타이머는 실제 시간 기능을 가지고 있으며, 타이머 역시 전원에 의해 작동하는데 잠깐 전원이 끊긴 상태에서는 자동으로 본래의 시간을 기억한다. 하지만 다시 시간을 설정하거나 오랜 시간 전원이 꺼진 후 재설정이 필요할 경우에는 다음의 과정을 따라 주어야 한다.

실제 시간 버튼을 누르고 있는 상태에서 시간 조절 다이얼을 돌려 원하는 시간을 맞추고 버튼에서 손을 떼면 시간이 저장된다.

(2) 사용법

전원①을 연결하면 작동 표시등에 불이 켜지고 작동 준비가 된다. 원하는 시간은 시간 조절 다이얼②를 돌려 조정하며, 혼합 시간에 관련된 사항은 "technical data"의 테이블을 참고하는데 "0"이하로는 조정이 불가능하다. 조정된 시간은 혼합 사이클이 시작될 때까지 디스플레이 상③에 남아 있다.

시간 조정 후 진공 포트에 재료를 넣고 최소 30초간 스파츌라로 미리 휘적거려 준다. 이 과정을 거쳐 분말이 포화 상태가 되고 분말 입자가 형성될 가능성을 배제시킬 수 있다. 진공 포트④의 뚜껑을 닫아주면 가스켓에 습기가 맺히게 된다.

진공 포트를 흡입구에 끼우고 진공 스위치를조절한 다음 진공 포트가 완전히 흡착될 때까지 손으로 고정시켜 주고 압력계의 게이지가 녹색에 오면 시작 버튼을 누른다.

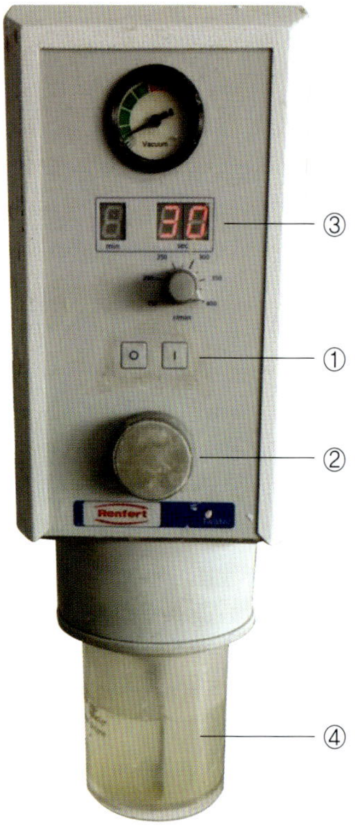

그림 2-10 진공 교반기

타이머의 시간은 입력된 시간부터 "0"까지 거꾸로 카운트 된다. 작동이 끝나면 반복음을 들을 수 있으며, 이때 시작 버튼을 누르면 소리가 멈 춘다.

이때 진공 스위치를 눌러 꺼주는데 진공 포트가 떨어지지 않도록 손으로 미리 받쳐 고정해 준다. 진공 포트를 흡입구에서 떼어낸 후 뚜껑을 열어주면 작업이 완료된다.

(3) 작업하지 않을 시의 관리

1주일 이상 사용하지 않을 경우에는 전원 플러그를 빼 놓아야 하며, 실제 시간을 재설정해 주어야 한다. 진공 포트뿐만 아니라 기기에 묻은 먼지까지 잘 닦아내 주고 진공 포트는 건조한 곳에서 보관한다.

3) 주의사항

(1) 사용 중 본체를 움직이거나 충격을 가하지 말아야 한다. 왜냐하면 고장의 원인이 되기 때문이다.

(2) 본체 위에 물건을 올려 두지 않아야 본체가 변형되거나 파손되지 않는다.

(3) 교반 볼을 본체에 장착할 때 본체 내부의 필터를 찢지 않도록 주의해야 한다. 왜냐하면 가루가 날리거나 본체 내부에 들어가면 막혀서 고장의 원인이 되기 때문이다.

(4) 연화물의 예비 연화가 충분히 이루어지지 않으면 연화물이 고르지 못하거나 분체가 날려 고장의 원인이 된다.

(5) 볼이나 교반 날개을 물로 씻은 후 전체를 완전히 물기가 없어질 때까지 닦아내 주어야 한다. 왜냐하면 수분이 남은 채 사용하면 고장의 원인이 되기 때문이다.

(6) 본체 바닥 면에 있는 에어 배수 튜브에서 물이 나오는 경우는 에어 컴푸레서 탱크 안이나 에어 관로 내에 물이 괴어 있기 때문이므로 물을 정기적으로 빼 제거해 주어야 한다. 왜냐하면 각 부분이 물에 의해 고장이 나는 원인이 되기 때문이다.

(7) 본체에 장착하고 있는 교반 볼은 주 전원을 끄면 자동적으로 빠지므로 아래로 떨어지지 않도록 반드시 볼을 받쳐 주어야 한다.

(8) 각 부분을 점검할 때에는 반드시 전원 플러그나 주 전원 스위치를 반드시 꺼 주어야 한다. 왜냐하면 감전이나 화상의 원인이 되기 때문이다.

(9) 퓨즈를 교환할 때에는 설치되어 있는 것과 같은 용량의 것을 반드시 사용해 주어야 한다. 왜냐하면 철사나 은박지를 사용하면 전선이 가열되어 손상되는 사고의 원인이 되기 때문이다.

(10) 장기간 사용하지 않을 때에는 누전 등의 생각지 못한 사고를 막기 위해 전원 플러그를 뽑던가, 아니면 본 기기의 콘센트 전용 전원 차단기를 꺼 주어야 한다.

4) 고장 점검과 수리(표 2-1)

기기 내부의 결함 및 별도의 서비스가 필요한 증상 등을 살펴보면

(1) 진공 포트의 표시선 이상 채워 넣었을 경우에는 진공 펌프로 재료가 흡입되어 펌프의 손상을 일으킨다.

(2) 압력계 결함이 있을 경우에는 게이지가 부드럽게 돌아가도록 해주어야 한다.

(3) 타이머의 시간을 설정할 수 없는 경우에는 실제 시간과 혼동하지 않도록 주의한다.

(4) 스터러가 회전하지 않을 경우에는 최소한 1년에 한 번은 다음과 같은 항목에 대해서 확인해 주는 것이 기기의 수명을 연장할 수 있다. 기계적인 동작이나 기능, 전기, 안전(신호, 시작/멈춤), 관리 등을 정기적으로 해주어야 한다.

표 2-1 고장 점검과 수리

증상	원인	수리
전원이 들어 가지 않는다	① 전원 플러그는 정확히 접속되어 있습니까?	① 콘센트를 올바르게 접속
	② 퓨즈가 끊어져 있지는 않습니까?	② 퓨즈 교환
모터가 돌지 않는다	① 교반 볼이 본체에 올바로 장착되어 있습니까?(2개의 마이크로 스위치가 확실히 눌려 있습니까?)	① 한번 더 똑바로 장착
	② 연화물이 각 볼의 규정량을 넘지 않습니까?	② 볼의 크기와 연화물의 양을 한번 더 확인
교반 상태가 좋지 않다 연화가 고르지 못하다	① 진공압이 60cmHg 이하가 되어 있지는 않습니까?	① 필터, 교반용 볼, 판, 볼 캡의 “O”링 부를 교환하거나 청소
	② 본체와 액체를 연화하는 경우 직접 본체에서 교반하고 있지 않습니까?	② 사전에 스파츌러 등으로 충분히 뒤섞고 나서 본체에서 교반
	③ 에어 압력이 저하되어 있지 않습니까?	③ 컴푸레서가 정상적으로 작동하고 있는지 확인. 에어 압력을 에어 감압변에서 조정
교반 중 볼이 빠진다	진공 게이지가 60cmHg 이하가 되어 있지는 않습니까?	필터, 교반용 볼, 판, 볼 캡의 “O”링 부를 교환하거나 청소

4. 모형삭제기(model trimmer)

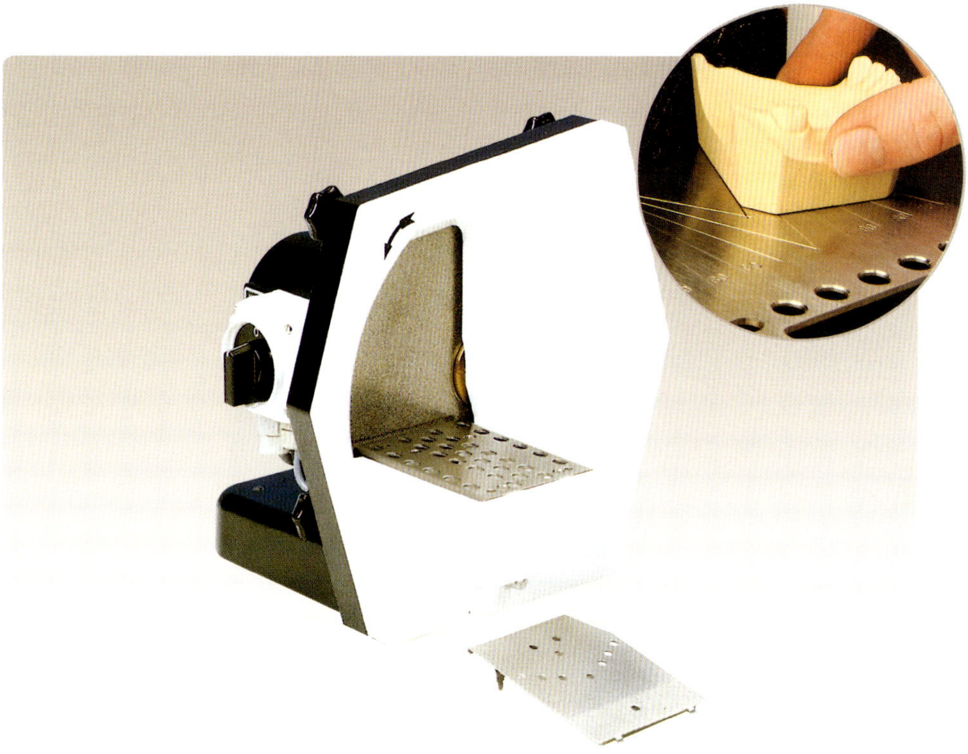

1) 원리와 용도

석고 모형의 기저면이나 측면을 원하는 각도나 형태 및 크기로 삭제하는데 이용되는 기계이며, 직경이 300mm이상인 큰 회전 원판이 고속으로 회전하면서 석고 모형의 거친 면을 삭제한다.

이 회전 원판을 회전시키기 위해서는 강력한 전동 모터가 필요하며, 이 원판은 절단면 쪽으로 구멍이 뚫려 있는 금속구조물로 싸여 있는데 만약 삭제 시에 석고 가루가 제거되지 않는다면 몇 번 회전한 후에는 원판의 거칠은 연마면이 막힐 수 있다.

따라서 삭제 중에 찌꺼기를 제거하기 위해서 회전 원판 위로 계속적으로 물을 흘러 보내 주어야 하며, 원활한 물의 공급을 위해서 제어 밸브(servo-value)가 자동적으로 작동하기 때문에 삭제를 하지 않을 때에는 물의 공급이 자동적으로 차단된다. 그리고 받침대는 석고 모형을 삭제하는 동안 지지할 수 있어 작업이 용이하다.

2) 설치

(1) 모형 삭제 시에는 반드시 물과 함께 사용해야하므로 물 공급이 용이한 곳에 설치하여야 하며, 공급원과 연결을 위해서는 반경 13mm의 직물로 입혀진 압력 호스가 필요하다.

(2) 물의 배수를 위해 반경 25mm의 플라스틱으로 된 배수용 호스를 설치해야 한다.

(3) 작동 중에는 물이 튀겨 나오지 않도록 하여야 하며, 호스가 아래로 내려가 있도록 해주어야 한다.

(4) 호스의 끝은 항상 물의 위에 있어야 하는데, 이는 호스의 끝이 물에 잠기면 배수가 원활하게 안되기 때문이다.

(5) 호스의 클립을 빠지지 않도록 완전하게 조이고 사용한 지 이틀 후에 이 부분을 점검하고 다시 한번 조여 주어야 한다.

(6) 배수 호스를 장착할 때에는 호스가 구멍보다 높아지지 않도록 해야 한다. 구멍보다 높으면 석고 분말이나 디스크의 부스러기가 유입하여 호스가 막힐 수 있으며, 본체 내에 있는 디스크의 세정 용수가 디스크 회전수의 외부의 힘에 의해 튕겨 나갈 수 있기 때문이다.

3) 작동 준비와 사용법

(1) 디스크가 금이 가 있거나 깨져 조각이 떨어져 나간 부위가 있는지 확인을 해주어야 한다. 왜냐하면 모터의 회전 시에 디스크의 결손 부위로 인해 부상을 입을 수 있기 때문이다.

(2) 테이블에 기기가 확실하게 고정되어 있나 확인해야 한다. 왜냐하면 고정되어 있지 않으면 절삭 중에 테이블의 해체 염려가 있기 때문이다.

(3) 전면 판넬이 후크 핸들에 의해 확실히 고정되어 있나 확인해 주어야 한다. 고정되어 있지 않으면 절삭 중에 전면 판넬이 해체되어 부상을 입을 수 있기 때문이다.

(4) 테이블 위의 각도를 조정하는데 이때 석고모형의 절삭 각도에 의해서 테이블의 상하 각도가 조정된다. 조정방법은 테이블 핸들을 느슨하게 한 다음 테이블 각도가 정해지면 테이블 핸들을 조여주고 메인 스위치를 킨 다음 모형의 원하는 부분을 디스크에 대고 삭제해 준다.

(5) 작업이 끝난 후에 주 전원 스위치를 끄고 약 30초 동안은 계속적으로 물을 흘러나가게 한다. 그래야만 석고 침전물이 적어지며, 쌓여 막히지 않아 배수가 잘되기 때문이다.

4) 주의사항

(1) 회전축에 수시로 기름을 주입해 주어야 하며, 디스크가 회전할 때 손가락이 다치지 않도록 한다.

(2) 디스크에 모형을 삭제할 때에는 회전압보다 무리하게 힘을 주지 말아야 하며, 절삭할 때에는 반드시 물이 틀어진 상태로 작업을 하여야 한다. 왜냐하면 절삭 가루가 생기지 않으면 절삭하는데 용이하기 때문이다.

(3) 금속 류(dowel pin, bending wire)의 절삭은 피해 주어야 한다. 왜냐하면 금속류의 절삭으로 인하여 디스크의 수명이 단축될 수 있기 때문이다.

5) 고장 점검과 수리(표 2-2)

증상	원인	처리
디스크 눈이 막힘	물이 적다.	물의 양을 많도록 조정
석고 가루가 날아올 경우	물이 적다. 수압이 적다.	물의 수압을 올림
물의 흐름이 나쁠 경우	석고가루가 막혀 있다.	작업이 끝날 때마다 30초씩 물을 틀어 놓고 석고를 제거 일주일에 한 번 본체 내부와 물 호스 내부를 청소
기계가 정지할 경우	퓨즈를 확인한다.	퓨즈 교환
물이 튈 경우	물의 양 점검 배수용 호스 점검 호스가 꼬여 있다.	적당한 물의 압력 필요 배수용 호스의 막힘 점검 바른 호스 정렬

6) 다이아몬드 디스크 원판들

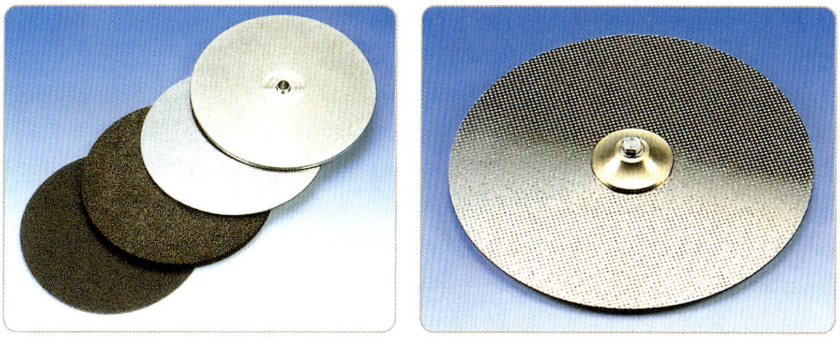

그림 2-11 다이아몬드 디스크

5. 핀덱스(pindex)

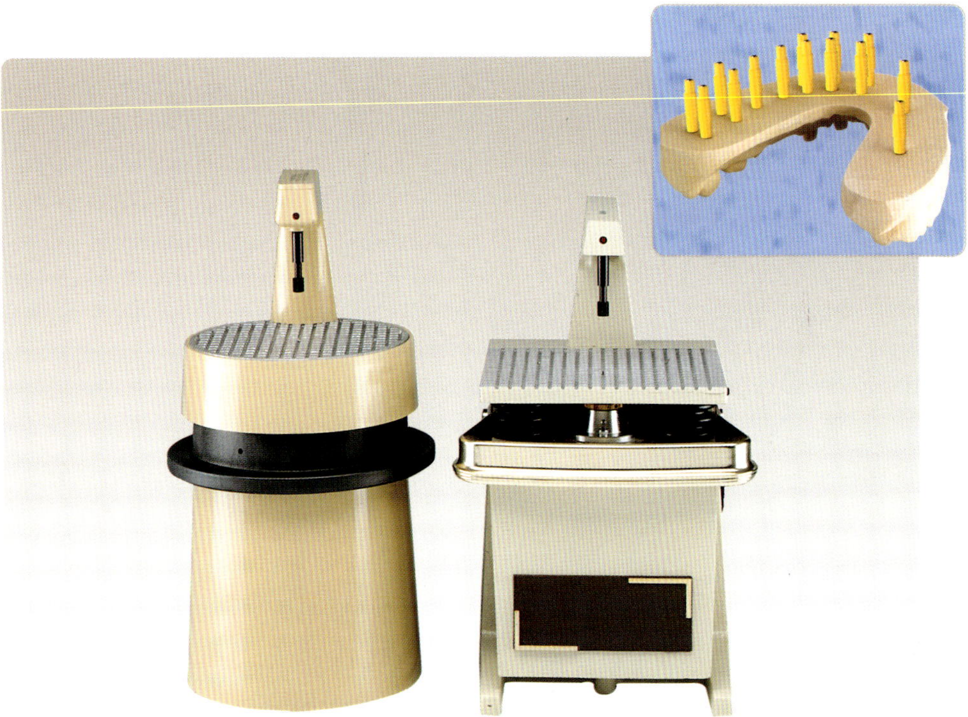

1) 원리와 용도

작업대 위에 모형을 올려놓고 라이트 빛과 연필로 표시해 둔 점을 일치시키는데 이때 양 손을 이용하여 양 쪽 엄지손가락으로 모형을 쥐고 나머지 손가락들로 핸드 링을 꼭 잡은 다음 균등한 힘을 가해 아래쪽으로 천천히 눌러주어 전체 작업대 하우징이 아래로 미끄러져 내려가 마지막 도달점에 이루도록 한다. 이때 라이트 빛이 자동적으로 꺼지게 되는데 연속적으로 최대 깊이까지 드릴링을 하면 된다.

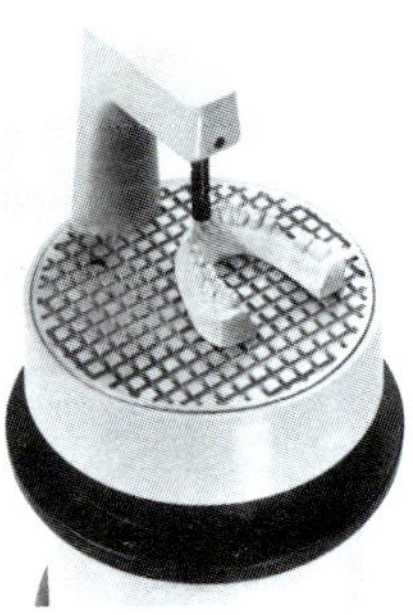

그림 2-12 드릴링

핀덱스 시스템은 모형의 기저면으로부터 평행하게 정확한 드릴링을 할 수 있으며, 각각의 나누어진 모형 부분별로 핀(dowel pin)들이 정확하게 접착이 이루어지도록 되어 있다. 이러한 dowel pin들은 적용 공간에 대한 기하학의 원리를 바탕으로 선택 되었으며, 용도에 따라 성형된 메이팅 슬리브(mating sleeve)를 갖고 있다.

핀덱스 시스템은 주모형 기저면에 dowel pin을 끼워 개개 지대치를 분할하고자 할 때 이용되어지는 기계이며, 일상적인 치과기공 과정의 하나로서 오랫동안 사용되어 왔다.

2) 핀덱스의 기본 용도

경석고나 에폭시(epoxy resin)를 인상체에 주입하여 작업모형을 완성한다.

정밀작업을 위하여 개개의 치아(다이)를 가철성 모형으로 제작을 하는 것이 매우 유리하다(그림 2-13). 이러한 가철성 다이를 제작하는 방법으로 시각적으로 확인한 후 손으로 dowel pin을 식립하여 제작하는 것은 많은 문제가 나타나서 기계를 이용하여 dowel pin이 삽입될 구멍을 확보하는 것이 매우 유리하다고 나타났다(그림2-14).

즉, 핀덱스를 이용한 가철성 다이를 제작하는 것은 핀덱스 기계 이 외에도 dowel pin과 그 외의 부속품을 이용하여 제작되며, 치과용 톱이나 디스크를 이용하여 개개 치아 간을 분리하여 제작한다(그림 2-15).

장점으로는 개개 치아가 서로 평행한 상태로 제작되기 때문에 wax-up 시나 금속주조체를 삽입하기 위하여 다이를 삽입철거 시에 다이에 충돌이 일어나지 않아 정밀한 치과보철물을 제작하는데 큰 도움이 된다.

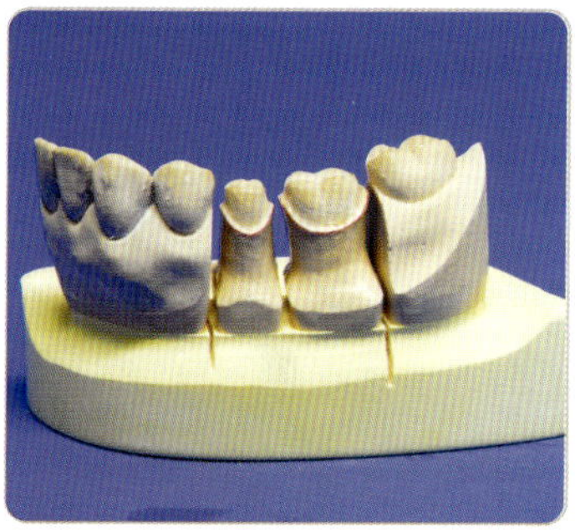

그림 2-13 분할

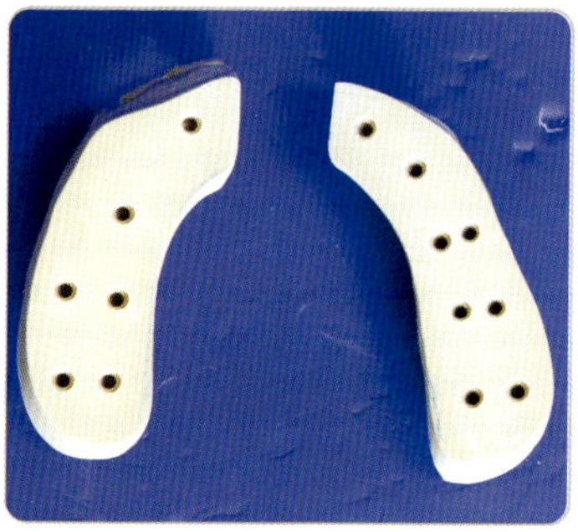

그림 2-14 드릴링 형성

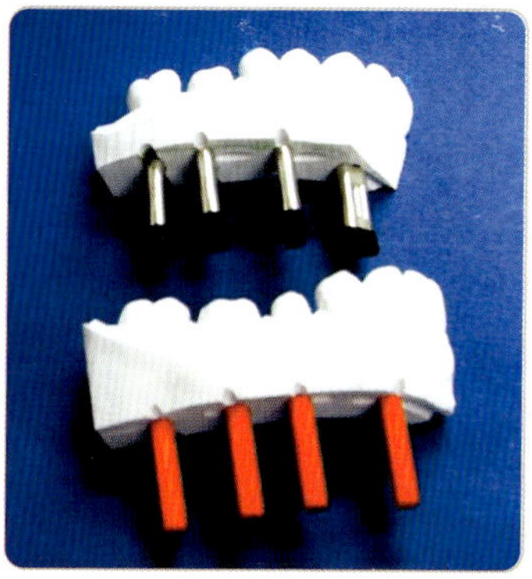

그림 2-15 dowel pin 식립(sleeve 부착)

3) 고장 점검과 수리(pindex mark Ⅱ)

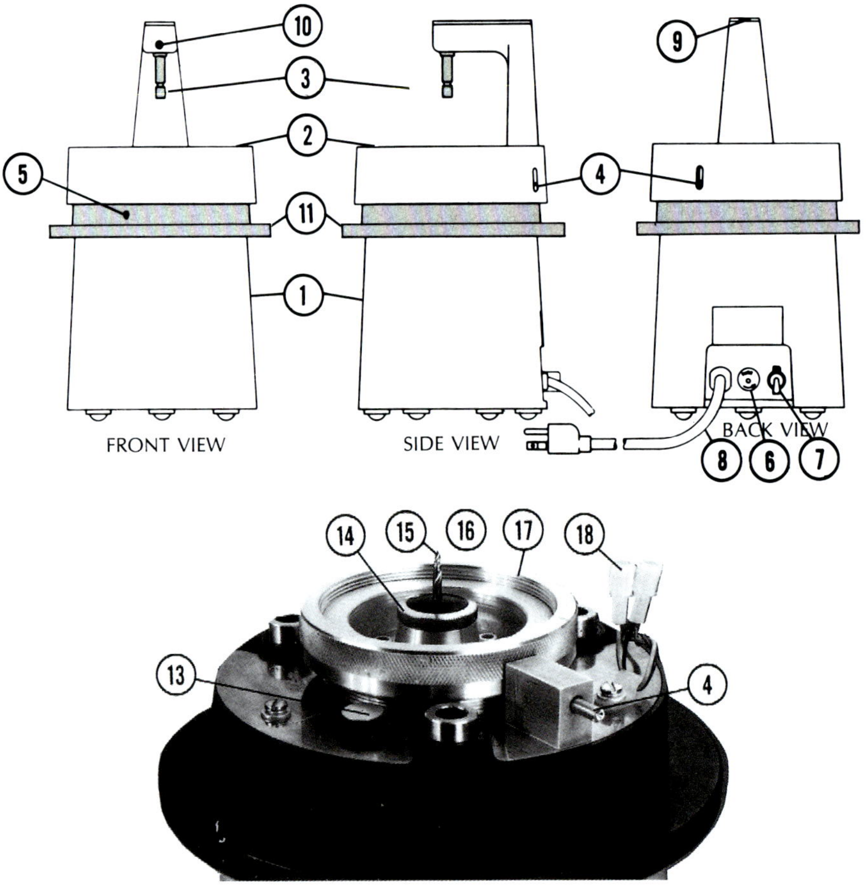

① DRILL/MOTOR HOUSING
② WORK TABLE
③ LENS HOLDER
④ WORK TABLE LOCK
⑤ SHAFT LOCK HOLE
⑥ FUSE
⑦ ON/OFF SWITCH
⑧ CORD AND PLUG
⑨ LAMP ACCESS COVER SLOT
⑩ RED LENS
⑪ HAND GRIP RING
⑫ LIGHT BEAM SET SCREW(SEE F-5 ITEM 12)
⑬ LIGHT BEAM SWITCH
⑭ KUNRLED DRILL CHUCK
⑮ CARBIDE DRILL
⑯ DUST RING
⑰ DRILL DEPTH ADJUSTMENT RING
⑱ LAMP CONNECTORS

그림 2-16 핀덱스(pindex mark II)의 구조 및 설명

(1) 오일링과 클리닝

기계 내의 모든 베어링들은 영구적으로 윤활유가 발라져 있으며, 부가적인 서비스를 필요로 하지 않는다. 쌓여있는 부스러기나 먼지는 수시로 진공 청소기나 붓으로 청소해 주어야 하는데 기계를 청소하기 위해서 에어를 불어서는 안 된다. 왜냐하면 에어로 인해 부스러기가 작동하는 부품들 사이로 들어갈 수 있기 때문이다.

(2) 지나치게 힘이 들어갈 경우

드릴링 과정에서 모형을 누르는데 지나치게 힘이 들어갈 경우 드릴을 검사해 보아야 하는데 이때 드릴이 마모가 되었다면 교체를 해주어야 한다. 작업대를 갑자기 너무 빨리 내리지 말아야 하는데, 특히 유의사항은 천천히 내리면서 드릴이 충분한 커팅을 할 수 있도록 해주어야 한다.

(3) 드릴 교체

① 벽면 소켓으로부터 전원을 차단한 다음 work table lock④를 내려 누르고 드릴이 모터 하우징①로부터 제거될 때까지 살며시 들어 올려 주면서 램프 연결선을 제거한다. shaft lock rod를 shaft lock hole⑤속으로 쉽게 들어갈 수 있는 곳까지 넣어주고 shaft lock rod가 준비된 구멍 안으로 들어갈 때까지 손으로 드릴 척을 살며시 회전시켜 주면 드릴 척을 제 위치에 고정시키고 회전을 방지할 수 있다.

② 척 로드를 chuck lock hole에 넣어준 다음 척을 개방하기 위하여 저항이 느껴질 때까지 척 로드와 드릴척을 반시계 방향으로 돌려 준다. 드릴⑮를 제거하는 동안에는 힘을 그대로 유지 시켜주어야 한다. 손으로 드릴을 제거한 다음 부드러운 나무 조각으로 완전한 위치에 놓일 때까지 견고하게 내려 누른 상태에서 새 드릴로 교체해 주어야 한다.

③ 척 로드와 knurled drill chuck⑭를 시계 방향으로 돌려서 드릴을 단단히 고정시킨 다음 각각의 구멍으로부터 양쪽 locking lod를 제거한다. 램프선을 연결하고 모터 하우징①상에 작업 테이블 하우징②를 재설치한다. 벽면 소켓에 플러그를 연결하고 작업을 진행한 다음 제거한 lock rod들은 나중에 다시 사용할 수 있도록 안전한 곳에 잘 보관한다.

(4) 드릴링 깊이 조절

① 드릴의 깊이는 기계의 제작과정에서 이미 조절되어 있어 드릴 교체시 드문 경우에만 드릴 깊이 조절이 필요하다. 오돌토돌하고 스크류 형태로 안쪽이 깎인 핸드 너트를 올리거나 내림으로써 적절한 드릴링 깊이를 얻을 수 있다.

② light beam sporter switch⑫를 작업대 표면에 솟아 있는 hex socket set screw에 의해 작동된다. Hex key를 이용하여 set screw를 올리거나 내림으로써 light beam sporter가 꺼지는 순간 적당한 드릴링 깊이를 얻을 수 있다.

6. 고속삭제기(high speed grinder)

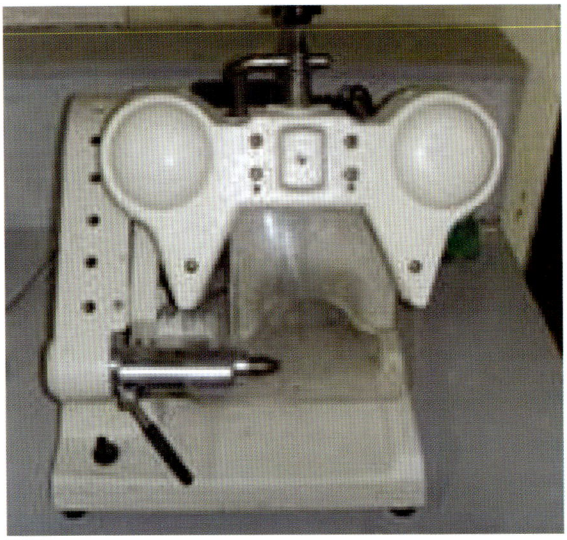

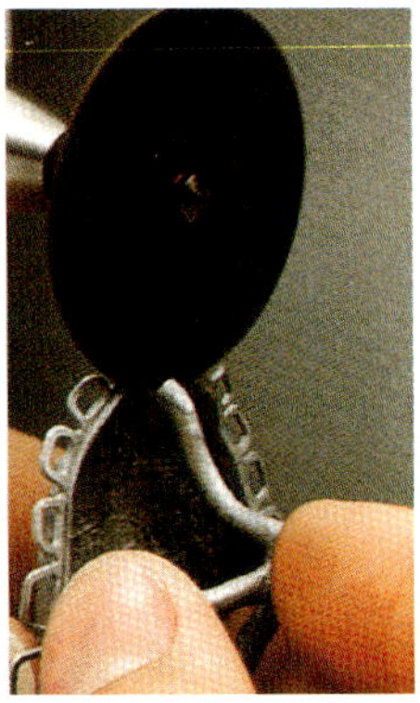

1) 원리와 용도

연마 과정에서 주조체가 대형물일 경우에 고속으로 연마를 시행하고자 할 때 이용되는 기계이기 때문에 연마 과정 중 시간과 경비를 절약할 있는 장점을 가지고 있다.

연마 과정에서 발생되는 속도가 저속이 아닌 고속(회전 속도 : 14,000rpm 이상)이기 때문에 작동자의 안전사고에 대비한 세심한 주의가 요망되는 기계이다.

2) 사용법

(1) 스위치③을 올려 불 켜고, spindle handle⑤를 좌로 돌려 연마기구를 spindle chuck⑥에 끼우고 spindle handle을 우로 돌려 원위치 시킨다.

(2) power switch④를 올려 작동시킨다. 이때 고속회전으로 작동되므로 protecter⑧을 조정하여 금속 삭제 시에 금속가루가 날리는 것을 방지한다.

(3) 작업이 끝난 후에는 역순으로 정리한다.

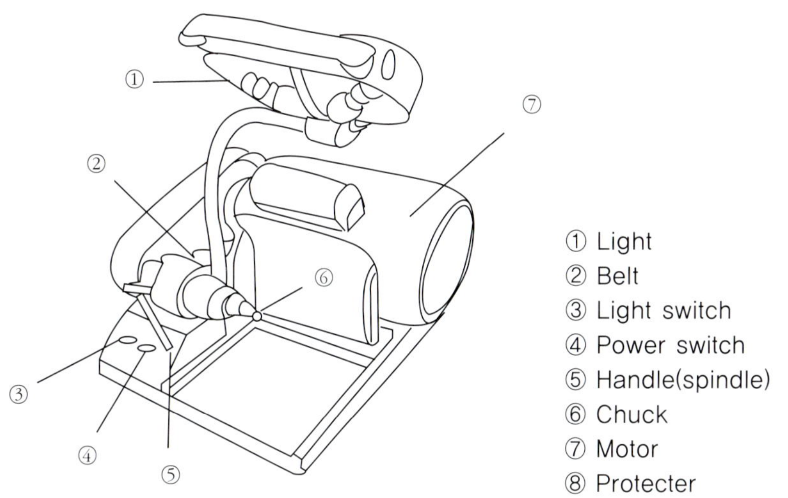

그림 2-17 고속삭제기 구조

7. 기공용 선반(laboratory lath)

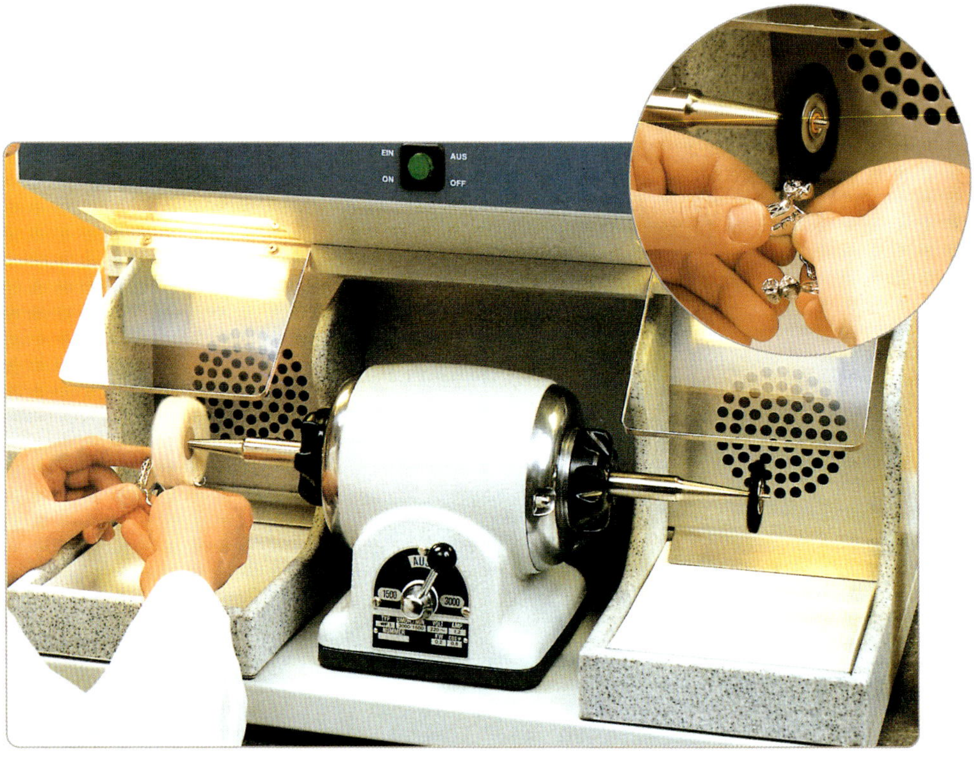

1) 원리와 용도

유도전동기를 사용한 소형 연삭반(硏削盤)을 보통 lathe라고 부르며, 이 축에 cloth wheel, buff wheel, brush wheel을 부착하여 비교적 대형 치과기공물을 연마할 때 이용되는 기계이다. lathe로 연마를 하면 절삭 가루나 연마재 분말이 튀어서 건강상 좋지가 않으므로 반드시 작업 시에는 집진장치(dust collector)를 부착하여 사용 하여야 한다.

고속회전선반과 같이 전기 청소기와 마찬가지로 종이봉투에 집진하는 경우도 있고 팬(fan)을 이용하여 먼지를 빨아들인 뒤 집진장치에 모아지는 경우가 있다.

2) 사용법

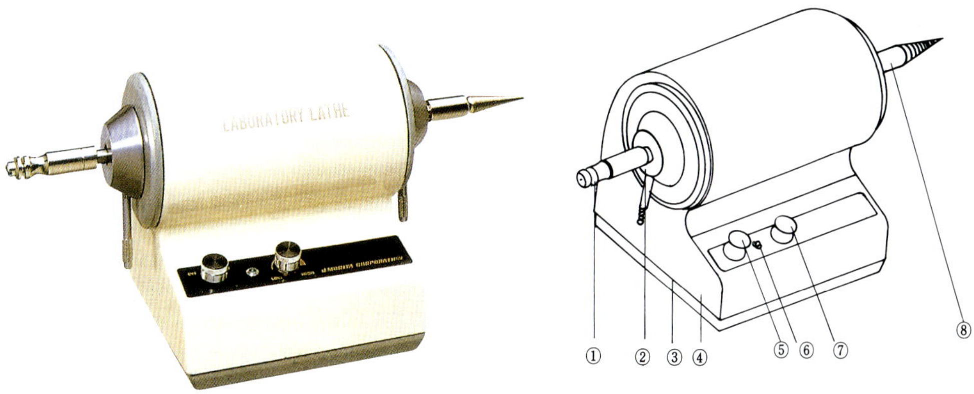

① 호일용 아답터	② 리무버 넛트	③ 기저면	④ 본체
⑤ 주 전원 스위치	⑥ 파이롯트 램프	⑦ 회전 속도 조정기	⑧ 브러쉬용 아답터

그림 2-18 기공용 선반의 구조

회전을 시킬 경우에는 전원스위치를 켜면 전기회로가 통하면서 회전이 시작되는데 작업 용도에 맞게 회전수를 조정하여 이용한다. 이때 회전수를 조정할 경우에는 모터 앞의 회전 조정 손잡이로 조절을 해주며, 회전수는 7,000rpm까지 조정하여 이용할 수 있다.

사용 중에 주의사항으로는 회전중에 무리하게 정지시키지 말아야 하며, 회전수보다 무리하게 연마해서도 안된다. 작업자의 안전을 위해서는 작업 중에 보안경을 착용하거나 lath에 보호대를 설치하는 것도 중요하다.

8. 공기압축기(air compressure)

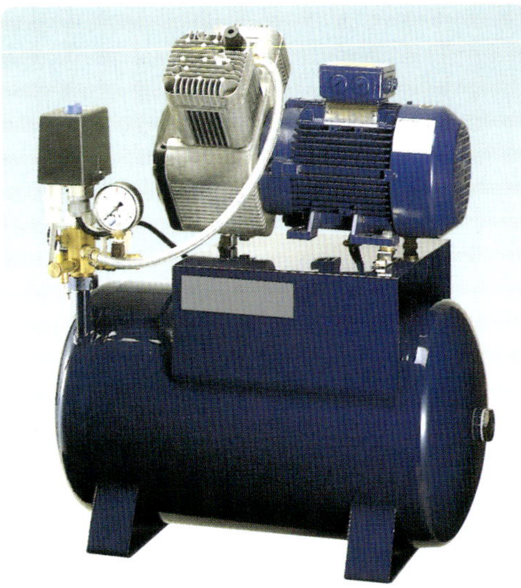

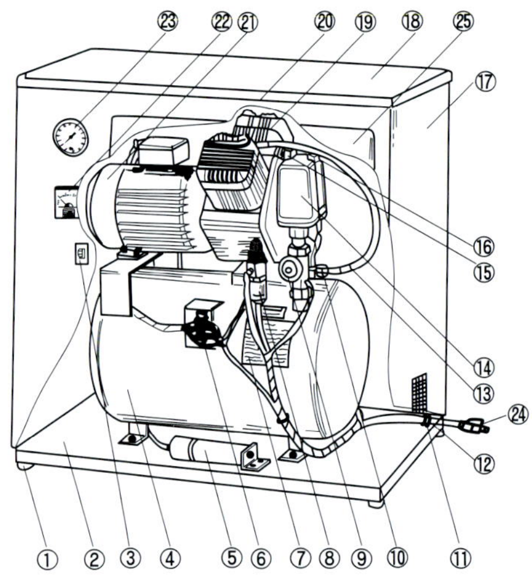

① 어저스터	② 베이스	③ 메인 스위치	④ 압력 탱크
⑤ 커패시터	⑥ 단자 판	⑦ 사용 설명서 명판	⑧ 공기 필터
⑨ 메인 밸브	⑩ 체크 밸브	⑪ 환기구	⑫ 밴드
⑬ 고압 호스	⑭ 압력 스위치	⑮ 녹색 버튼(ON)	⑯ 적색 버튼(OFF)
⑰ 본체 커버	⑱ 상부 커버	⑲ 컴프 · 실린더	⑳ 흡입 필더
㉑ 컴프 · 모터	㉒ 볼트 미터	㉓ 압력 게이지	㉔ 드레인 밸브
㉕ 앞문			

1) 원리와 용도

압축 공기는 치과시술 과정에서나 치과기공 과정에서 반드시 필요한 기계 중의 하나라고 할 수 있다. 압축 공기는 모든 필요한 장비를 가동시키기에 충분한 압력과 그 압력을 유지할 수 있는 충분한 공기의 양을 유지하고 배출할 수 있어야 한다. 왜냐하면 배출되는 공기의 질(상태)이 매우 중요하기 때문이다.

치과 장비를 작동시키는 압축 공기는 깨끗하고 건조해야 한다. 공기의 오염은 대기로부터 이동되면서 치료실의 핸드피스나 치과 기공소의 필요한 장비로 배출될 때까지 여러 단계에서 발생될 수 있다. 미립자는 공기가 압축기로 유입될 때 여과되어야 하며, 압축기와 분배 밸브 및 수송관에 의해 발생한 찌꺼기를 모으는 관에서 공기의 이동선을 따라 안전하게 여과되어야 한다. 또한 공기 압축기는 공기의 적절한 압력뿐 아니라 적절한 흐름 속도로 제공되어야 한다.

공기 압축기의 용도는 치료실용과 치과기공용으로 나눌 수 있는데 치료실용으로는 유니트 체어에 연결시켜 에어건이나 핸드피스에 연결시켜 이용되어지는데 근래에는 따뜻한 공기를 이용하기도한다. 치과기공소에서는 매몰기(진공이나 가압)나 압력기 그리고 기공용 고속 핸드피스나 에어건 그리고 샌드 블라스타에 폭넓게 이용되어 지고 있다.

2) 설치

(1) 먼지가 없으며 건조하고 시원한 곳에 설치를 해야 하는데 최상의 작동 조건 온도는 10℃~15℃이다. 실내 온도가 35℃를 초과하지 않도록 해야 하며, 만일 35℃를 초과하면 모터의 손상 방지를 위하여 강력 통풍 장치를 추가로 설치해야 한다. 실내 온도가 0℃ 이하로 내려가면 조정 장치와 공기 건조 시스템이 결빙되므로 0℃ 이하로 내려가지 않도록 한다.

(2) 소음을 발생하는 장비이므로 가능한 한 치과기공소(실)로 부터 멀리 떨어진 곳에 설치하거나 방음장치를 하는 것이 바람직하다.

(3) 정상적인 환기를 위하여 환기구 주위에는 어떠한 물건도 놓지 말고 벽에서 20cm 이상 떨어지도록 설치를 해야 하는데 전원 코드를 연장할 필요가 있을 경우에는 충분히 굵은 전선을 사용하도록 한다.

3) 작동

(1) 작동 원리

작동 원리(그림 2-19)를 살펴보면 흡입 필터(D)를 통하여 대기중의 공기를 흡입한 다음 실린더(N)와 피스톤(M)에 의해 이 공기가 압축된다. "in/out let 밸브(F)가 닫히고/열리면 압축된 공기는 체크 밸브(G)를 통하여 압력 탱크(H)속으로 지향성 흐름을 계속하며, 공기압축기는 정지 압력(cut-off)에 도달할 때까지 압축 공기를 계속적으로 만들어 낸다.

핸드피스나 기타 필요한 장비을 사용하게 되면 탱크의 압력이 자동적으로 떨어지게 되며, 시동(cut-in) 압력에서 공기압축기는 다시 작동을 시작한다. 체크 밸브는 압력 탱크로부터 압축 공기의 역류를 방지하며, 안전 밸브(E)는 최대 압력이 7bar가 넘지 않도록 방지하는 역할을 한다.

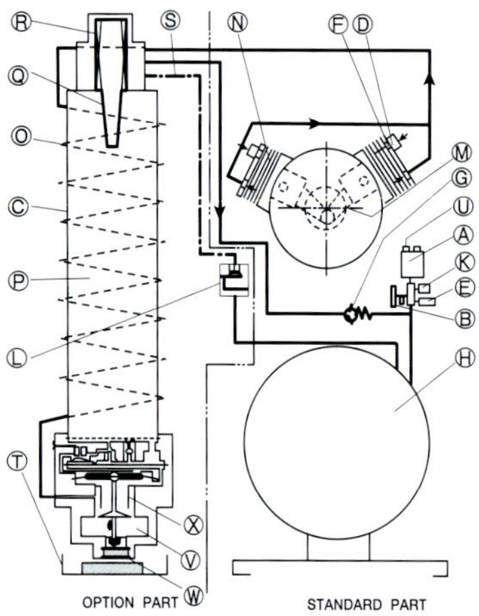

Ⓐ 압력 스위치	Ⓑ 메인 밸브
Ⓒ 공기 건조기	Ⓓ 흡입 필터
Ⓔ 안전 밸브	Ⓕ In/Out let 밸브
Ⓖ 체크 밸브	Ⓗ 압력 탱크
Ⓚ 압력계	Ⓛ 검습계
Ⓜ 피스톤	Ⓝ 실린더
Ⓞ 나선형 냉각 코일	Ⓟ 건조제
Ⓠ 메탈 필터	Ⓡ 파인 필터
Ⓢ 재생 라인	Ⓣ 응축수 수집 트레이
Ⓤ 녹색 버튼	Ⓥ 워터 챔버
Ⓦ 댐핑 필터	Ⓧ 원심 분리식 챔버

그림 2-19 배단 회로도

(2) 공기 건조 시스템

공기가 압축되면 열이 발생하므로 대부분의 공기 압축기는 냉각 팬을 갖추고 있으며, 이를 통하여 공기가 배출되면 온도가 떨어지기 때문에 응축되거나 이슬이 생긴다. 이때 저장 탱크의 공기는 압축기로부터 나오는 공기보다 낮은 압력을 가지므로 수분이 응축된다. 따라서 공급되는 공기 내에 수분이 제거되지 않으면 부식을 일으키고 윤활유를 오염시키며, 밀폐에 손상을 주므로 치과용의 압축 공기는 분배 시스템으로 유입되기 전에 미리 건조되어야 한다. 따라서 공기 건조기는 압축기 직후와 저장 탱크 직전에 공기의 유동선상에 설치해야 한다.

① 1차 건조 과정

공기 건조 시스템이 장착되어 있으면 펌프 실린더Ⓝ의 뜨거운 열로 덮여진 압축 공기는 공기 건조기(C)의 둘레를 감은 나선형 냉각 코일(O)에 의하여 냉각되며, 포화상태의 수분을 가진 공기가 된다. 이 포화상태의 공기는 원심분리식 챔버(X)를 지날 때에 대부분의 수분이 응축수로 추출되며, 워터 챔버(V)에 고이게 된다. 이때 공기는 이제 1차 건조가 되며, 공기 건조기(C)에서 추출될 증기만을 포함하게 된다.

② 완전 건조 과정

공기 건조기(C)는 여러 가지 섬세한 배합물로 만들어진 건조제(P)로 채워져 있으며, 건조제는 건조공기를 깨끗하게 정화하는 역할을 한다. 1차 건조된 공기는 공기 건조기의 건조제(P)의 메탈 필터(Q) 및 파인 필터(R)를 거치면서 완전히 건조되어 깨끗하고 위생적으로 쓸 수 있는 공기로 정화되어 압력 탱크(H) 안으로 유입된다.

③ 재생 과정

공기압축기가 계속 작동을 하면 공기건조기(C)의 건조제(P)는 많은 수분을 함유하게 되어 건조능력이 떨어지게 되며, 탱크 내의 습도는 상승하게 된다. 압력 탱크(H) 내의 최대 허용 습도가 초과하게 되면 검습계(L)의 밸브가 열린다. 그러면 압력 탱크(H)의 건조된 공기가 역방향으로 검습계(L)와 재생라인(S)을 통하여 공기 건조기(C)로 흘러 들어감으로써 건조제(P)에 함유된 수분을 아래로 밀어 내리게 된다. 따라서 공기 건조기(C) 내의 수분은 워터 챔버(V)와 댐핑 필터(W)를 거쳐서 응축수 수집 트레이(T)로 배출된다. 이 과정을 재생이라고 하며, 검습계(L)가 압력 탱크(H) 내의 습도를 지속적으로 점검함으로써 재생은 자동적으로 계속되며, 정비작업이 전혀 필요 없어진다.

검습계(L) 내부에 있는 인디케이터는 압력 탱크(H) 내의 공기가 건조한지 아닌지 여부를 육안으로 항상 점검할 수 있도록 하여야 하며, 인디케이터가 청색이면 건조한 상태이고 회색이나 분홍색이면 습한 공기이거나 시스템에 이상이 있음을 나타내기 때문에 수시로 육안으로 점검하여야 한다.

(3) 냉각 팬(cooling fan)

냉각 팬은 공기압축기의 본체 커버 뒷면의 상단 우측에 위치하고 있는데 컴프레서의 실린더 헤드가 과열되지 않도록 온도 조절 장치(thermostat)에 의해 실린더 헤드의 온도가 약 65℃에서 팬이 작동되고 약 50℃에서 중지된다. 공기압축기가 작동중이라도 실린더 헤드의 온도가 약 60℃ 이상이 안되면 팬은 회전을 안하며, 팬이 회전 중에 공기압축기가 작동을 멈추더라도 실린더 헤드 온도가 약 50℃ 이하가 안 될 때에는 팬은 계속 회전을 한다.

(4) 저장 탱크(압력 탱크)

분배 시스템 내에서 공기압의 조절은 공기 압축기의 운전 모터를 작동하는 압력 스위치에 의해 이루어 진다. 단기간 동안에 시스템 내에서의 높은 요구를 만족시키기 위해서 그 이상의 완충이 필요하다. 이는 회로 내의 저장 탱크에 의해 이루어진다. 이것은 압력 조절 밸브에 의해 공급되는 분배 네트워크보다 높은 압력으로 압력을 유지한다.

네트워크의 압력이 감소되면 밸브가 열려서 저장 탱크에 있는 고압 공기에 의해 압력이 금방 높게 회복되며, 탱크 내의 압력이 많이 떨어지면 압력 스위치가 공기 압축기를 작동시켜 저장 탱크에 압축 공기를 다시 보충하여야 한다.

압축 공기가 압축기로부터 저장 탱크로 이동하면서 팽창함에 따라 이들은 냉각되어 수증기를 발생시키고 이슬이 생긴다. 이러한 수분은 탱크의 바닥에 고이므로 고인 물을 정기적으로 배수시키기 위하여 일반적인 배수 밸브가 설치되어 있으며, 전체 시스템의 부식을 방지하기 위해서 정기적으로 주 1회는 배수하여야 한다. 이상적인 것으로는 공기의 건조 단계가 저장 탱크 이전에 설치하는 것이 바람직하다.

(5) 압력 조절기

밸브가 상방에 있는 저압의 방과 하방에 있는 고압의 방을 분리시킨다. 저압의 방에 있는 격판은 열리거나 닫혀지도록 작동되며, 스프링이 격판의 반대쪽에 압력을 가하게 되면, 이 압력만큼 시스템의 압력은 조절된다. 스프링의 힘은 상방의 방에서 압력을 가하여 밸브를 열리도록 하고 격판 하방의 공기압이 스프링의 힘을 초과하면 격판이 들어 올려져 밸브가 닫히게 되는데, 이때 조절기는 단지 한쪽 방향으로만 압축 공기의 흐름을 차단한다.

압력 조절기는 액체와 기체의 압력을 조절한다. 이런 조절기는 공기 압축기 회로나 기구 배급 유니트 그리고 보조자 유니트와 같은 많은 치과 장치에 붙어 있다.

4) 사용법

전원 플러그를 콘센트에 꽂는데 전원 케이블이 공기압축기 하부로 지나가지 않도록 하고 메인 스위치를 켜면 볼트 미터는 압력 볼트를 가리킨다. 단, 컴프 모터가 작동 중에 메인 스위치를 끄고 다시 메인 스위치를 켜면 컴프 모터는 작동하지 않는데 모터가 손상될 수 있으므로 끄지 않도록 한다. 만일에 컴프 모터가 작동 중 잘못으로 스위치가 꺼질 경우에는 반드시 공기를 배출하고 압력을 "0"으로 한 다음 작동을 다시 시킨다.

먼저 스위치의 녹색 버튼을 누르면 공기압축기의 작동이 시작되며, "cut-off" 압력에 도달하면 자동적으로 정지하고 "cut-In" 압력으로 떨어지면 자동적으로 시동한다. 탱크의 "cut-off", "cut-in" 압력은 공장에서 미리 조정해 놓았기 때문에 임의로 조정하여서는 안되며, 미리 조정된 공기 압력은 "cut-off" 6.8 bar이고 "cut-in"은 4.8 bar로 조정되어 있다. 만일에 "cut-off"와 "cut-in" 압력을 조정할 필요가 있을 때에 "cut-off"의 압력을 높게 할 경우에는 핸들을 우측으로 돌리며, "cut-off" 압력을 낮게 할 경우에는 핸들을 좌측으로 돌려 조정한다. 그러나 핸들은 공기탱크에 압력이 차 있는 경우에만 조정이 가능하다.

안전 밸브는 공장에서 7bar로 조정되어 있는데 안전 밸브는 6개월마다 작동을 점검하도록 하고 모터의 손상을 방지하기 위한 모터 보호 스위치가 내장되어 있는데 모터 보호 스위치는 공장에서 조정이 되어 있기때문에 임의로 조정해서는 안 된다.

5) 정기 점검

(1) 응축수의 배수

응축 수는 반드시 주 1회 이상 배수를 시켜 주어야 하는데 이를 위해서는 공기압축기를 작동시키면서 배수 밸브를 시계 반대 방향으로 열고 응축수가 탱크로부터 완전히 빠져나갈 때까지 기다리면 된다. 습도가 높은 지방에서는 매일 1회씩 배수를 시켜 주어야 하는데 공기 건조 시스템은 자동 건조기능을 가지고 있다.

(2) 안전 밸브

6개월에 1회 이상은 점검을 해야 하며, 점검 방법은 디스크를 3~4회 들어 올려서 작동을 확인해야 한다.

(3) 흡입 필터 정비

흡입 필터의 교환 주기는 실내의 먼지 함량에 따라 크게 좌우되기 때문에 통상적으로 1년에 1회 교환하면 충분하다. 그리고 3개월에 1회 이상 공기로 불어서 청소를 해야 하며, 청소를 할 때에는 오일이나 가솔린을 사용하지 않도록 한다.

(4) 파인 필더의 정비

공기 건조 시스템에 있는 필터 교환은 반드시 1년에 1회 이상 실시해 주어야 하는데, 이때에는 나사 캡을 열고 필터를 살짝 돌려서 뽑아내면 된다.

6) 고장 점검과 수리

(1) 공기압축기가 전혀 작동을 하지 않는다(표 2-3).

고장 원인	고장 수리
① 전원 전압이 없다	① 퓨즈 점검
② 압력 스위치의 녹색 버튼이 "ON"되지 않았다	② 압력 스위치의 녹색 버튼을 누르고 30초 기다린다(만일 적색 버튼을 "OFF"하기 전에 녹색 버튼이 튀어나오면 전류 소모를 확인한다)
③ 전류 소모가 정격보다 매우 높은 경우 · 전압이 낮다 · 커패시터의 불량 · 피스톤이 눌어붙음(녹색 버튼이 튀어나온다)	③ 전압 측정 · 커패시트를 점검하고 나쁘면 교체한다 · 뜨거워진 공기압축기 크랭크 샤프트 커버를 떼어내고 벤티레이터 휠을 돌린 후 잘 돌지 않으면 피스톤과 실린더를 교환하거나 모터 전체를 교환한다.

(2) 공기압축기가 정지하지 않는다(표 2-4).

고장 원인	고장 수리
① 압력 배관계통에서 샌다	① 메인 밸브를 열어 배관에 압력이 걸리도록 하고 새는지 체크
② 공기압축기의 용량보다 실제 공기의 사용량이 많아서 공기의 공급량이 부족하다	② 공기의 사용량을 따져서 용량이 큰 공기압축기로 교환한다
③ 실린더 헤드의 "In/Out let" 밸브가 고장이다	③ 실린더 헤드를 해체하고 새로운 "In/Out let" 밸브를 부착한다. 조임 토크 5±1Nm (0.5±0.1Kg f/m)

(3) 압축 공기를 사용하지 않아도 때때로 공기압축기가 작동한다(표 2-5).

고장 원인	고장 수리
① 압력 파이프 계통에서 샌다	H/P(터빈)등 모든 압력 계통에 압력을 걸고 새는지 시험하고 탱크 압력이 15분 내에 0.2 bar 이상을 유지
② 체크 밸브가 샌다	① 압력을 걸고 비눗물로 새는 곳을 점검하고 수리 ② 압력을 뺀 후 체크 밸브를 수리하거나 교환

(4) 공기압축기에서 소음이 심하게 난다(노킹 현상)(표 2-6).

고장 원인	고장 수리
베어링 파손	주의 : 홈이 파인 볼 베어링, 로트, 피스톤 등을 교환할 때에는 제조회사 제품만을 사용 조립 중 헤드를 조이는 순서를 지키고 조임 토크를 5±1Nm(0.5±0.1Kg f · m)로 한다.

(5) 컴프 모터의 힘이 떨어지고 모터가 장시간 작동한다(표 2-7).

고장 원인	고장 수리
① 흡입 필터가 매우 더럽다	① 1년에 1회 필터를 교환하고 최소 3개월에 1회 이상 청소
② 실내 온도가 너무 높아서 피스톤 링이나 실린더의 마모가 심하다	② 피스톤이나 링을 교환한다. 단, 홈이 슬래브나 푸싱에서 보이면 실린더나 모터를 전체를 교환하는데 조립 순서에 주의

(6) 튜빙이나 핸드피스에서 물방울이 떨어진다(표 2-8).

고장 원인	고장 수리
에어탱크 내에 응축된 물이 고여 있다	드레인 밸브를 통하여 탱크에 고여있는 응축수 제거(습기가 많은 곳에서는 매일 제거)

8-1. 모래분사기(sand blaster)

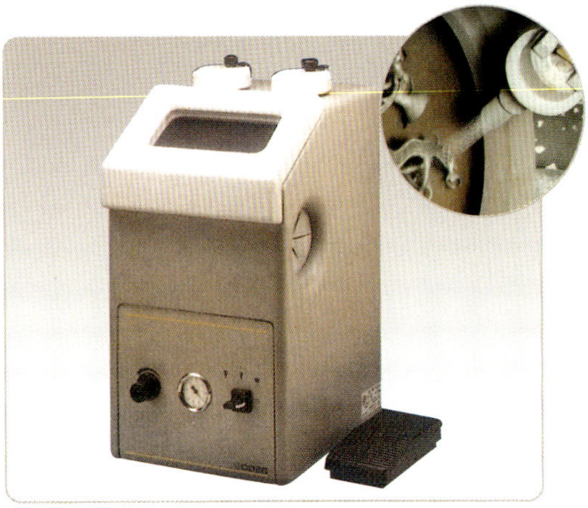

그림 2-20 고정식 노즐(sand Blaster)

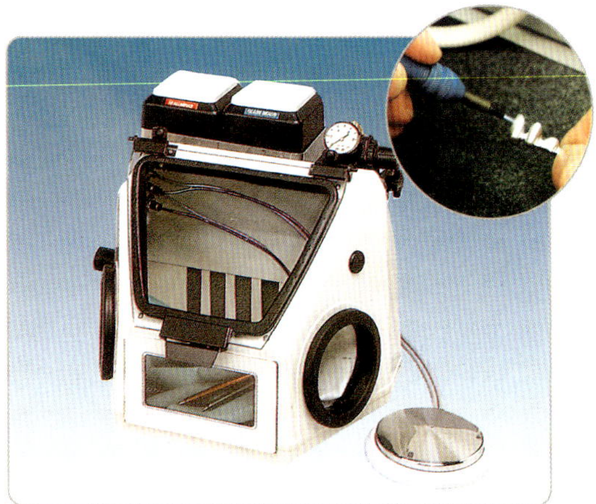

그림 2-21 이동식 노즐(pen Blaster)

1) 원리와 용도

금속 주조물에 부착된 매몰재 입자나 산화막을 제거할 때 쓰인다. 게이지로 모래 분사의 압력을 조절해서 주조체를 청결하게 하며, 블라스팅 챔버 내의 먼지를 뽑아내어 뒤쪽의 필터 박스로 보내는 완전한 분사장치 추출 시스템으로 되어 있고 압력은 필터를 통하여 분사되어 진다(그림 2-20, 21).

2) 각부의 명칭

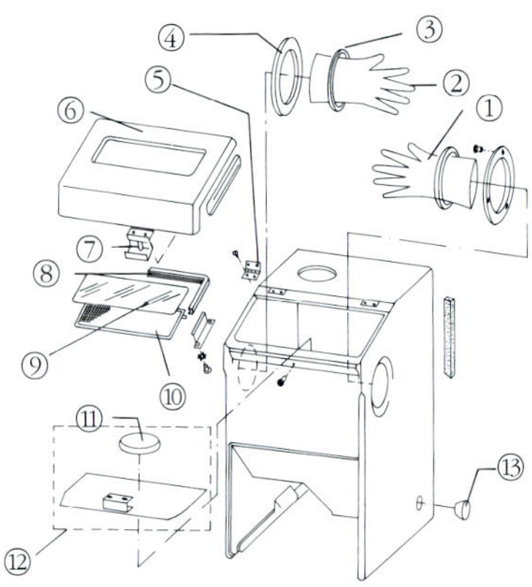

① Glove right	② Glove left
③ Thrust collar	④ Retaining collar
⑤ Hinge EKT	⑥ Housing flap
⑦ Locking spring	⑧ Rubber profile cpl
⑨ Glasses	⑩ Protective sieve
⑪ Rubber disc	⑫ Botten sieve cpl
⑬ Rubber plug	

그림 2-22 고정식 노즐(sand blaster)

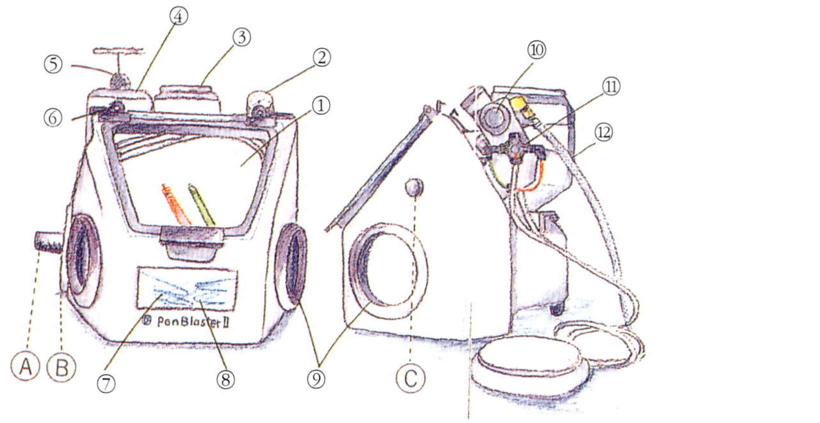

그림 2-23 이동식 노즐(pen blaster)

3) 사용법

(1) 매몰재의 블라스팅

전원 스위치를 "large nozzle"에 놓으면 블라스팅 챔버에 불이 켜지고 배출 시스템이 작동되는데, 이때 주조체를 블라스팅 챔버 안에 넣고 뚜껑을 닫는다. 손을 왼쪽 장갑에 넣어 주조체를 잡고 블라스팅 노즐밑에 고정한 다음 발판 스위치를 밟아주면 블라스팅이 시작되는데 사용 후에는 반드시 전원 스위치를 꺼주어야 한다(그림 2-24).

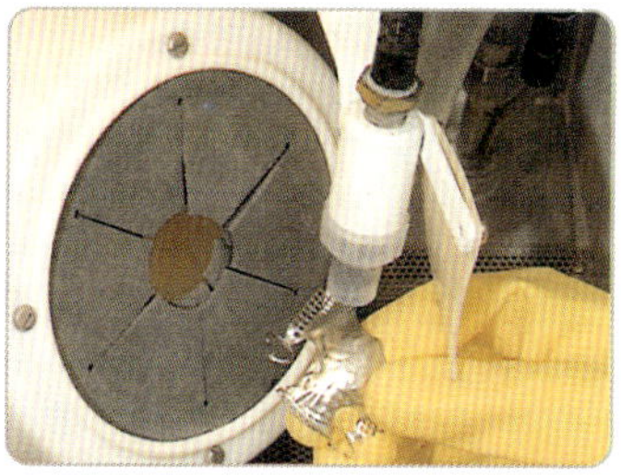
그림 2-24 주조체 sanding(고정식 노즐)

(2) crowns & bridge의 블라스팅

메인 스위치를 "pencil nozzle"에 놓으면 블라스팅 챔버에 불이 켜지고 배출 시스템이 작동이 되는데, 이때 주조체를 블라스팅 챔버 안에 넣고 뚜껑을 닫은 다음 두 손을 양쪽 장갑에 넣는다. 한 손으로는 주조체를

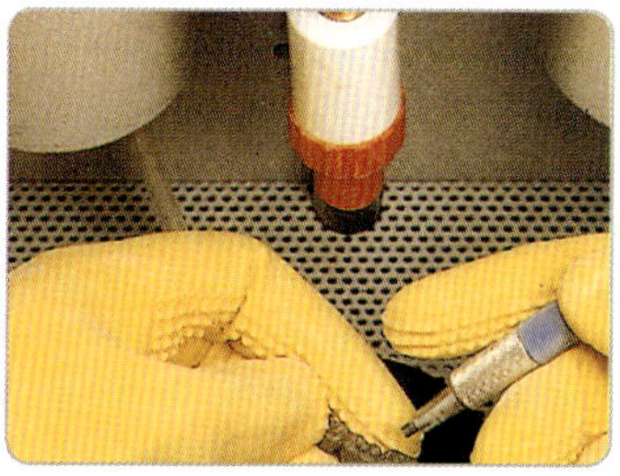
그림 2-25 주조체 sanding(이동식 노즐)

잡고 다른 한 손으로는 "jet pencil"을 잡은 다음 발판 스위치를 누르면 공기가 분사기 내부로 압입되고 펜스를 통하여 블라스팅이 시작된다(그림 2-25).

스위치 오른쪽에 있는 손잡이로 공기 압력을 조절할 수 있으며, 블라스팅 강도를 증가시키거나 감소시킬 수 있다.

4) 새로운 블라스팅 입자로 교체

컨테이너를 밑으로 위치시킨 후 오른쪽 밑의 플러그를 빼내고 본체를 오른쪽으로 기울여 블라스팅 입자를 빼낸다. 그리고 플러그를 다시 고정시킨 다음 다시 블라스팅 입자를 채운다. 대기 중의 습기나 정전기의 전하가 방출되어서 sand 입자들이 서로 뭉쳐서 덩어리가 될 수 있다. 이것은 체를 통해 걸러져서 내부에 부어야 하며, 항상 컨테이너를 꽉 막아두고 건조한 곳에 sand 입자들을 저장해주어야 한다.

5) 관리 및 부품 교체

매일 sand 입자들의 잔류 덩어리를 제거해주고 수시로 먼저 상자를 비워 주어야 한다. 유니트와 필터시스템을 깨끗이 해주어야 하는데 만약 블라스팅이 잘 되지 않을 경우에는 손가락으로 fine dust filter의 fins를 제거한다. 그래도 잘 되지 않을 경우에는 fine dust filter를 빼낸 후 두들겨서 솔질하여 먼지를 없애 준다. fine dust filter를 말린 상태에서만 사용하여야 하며, 먼지가 붙은 쪽을 안쪽으로 필터 상자에 fine dust filter를 재 위치 시켜준다.

펜슬 호스를 교체해 주어야 하는데 sand를 챔버 호스에서 빼내고 왼쪽으로 돌려 펜슬 튜브를 빼낸 후 새로운 호스를 끼워준다. 그리고 펜슬을 좌측으로 돌려서 오래된 펜슬 노즐을 빼낸 다음 새로운 펜슬 노즐로 교체 후 우측으로 돌려 조인다. 블라스팅 챔버내의 전구를 교환할 때에는 전구를 홀더로부터 빼내고 새 것으로 교체한다(12V, 15W). 그리고 창을 교체할 때에는 그물 망을 빼낸 후 유리판을 새 것으로 교체한다.

6) 고장 점검과 수리

(1) 너무 많은 sand가 흘러나올 경우

미터링 튜브 꼭대기에서 최대로 2cm 아래까지 샌드 입자들을 컨테이너에 채운다. 오랫동안 사용으로 인해 펜슬 분사 노즐 구멍이 커졌을 때에는 새로운 노즐로 교체한다.

(2) sand 입자들에 의해 막혀 있을 경우

샌드 컨테이너 뚜껑의 배출구 나사를 풀었다 다시 닫아 준 다음 펜슬 노즐의 나사를 풀고 깨끗하게 한다. 공기로 호스가 깨끗해지도록 발판 스위치를 밟아준다.

또는 컨테이너를 분해하지 않고 손가락으로 블라스팅 노즐을 살짝 막으면서 발판 스위치를 밟아주면 막힘이 뚫어 진다.

(3) 공기와 함께 노즐에서 물이 나올 경우

에어 컴푸레셔에 차있는 물을 수시로 빼주거나 공기건조기(그림 2-26)를 설치해야 한다.

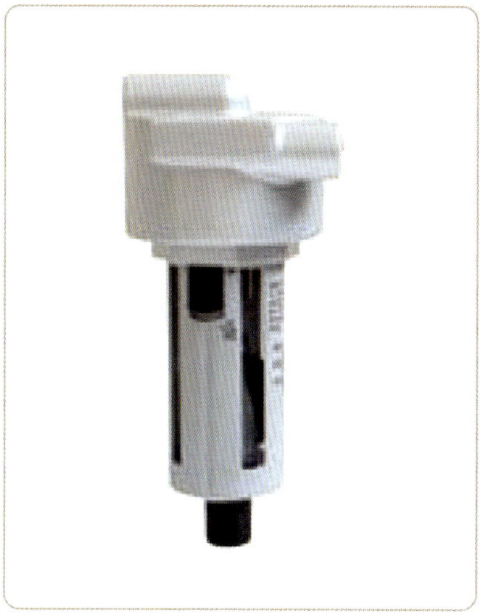

그림 2-26 공기건조기

8-2. 가압끌(air chisel)

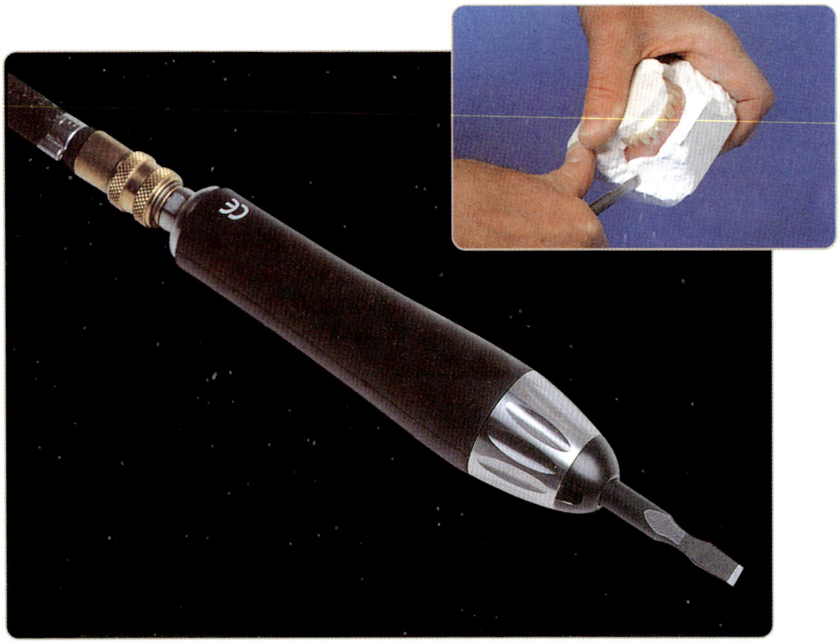

1) 원리와 용도

치과기공 분야에서 레진 중합 후 함 분리 시와 매몰재 및 주모형 제거, 주조 후 주조체에 잔류되어 있는 매몰재를 제거할 때 주로 이용되며 압축 공기를 이용하여 뽀쪽한 끌(chisel)로 단단한 모형이나 매몰재을 조금씩 떼어 내는 기계이다.

2) 사용법

① 끌을 삽입하고 조절링를 반시계 방향으로 끝까지 돌려준다.

② 공기의 압력을 4~6bar로 규정대로 낮춰주고 압축 공기 튜브를 공기 압축기에 연결한다.

③ 조절링을 시계방향으로 돌리면 기기의 작동이 시작된다. 이때 공기압력이 6bar가 넘으면 기기에 손상이 올 수 있기 때문에 적정압을 이용하도록 한다.

④ 조절링을 통해 작업자가 원하는 정확한 작업을 할 수 있으며, 짧은 시간 동안이라도 작업을 하지 않는 경우에는 조절링을 반드시 꺼주어야 한다. 오랫동안 작업을 하지 않거나 끌을 교체하고자 할 경우에는 압축공기를 완전히 해제한 후 실시해 주어야 한다.

⑤ 의치상 쪽으로 끌을 갖다 대면서 제거하는 경우에는 의치상의 파절을 유발시킬 수 있기 때문에 금해야 한다. 반드시 모형의 가장자리부터 순서적으로 조심스럽게 제거해 주어야 한다(그림 2-27, 28). 이때 끌이 모형에서 미끄러질때 날카로운 끌이 작업자에게 상처를 줄 수 있으므로 끌의 방향을 몸의 바깥쪽으로 향하도록 한다.

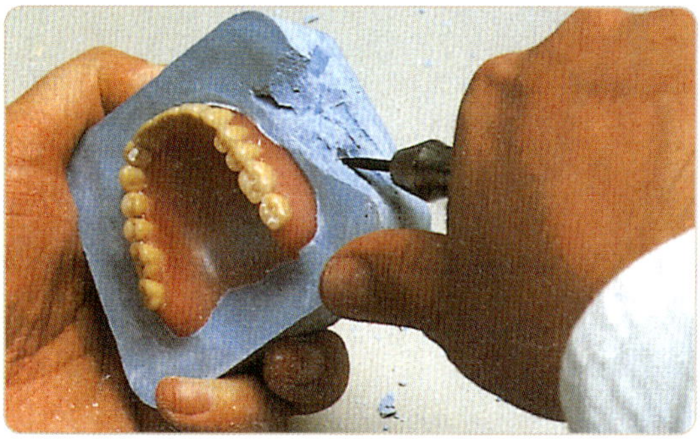

그림 2-27 모형제 제거

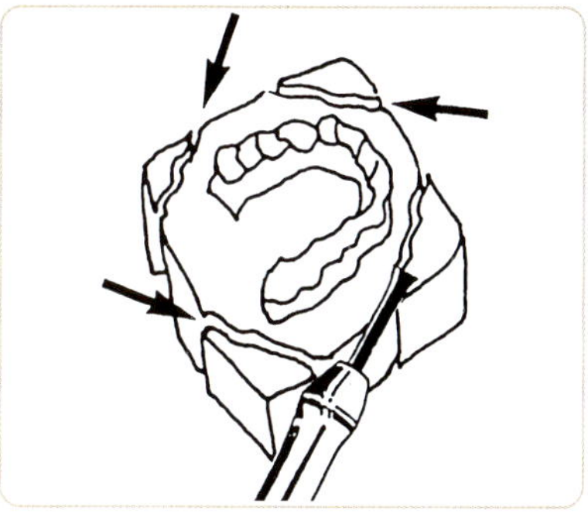

그림 2-28 제거 순서

3) 주의사항

① 부서지기 쉬운 물체를 다룰 때 먼지의 발생으로 인하여 작업자의 건강에 해로울 수 있으므로 통풍이 잘되는 장소에서 안전한 작업복 착용을 해야 하며, 위험한 파편이 튈 수 있으므로 눈을 보호하기 위하여 항상 보호경을 써주어야 한다.

② 작업 시에는 소음 진동이 보통 78dB이며, 85dB를 초과할 수도 있으므로 귀마개를 착용하는 것이 바람직하고, 끌이 모형에서 미끄러질 때 날카로운 끌이 작업자에게 상처를 줄 수 있으므로 끌의 방향을 몸의 바깥쪽으로 향하도록 한다.

③ 갑작스런 작동에 의해 작업자가 해를 입을 수 있으니 끌을 교체할 때는 반드시 압축공기를 해제한 후 교체해 주어야 한다. 기계적 진동의 위험은 그 진동의 길이와 강도에 따라 결정되어지며, 최대진동은 보통 1.93m/sec²이다.

4) 고장 점검과 수리

기기가 오일 분사식이 아니기 때문에 공기 압력을 6bar 이상으로 쓰이면 제품의 손상이 있을 수 있다(표 2-9).

문제점	원인	해결책
제품이 작동되지 않고 압축 공기의 소음이 없을 경우	압축 공기가 연결되지 않을 경우	압축 공기를 점검하고 수정
	조절링이 바르게 열려있지 않을 경우	조절링을 바르게 열어준다
	튜브가 구부러져 있을 경우	튜브를 바르게 펴준다
	공기 압축기가 꺼져 있을 경우	공기 압축기를 켜준다
	공기 압력이 너무 낮을 경우	공기 압력을 4~6bar로 조정
제품의 압력이 충분치 않을 경우	피스톤이 손상되었을 경우	A/S 신청
	연결 압력이 너무 낮을 경우	공기 압력을 4~6bar로 조정
	조절링이 완전히 열려 있지 않을 경우	조절링을 완전히 열어준다

5) 부속품

(1) filter pressure regulator(그림 2-29)

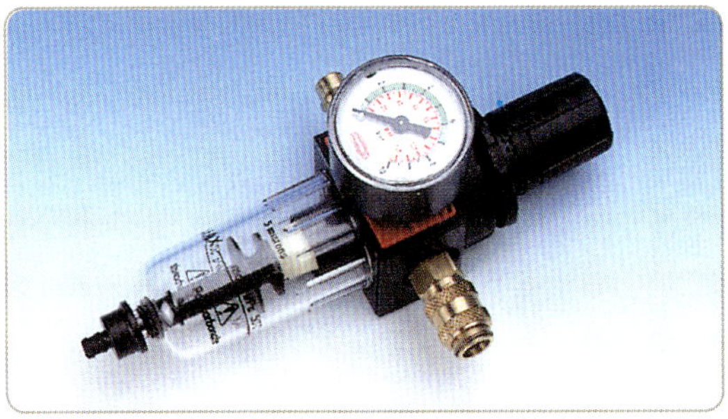

(2) 여러 가지 모양의 끌(그림 2-30)

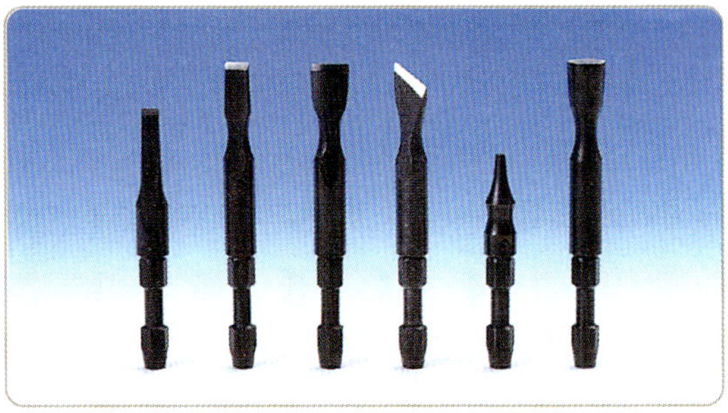

8-3. 에어 터빈(air turbin)

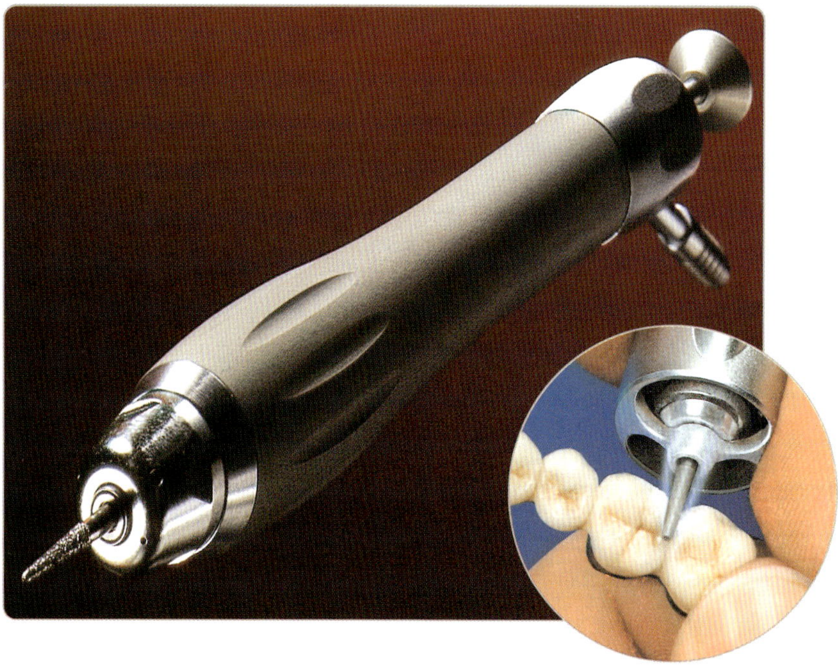

1) 원리와 용도

기공용 bur을 사용하여 기공과정 중에서 전장된 경질 레진이나 도재 작업의 섬세하거나 고도의 형태 수정을 고효율적으로 작업을 할 수 있도록 하는 기계이다(그림 2-31). 소형 터빈에 직접 절삭 공구를 부착하여 2~3기압의 압축 공기를 불어넣어 회전시키는 절삭기계로서 회전수는 50만rpm 정도까지는 높게 할 수 있으므로 작은 포인트라도 충분한 속도를 얻을 수 있는데 토크가 작아지므로 절삭압을 높게 할 수는 없다.

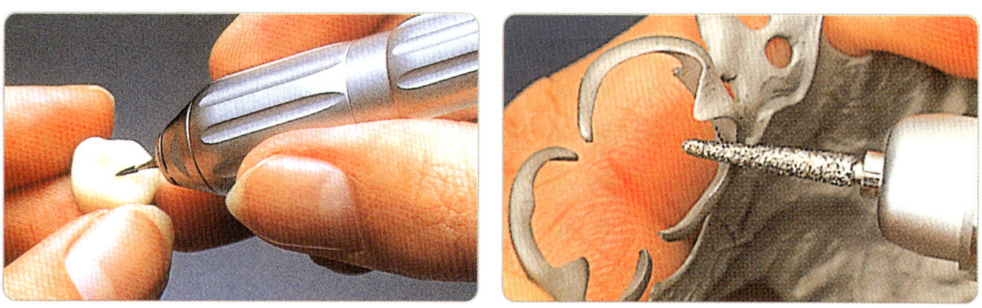

그림 2-31 고속 에어 터빈을 이용한 연마

2) 각부의 명칭

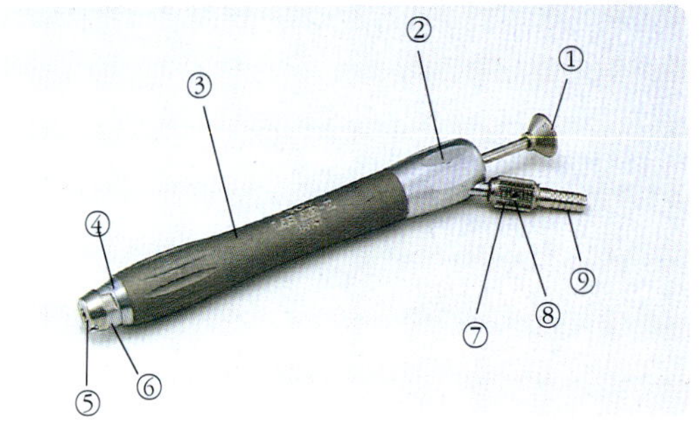

① 누름쇠　② 공기 뚜껑
③ 배기구　④ 카트리지
⑤ 축　⑥ 공기 뚜껑
⑦ 주유링　⑧ 주유 구멍
⑨ 호스 이음새

그림 2-32 핸드피스(hand piece)

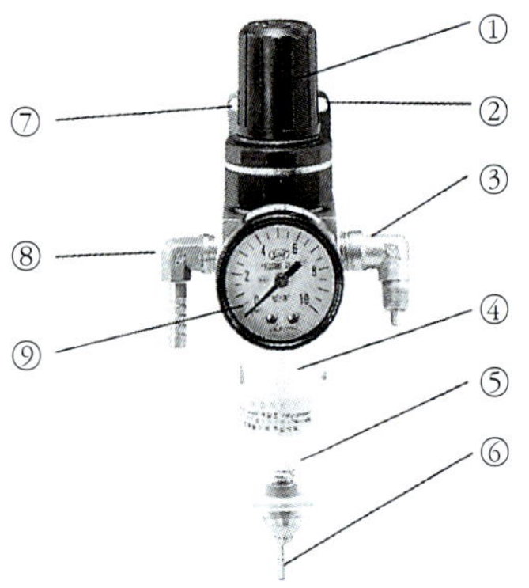

① 압력 조절 손잡이　② 벽걸이
③ 2차측 이음새　④ 여과기
⑤ 용기　⑥ 배수 마개
⑦ 벽걸이 고정 구멍　⑧ 1차측 호스 이음새
⑨ 압력계

그림 2-33 조정기(regulator)

3) 조립과 에어 압력 조정

작업대(workstation) 근처에 에어 조정기를 설치하고 1차측 호스 이음새(공기압축기)와 에어 라인을 부속품인 내압 호스에 끼우고 호스 밴드에 고정을 시킨다. 선반의 고정 링을 풀어내고 위치를 바꾸고 나서 고정 링을 다시 조여 준 다음, 2차측 원터치 이음새에 발판 스위치의 W 튜브의 화살표(⇒)측을 완전하게 밀어 넣고 잡아당겨 빠지지 않도록 확인한다.

이때 만약에 W 튜브에 돌기가 있을 때에는 에어가 새지 않도록 커터로 삭제해 주어야 하며, W 튜브는 원터치 이음새의 검은 부분을 밀면서 잡아당기면 빠지게 되어 있다.

4) 사용 전 고려사항

(1) 에어 터빈용 기름 손잡이를 주유 구멍에 끼워 넣고 기름통을 가볍게 잡고 소량(1-2 방울)을 주유한다(그림 2-34). 에어 터빈용 오일(스프레이 타입)의 경우에는 손잡이를 주유구멍에 밀어 약 1초간 스프레 이로 뿌린 후 주유구멍을 막아준다.

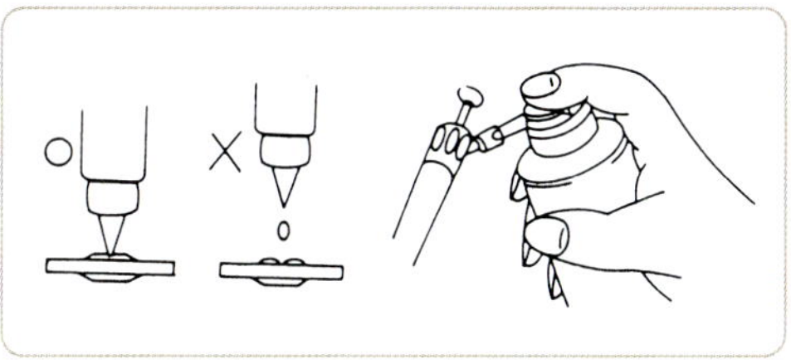

그림 2-34 오일 주유

(2) 1~2분 정도 발판 스위치를 밟아 핸드피스의 배기구에서 나오는 오일 찌꺼기를 휴지로 닦고 나중에 배기구에 부착한 오일도 닦아내 준다. 압력은 2.2~2.5Kg/㎠의 범위 내에서 반드시 지켜 사용하여야 한다. 그리고 각 부위의 에어가 새는지 점검을 해준다.

(3) 카트리지에서 에어의 방향을 바꾸고자 할 경우에는 에어 캡을 사용하여야 하며, 핸드피스 압력을 2.2~2.5Kg/㎠ 이상으로 하면 카트리지의 수명이 크게 단축될 수 있기 때문에 반드시 적정압을 이용하도록 한다.

5) 사용법

(1) bur나 point를 착탈할 경우

bur나 point를 스핀들에 가볍게 밀어 넣고 단단한 쪽에 대어서 휘어지거나 부러지는지 주의하면서 충분하게 눌러 주어야 하며, 발판 스위치를 살며시 밟으면서 사용하도록 한다. 이때 카트리지에서 공기의 방향을 바꾸고자 할 경우에는 에어 캡을 사용한다.

(2) bur나 point를 뺄 경우

누름 쇠를 bur나 point가 빠질 때까지 눌러 빼야 하며, 사용 시의 압력은 2.2Kg/㎠ 이상의 범위 내에서 사용하도록 한다.

6) 카트리지나 척 교환

(1) 카트리지를 빼는 방법

카트리지 교환용 스패너를 이용하여 시계 회전 반대 방향으로 돌려준다(그림 2-35).

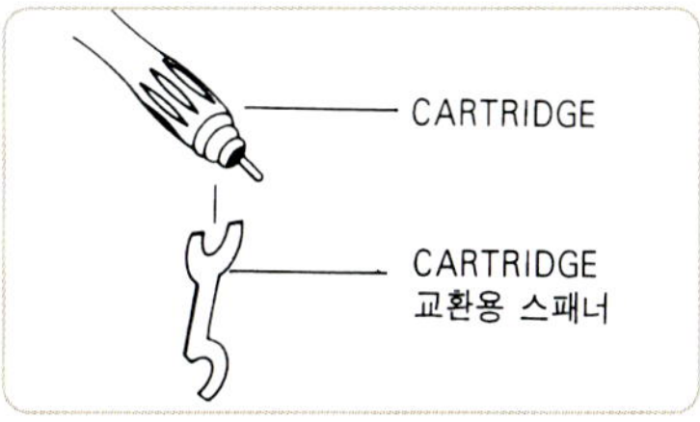

그림 2-35 카트리지의 교환

(2) 척 교환

카트리지의 로터를 손끝으로 고정하고 척 리무버(-) 드라이버로 로터 안의 척 잠금 나사를 시계 회전 방향으로 돌려서 빼낸다.

카트리지의 bur 삽입 축에서 척 리무버(-)로 척을 꺼낸 다음 새로운 척은 그림과 같이 원통부분이 짧은 쪽을 앞으로 하고 로터 안에 넣어 척 잠금 나사(반시계 회전 방향)로 충분히 조인 뒤 카트리지를 핸드피스로 되돌린다(그림 2-36).

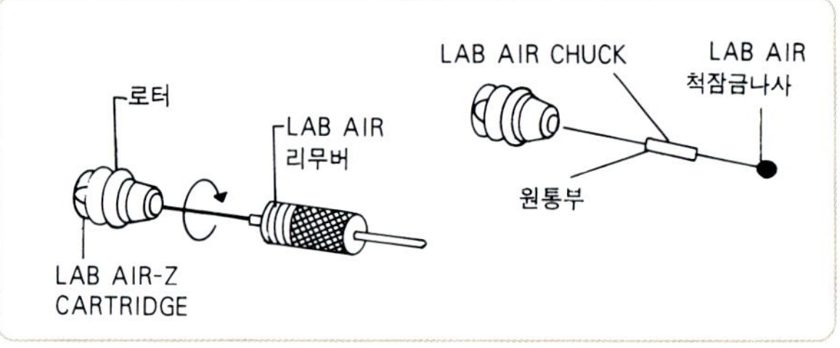

그림 2-36 척의 교환

카트리지나 척 잠금 나사 모두를 충분히 조인 후 사용하여야 하며, 교환 시에 먼지나 이물질이 부착되지 않도록 한다.

7) 주의사항

(1) 압력은 2.2~2.5Kg/㎠ 범위 내에서 사용하여야 한다. 왜냐하면 그 이상이 되면 카트리지의 수명이 단축되기 때문이다.

(2) 매일 사용을 하기 전에 오전과 오후 1~2방울 에어 터빈용 오일을 주입해 주어야 한다. 그리고 루불리게이트는 과잉 급유가 되면 베어링이 열을 받아 카트리지의 수명이 단축이 된다.

(3) 전체 길이가 22mm이상, 머리 부분이 Ø2mm이상의 포인트는 카트리지를 다치게 하거나 포인트가 떨어지거나 휘어지고 부러질 수 있으므로 사용을 금해 주어야 한다. FG bur를 장착할 경우 앞이 가는 것이나 앞이 뾰족한 것은 부러지거나 휘어질 수 있으므로 주의하여 잘 끼워 넣어 주어야 한다.

(4) 반드시 발판 스위치를 사용하되 무리하게 사용하면 카트리지의 수명을 단축시킬 수 있다. 회전 중에는 누름쇠를 누르지 말아야 하며, 카트리지는 부속 카트리지 교환용 스패너로 충분히 조인 뒤 사용해 주어야 한다.

8) 고장 점검과 수리

(1) 컨트롤 유니트에 배수 마개가 막혀 있으면 배수 마개를 밀어 배수를 수시로 해주어야 한다.

(2) 압축 공기 중에 불순물로 컨트롤 유니트의 필터(5㎛)가 막혀 있을 때에는 압력이 떨어지기 때문에 컴푸레셔에서 에어를 나오지못하게 하고 남은 압력을 빼고 나서 필터를 꺼내어 청소하거나 새로운 것으로 교환해 주어야 한다.

(3) 용기는 폴리탄산제(합성수지)로 제작이 되어 있기 때문에 유해 용재가 닿지 않도록 해주어야 한다.

(4) 세정을 할 적에는 반드시 중성세제를 사용해 주어야 한다.

(5) 청소를 할 경우에는 먼저 로터와 카트리지 용기의 간격에 에어 터빈용 오일을 몇 방울 떨어트린 다음 로터를 가지고 로터와 카트리지 용기의 간격에 air gun으로 주입을 해주어야 한다.

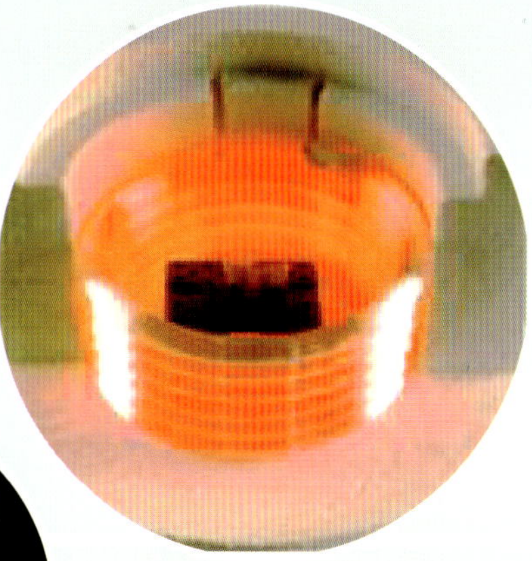

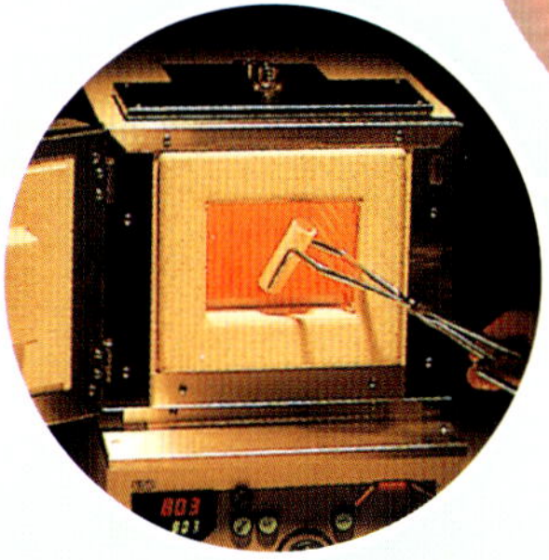

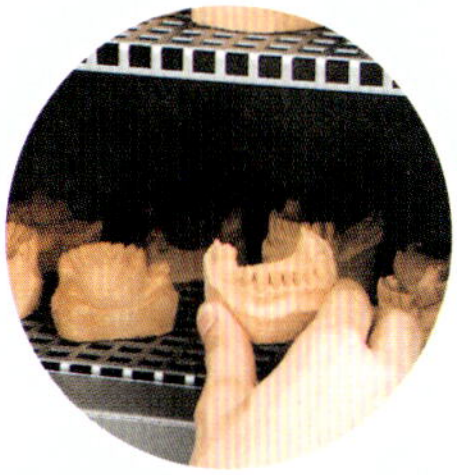

Chapter 03

발열반응

Chapter 03 | 발열반응

1. 전기로(electric furnace)

치과보철물을 제작 시에 주형을 만들어 금속이나 도재를 삽입하기 위하여 wax나 습기를 제거하고 매몰재의 팽창을 얻어 체적에 변화가 없는 주조체를 제작하거나 Build-up된 도재의 소성 방법으로 사용하고 있다.

치과기공에 로(furnace)가 사용된 것은 1870년대 richmond crown을 제작 시에 석탄을 이용하여 금속을 용해하여 만든 것이 시초인 것 같으며, 로(furnace)의 열원으로는 석탄을 초기로 시작하여 청정원료인 gas와 전기가 개발되어 현재에는 전기(electric)가 대부분을 사용되고 있다.

1) furnace의 구조

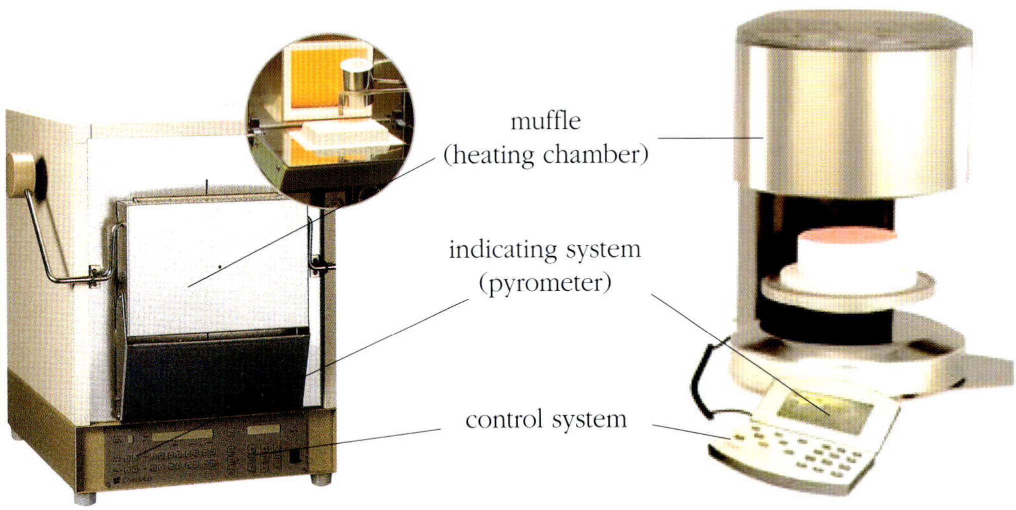

그림 3-1 소환로

그림 3-2 도재로

(1) muffle(heating chamber)

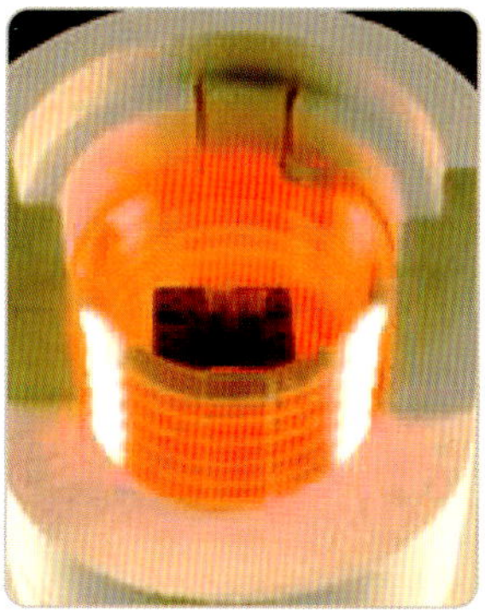

그림 3-3 전기로의 열선

열을 내는 부분으로 열선으로는

① Ni-Cr wire 1100℃ / 그 이상 산화

Ni 80~85%, Cr 15~20% / 용융온도 1430℃

② Kanthal wire 사용온도 1300℃

Fe 60~70%, Cr 20~50%, Al 4~6%, Co 2~8% / 용융온도 1500℃ / Al_2O_3, Cr_2O_3에 의해 피막형성, 산화 방지

③ Siliconite wire / 0~1500℃

0~800℃ 온도조절이 불편하다.

(2) pyrometer(indicating system), control system

pyrometer(indicating system)온도를 지시하거나 제어하는 부분으로 최저온도와 최고온도를 지시하며 경우에 따라서는 온도의 상승을 일목요연하게 나타내 주기도 한다. 디지털(digital) 방식과 아날로그(analog) 방식이 있는데 디지털 방식보다 아날로그 방식이 온도의 제어가 불리하고 온도의 편차가 많아 정밀을 요하는 것에는 사용하지 않는다.

control system은 전원을 on/off 하거나 firing schedule을 조정한다.

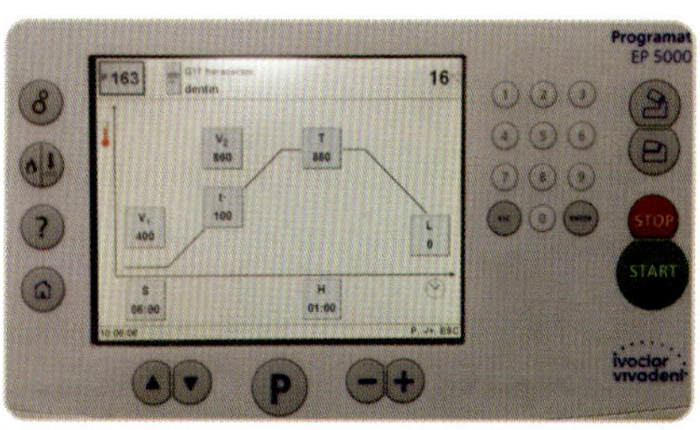

그림 3-4 디지털 방식

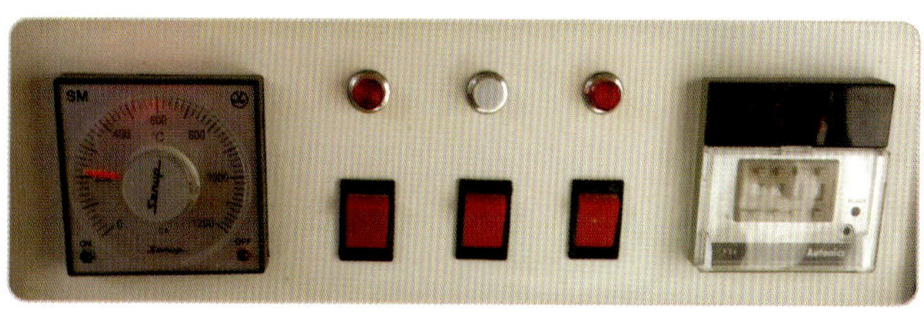

그림 3-5 아날로그 방식

2) 소환로(ring furnace)

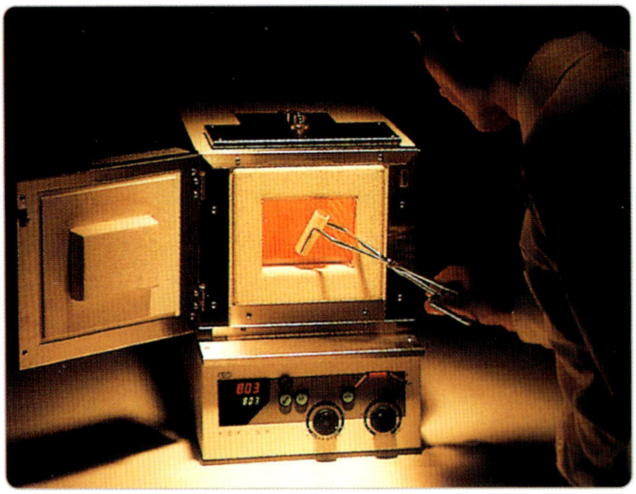

그림 3-6 소환

(1) 원리와 용도

매몰된 링 내부에 들어 있는 납형을 완전 연소시킨 다음 소환을 시켜 주조 금속으로 대체시키고자 할 때 이용되는 기계이다. 내부에 전기 열선이 내장되어 작동 시에 열선의 전기열로 인하여 내부의 온도가 상승하면서 링 내부의 납형을 소각한 다음에 링을 소환시킨다(그림 3-6). 마이크로 프로센서를 탑재하고 있으며, 2개의 세라믹 튜브 타입의 thermo couple을 센서로써 가지고 있다.

(2) 사용법

① 계류 스텝 및 시간

4개 스텝 전부가 필요하지 않은 경우에는 불필요한 나머지 스텝의 프로그램 입력란에 온도를 "0" 으로 입력해 준다. 이때 계류시간은 무관하다.

② 프로그램 입력

스위치를 켜면 디스플레이 상에서 프로그램 1번을 볼 수 있다. 프로그램 작동 중에 전원을 차 단했을 경우에도 스위치를 다시 켜면 프로그램은 계속해서 진행되므로 이와 같은 경우에는 정지 버튼을 누르고 다시 시작한다. 그리고 디스플레이 상에서 요일과 시간을 볼 수 있는데 만약 시간이 자주 늦추어질 경우에는 기기 내부의 리튬전지를 점검해본다.

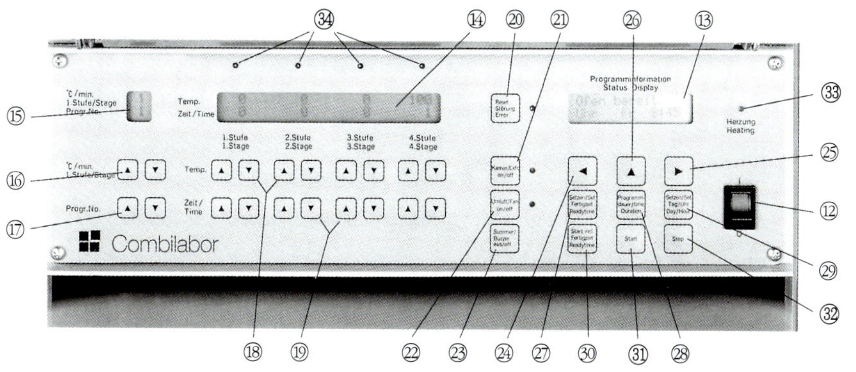

⑫ Operating switch, green ⑬,⑭ dight digital display "Programme information"
⑭ dight digital display "Programme data"
⑮ 2-dight digital display "Programme no./heat rate 1st stage"
⑯ Up-Down keys "℃/min 1st stage" ⑰ Up-Down keys "Programer number"
⑱ Up-down keys "Temperature" stages 1-4 ⑲ Up-Down keys "Time" stages 1-4
⑳ Key "error" ㉑ Key chimney on/off ㉒ key "Circulating air on/off"
㉓ Key "Buzzer off" ㉔ Key "←" ㉕ Key "→" ㉖ Key "△" ㉗ Key "Enter finish time"
㉘ Key "Programme duration" ㉙ Key "Set day/time"
㉚ Key "Start with finish time" ㉛ Key "Start" ㉜ Key "stop" ㉝ Control light for heating
㉞ LED for section identification

그림 3-7 control system의 디스플레이

③ 요일과 날짜 입력

날짜/시간㉙, 입력 버튼을 누르면 화면이 깜박거린다. 이때 →㉕와 ←㉔를 사용하여 요일을 선택한 다음 날짜/시간, 입력 버튼㉖을 누르면 입력이 완료된다. 그리고 나면 요일에 이어 시간 입력란이 깜박이게 되는데 역시 같은 방법으로 입력해준 후 날짜/시간, 입력 버튼을 누르면 소환 준비 메시지가 나타난다.

④ 프로그램 입력

프로그램 넘버 버튼⑰을 눌러서 10개의 프로그램 중에서 원하는 번호를 선택한다. 선택된 프로그램 번호가 디스 플레이⑭를 통해 나타나면 거기에 해당하는 스텝별 데이터가 디

스 플레이 상에 나타난다. 스텝을 위한 가열 비율은 ⑯버튼을 눌러서 입력하는데 나머지 스텝의 가열 비율은 입력할 수 없다. 한편, 각각의 가열 비율은 사용하는 매몰재의 설명서를 참고한다. 각 스텝의 계류 시간과 온도는 ⑱, ⑲버튼을 이용하여 조정해 주는데 스텝의 최고온도는 500℃이며, 나머지 스텝들의 최고 온도는 1100℃이다. 한편 계류 시간은 최고 300분까지 가능하다. 위와 같은 방법으로 모두 10개의 프로그램을 입력할 수 있으며, 모든 데이터는 입력 즉시 저장되므로 특별한 확인 버튼이 필요 없다.

⑤ 추가 스텝

마지막 스텝이 끝나면 벨이 울리면서 작업의 끝을 알리게 되는데 이때 ㉓버튼을 눌러 소리를 멎게 한 다음 ㉖버튼을 누르면 디스 플레이 ⑬에서 "programme continuation stage"를 볼 수 있다. 이때 4번째 스텝의 계류 온도와 시간 입력란에 원하는 시간과 온도를 입력한 후 "start" ㉛를 누르면 5번째 스텝이 시작된다. 이와 같은 방법으로 계속해서 스텝을 연장시킬 수 있다.

⑥ 환기와 공기 순환

600℃까지 환기나 공기 순환 작업이 이루어지도록 설정되어 있으며, 필요할 경우 모든 작업과정 동안 작동하도록 조정할 수 있다.

⑦ 예약 시간 조정

"entry ready time"㉗버튼을 누른 후 ㉔와 ㉕의 화살표 버튼을 이용하여 최대 일주일 후 작업까지 예약할 수 있다. 단, 예약시간은 작업이 끝나는 시간이다. 입력 방법은 요일, 시간, 분의 순서로 입력해 나가는데 각 사이마다 ㉗버튼을 눌러 저장시킨다. 예약 시간 입력 후 "start with ready time"㉚을 누르면 예약된 시간에 완성된 작품을 볼 수 있는데 만약 예약 시간을 입력하지 않은 채로 ㉚버튼을 눌렀다면 "ready time was not entered" 메시지가 나타나게 된다.

(3) 유해 가스 제거기(catalyst clean)

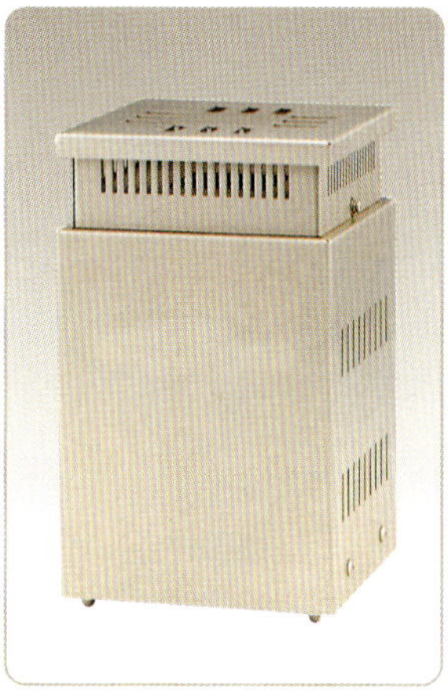

그림 3-8 유해 가스 제거기

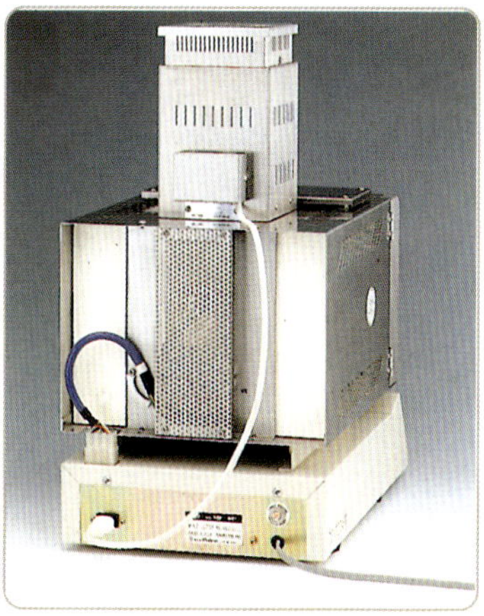

그림 3-9 소환로 상단에 설치

① 원리와 용도

인산염계 석고 매몰재 소각 시에 발생하는 암모니아나 일산화탄소 그리고 염화수소나 왁스 등의 유해 가스를 특수 백금 촉매로 분해하여 처리시킬 때 사용하는 기계이다(그림 3-8).

② 설치 및 사용법

전기로의 가스가 빠지는 구멍 중앙에 유해 가스 제거기를 장착하고 전기로에 가스 배기 장치가 빠지지 않도록 한다(그림 3-9). 유해 가스 제거기의 전원 코드를 전기로의 뒷 콘센트에 접속하여 주는데 유해 가스 제거기는 전기로의 전원이 켜져 있는 상태에만 작동을 하면서 매몰재에서 발생하는 유해 가스를 분해하기 때문에 전원을 수시로 확인해 주어야 한다.

사용 중 연장 코드가 전기로의 고온부에 접촉이 되지 않도록 주의하고 소환이 끝났을 때에는 전원을 반드시 꺼주어야 한다.

③ 촉매 효과가 적어졌을 때

교환용 촉매로 아래의 그림 3-10과 같은 요령으로 교환을 해주는데 촉매를 교환하여도 효과가 없는 경우에는 본체의 열선이 끊어진 것이다.

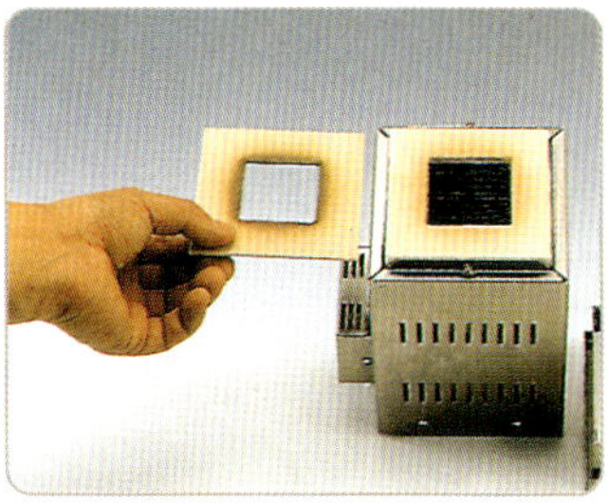

그림 3-10 촉매교환

④ 주의사항

링 소환 중에는 반드시 유해 가스 제거기의 전원을 켜주어야 하며, 만일에 전원을 켜지 않은 채로 사용하면 촉매의 효과가 나타나지 않고 원상태로 되돌아가는 일이 생긴다. 실리콘계의 왁스 분리제를 사용하면 효과가 매우 낮아지기 때문에 주의한다.

3) 도재로(porcelain furnace)

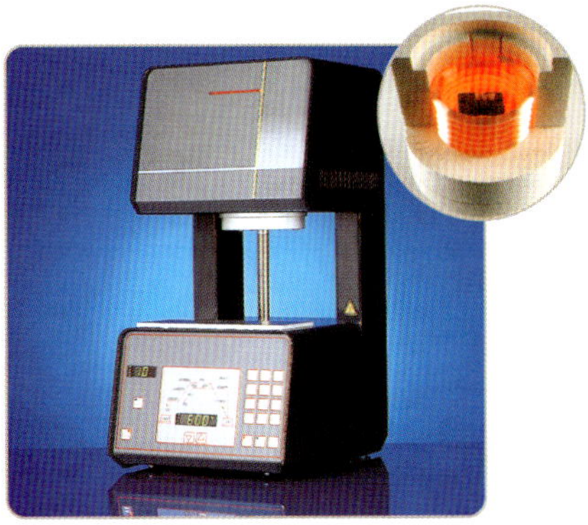

그림 3-11 도재로

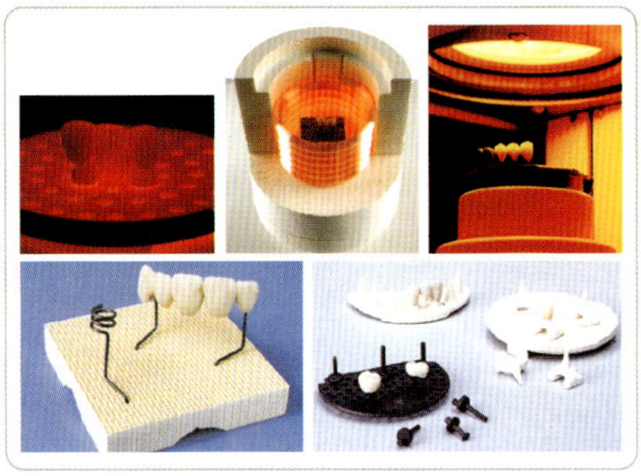

그림 3-12 도재의 소성

(1) 원리와 용도

① 자연치에 흡사한 투명도나 색조를 재현하기 위하여 도재를 소성할 때 이용되며, porcelain powder를 liquid와 혼합해서 축성된 형태로 구워낼 때나 도재의 표면에 광택을 나타나게 할 때에 사용되는 기계이다(그림 3-11, 12)

② 도재 소성로의 머플(muffle) 형태에 따른 종류를 살펴보면 수평형과 수직형이 있다(그림 3-13, 14).

초창기에 널리 이용되었던 수평형의 소성로는 삽입구가 전면에 위치되어 있어 창을 수평적으로 열고 닫게 되어 있었으며, 플레이트 폼이 고정되어 있어 작업 시 불편하고 머플이 수평으로 상하좌우로 되어 있다. 후납착 시 소성로내를 육안으로 볼 수 있는 장점이 있었으나 차츰 수직형의 소성로로 바뀌게 되었다.

수직형의 소성로는 플레이트 폼이 상하 수직으로 움직이고, 머플이 원통형이기 때문에 삽입구가 아래가 되는데 소성 시 플레이트 폼이 상하로 움직이기 때문에 진동으로 인하여 트레이가 떨어지는 문제점을 가지고 있다.

이러한 수평형과 수직형의 장단점을 보완하여 근래에는 플레이트 폼이 고정되어 있고 머플이 상하로 움직이는 수직형 소성로가 개발되어 임상에 폭넓게 이용되고 있다(그림 3-15).

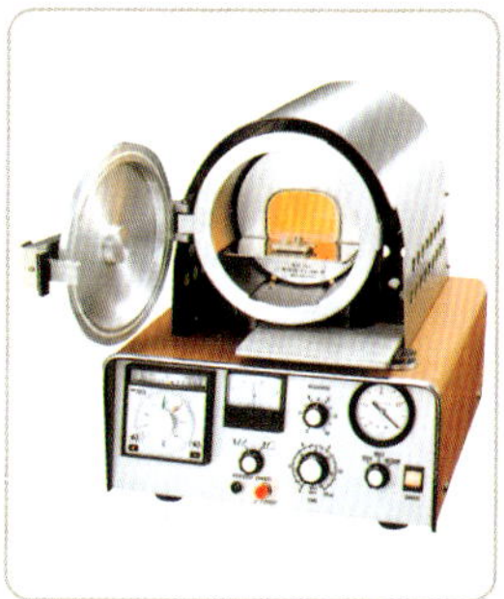

그림 3-13 수평형 muffle(로)

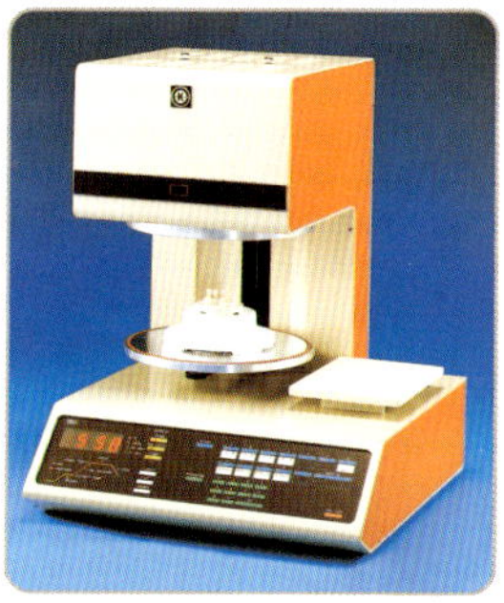

그림 3-14 수직형 muffle(로)

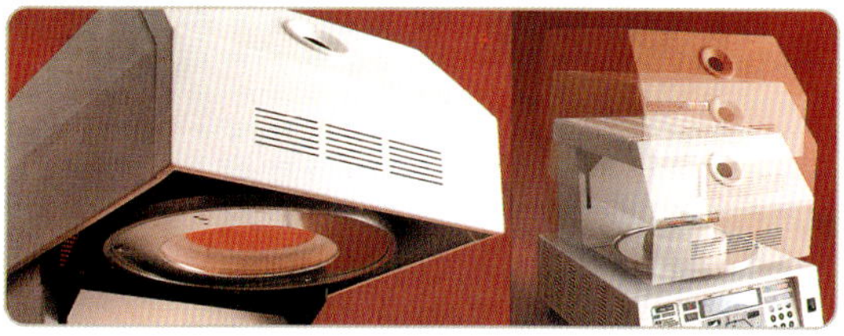

그림 3-15 수직형 muffle(로)의 이동 방향

(2) 각부의 명칭

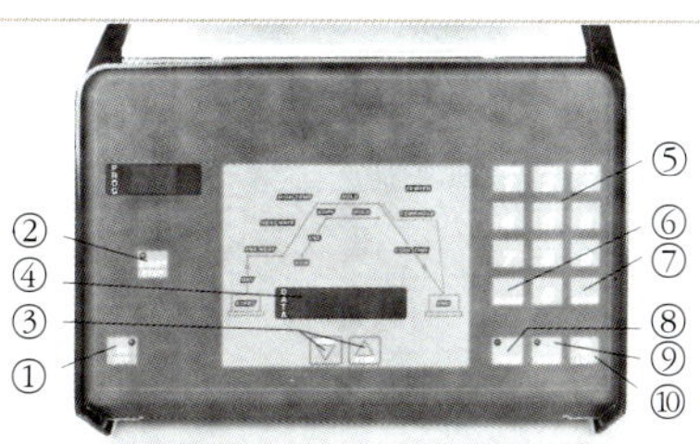

① On/Off ② tart/Stop
③ a Program-steps, increase/decrease
④ Data-Display ⑤ Keypad ⑥ Clear ⑦ Enter
⑧ Prog ⑨ Hold ⑩ Lift

그림 3-16 전면

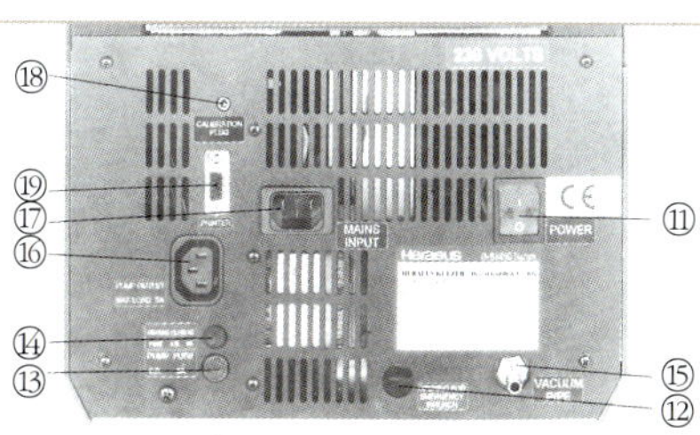

⑪ Power switch ⑫ Opening for wrench
⑬ Vacuum pump fuse ⑭ Muffle fuse
⑮ Vacuum hose nozzle ⑯ Vacuum pump power outlet
⑰ Furnace mains input ⑱ Calibration jack
⑲ Printer connection

후면

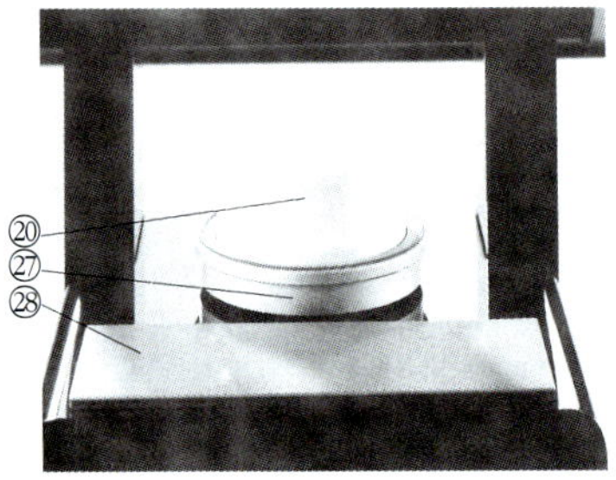

⑳ firing platform ㉗ lift platform ㉘ work support

그림 3-17 내부

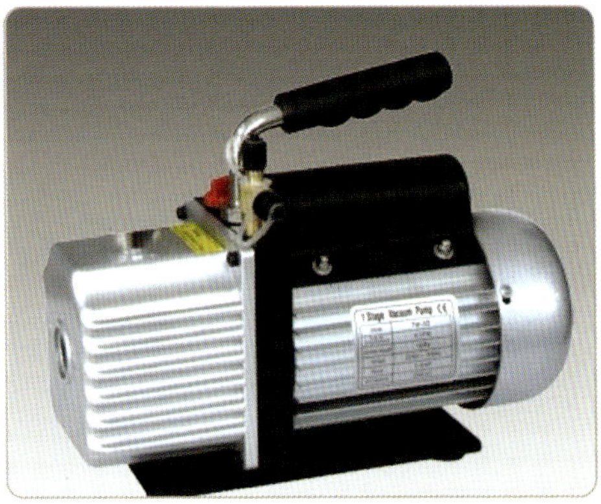

그림 3-18 진공 펌프(vacuum pump)

(3) 설치와 작동

머플 밑의 안 쪽을 잡고 조심스럽게 올려 빼내고 세워두어야 하며, 절대로 가열 플레이트폼의 막대기 부분을 잡고 올리지는 말아야 한다.

① 진공 펌프 연결

진공펌프(그림 3-18)의 연결부와 로 노즐 위에 있는 고무 진공호스의 다른 끝을 잡고 클램프가 꽉 조여있는지 점검한다. 진공펌프의 전원 코드를 로 뒷 부분의 전원 구멍에 연결하고 펌프가 올바르게 위치했는지 확인한다. 진공호스가 꼬이거나 엉키면 안되며, 진공펌프의 스위치가 켜져 있는지 확인한다.

② 로를 전원 공급 장치에 연결 후 작업

가. 소성로 뒷 부분의 전원 스위치가 꺼져 있는지 확인하고 전원 코드를 로의 main input에 연결한다. 전원 코드를 main socket에 연결하고 메인 스위치를 켠다. 그러면 single tone 소리가 나며, 로는 이제 대기 모드에 전환된다.

나. 리프트 키를 누르면 lift platform이 내려오며 이때 ceramic firing platform을 lift platform에 조심스럽게 올려 놓는다. 이때가 로는 초기 작동이 가능한 상태이다.

다. 가열 사이클이 작동되기 전에 머플 내부에 운송 중에 발생한 수분을 제거하기 위해 건조 과정을 거쳐야 하는데 첫 번째 firing cycles은 firing chamber를 건조시키기 위해 행하며, 작업을 하기 전에 반드시 행해져야 한다.

㉠ 첫 번째 firing cycle의 순서는 머플을 연결하고 리프트 키를 눌러 lift platform을 완전히 하강시켜준 다음 firing platform을 lift platform에 놓는다.

㉡ 머플에 흡수된 모든 수분을 제거하기 위해 사이클 99를 작동시켜주어야 하며, 3~4회 반복하여 실시해 준다. 머플의 수분을 없애기 위하여 항상 firing chamber의 문을 닫는 것이 중요하다.

㉢ 머플을 건조하기 위해 좋은 방법으로는 100℃에서 20분간(Firing cycle NO. 0), 300℃에서 20분간(standby), 650℃에서 2시간(매우 중요!), 머플이 완전히 건조되면 firing chamber를 닫아준다.

③ 나이트 모드로 설정할 경우

나이트 모드를 활성화시키는 방법은 우선 firing cycle 중에 on/off 키를 누르고 firing cycle이 완료된 후에 머플은 자동적으로 나이트 모드로 전환된다. start/stop 키의 firing cycle 램프가 깜박거리며, 자동 나이트 모드로 전환되었음을 알려준다.

firing platform을 닫고 firing chamber의 온도가 100℃가 되기 전까지는 나이트 모드가 활성화되지 않으며, 자동 나이트 모드를 중지하려면 정지 키를 눌러주면 해제된다.

④ 주의사항

머플의 온도를 급상승시키거나 급하강을 하게 되면 무리로 인하여 수명이 단축될 수 있기 때문에 주의하여야 하며, 작업을 하지 않을 때에는 반드시 나이트 모드로 전환해 사용해야 한다.

손가락으로 유리창을 만지지 말아야 하며, 더러워졌을 경우에는 부드러운 마른걸레로 닦아준다. 소성로 근처에는 연소성 물질을 올려놓지 말아야 한다.

(4) 관리 및 유지

① 강하지 않은 세척액과 부드럽고 물기가 있는 헝겊(젖은 것은 안됨)으로 기구의 바깥 부분과 controls 부분을 닦아준다.

② firing chamber를 비운 상태에서 진공 펌프가 잘 작동하는 지 2주에 한 번씩은 점검해 주어야 하는데 진공 펌프의 전원을 켠 후 최대 30초 안에 원하는 진공 레벨(예를 들어 960mbar)에 도달하는지 디스플레이를 지켜본다.

디스플레이에서 이 레벨에 도달하지 않거나 너무 천천히 도달하면 다음과 같은 원인일 수 있다.

가. firing platform이나 챔버 실(seal) 부분이 더럽거나 손상된 경우

나. 진공 펌프가 적절히 작동하지 않는 경우(oil level 점검)

다. circuit breaker가 올바르게 조정되지 않은 경우(플레이트 폼이 완전히 닫히지 않음)

2. 모형건조기(dry oven)

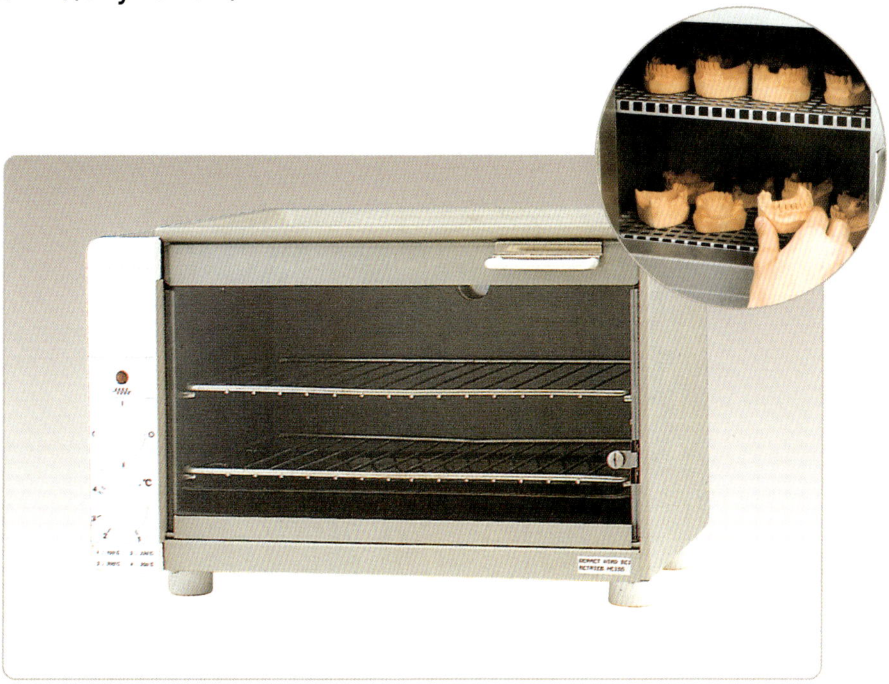

1) 원리와 용도

복제된 내화성 모형을 말리거나 주조 링 내의 왁스을 제거하는데 주로 이용되며, 내부 전열선의 온도에 의해 수분이 함유된 젖어 있는 내화성 모형을 미리 설정해 놓은 온도에 따라 건조하는 기계이다. 내부 온도는 작업을 행하고자 하는 건조물에 따라 최소 150℃에서 최대 약 270℃까지 온도를 조정할 수 있다.

2) 설치 및 사용법

내부에 있는 부속물을 꺼내고 바닥 펀에 왁스 콜렉션 트레이를 설치한 다음, 왁스 콜렉션 트레이 위에 두개의 선반을 올려놓는다. 증기나 가스가 밖으로 잘 빠질 수 있도록 안전하고 평평한 면 위에 올려놓은 다음 전원 플러그를 끼우고 bottom rotary switch- temperature selector를 원하는 온도로 돌려준다(예, 1-150℃. 2-200℃. 3-220℃. 4-250℃).

top rotary main switch를 "I" 위치에 고정시키면 캐비닛 안은 파이롯트 라이트가 켜지면서 온도가 올라가기 시작한다. 캐비닛 내부를 비어둔 채로 약 30분 동안 가열시켜 주면 처음으로 가열하기

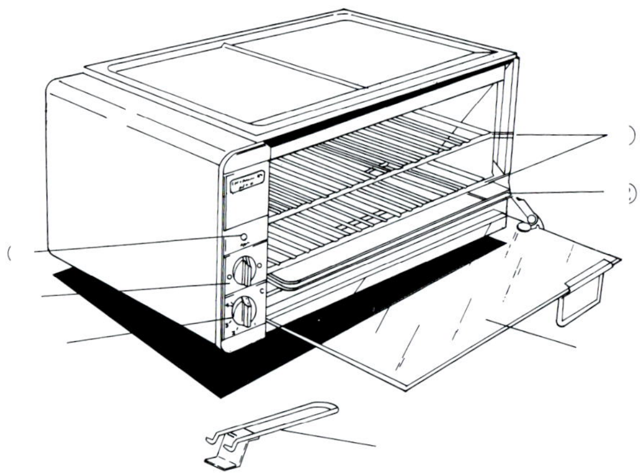

그림 3-19 각부의 명칭

때문에 약간의 연기와 냄새가 나지만 잠시 후 사라진다. 그리고 30분 후에 메인 스위치를 다시 "0"으로 위치하면 캐비닛은 꺼진다.

3) 사용 시 주의사항

청소하기 전에는 반드시 전원 플러그를 빼주어야 하며, 기기를 냉각시키기 위해서 물에 담그지 말아야 한다. 왜냐하면 후면과 옆 내부 판자는 쉽게 닦이는 비가구재로 입힌 것이기 때문이다.

가열되는 부분은 축축한 천으로 닦아내 주며, 자주 닦는 것을 피하기 위해 왁스 콜렉션 트레이를 알루미늄 호일로 싸주어 이용한다.

4) 고장 점검과 수리

(1) 캐비닛이 가열되지 않을 경우

전원이 공급되는지 확인하고 공급이 되지 않을 경우에는 전원 플러그를 빼고 퓨즈를 교체한다. 플러그를 다시 꽂고 top rotary switch를 "I" 위치에 놓으면 캐비닛이 켜지고 가열되기 시작하면서 파이롯트 라이트가 켜진다. 계속적으로 가열되지 않으면 수리의뢰를 한다.

(2) 모형이 점검 검어질 경우

온도가 너무 높거나 배출이 불충분한 것이며, 배출 시스템이 없다면 불순물 배출 시스템을 연결하거나 see-through의 일부분을 열어서 증기를 빠져나가게 한다.

(3) 모형이 마르지 않을 경우

설정 온도가 너무 낮으므로 높여준다.

3. 증기세척기(steam cleaner)

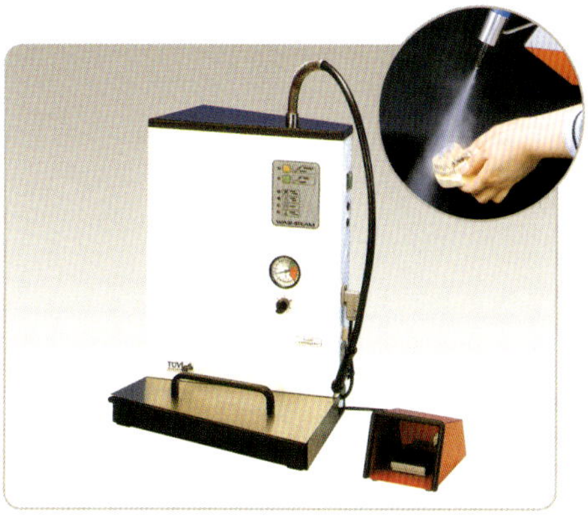

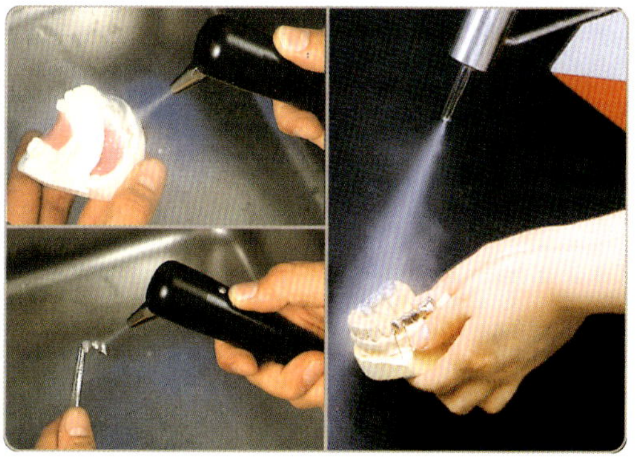

1) 원리와 용도

일정량의 수도물을 열교환기로 보내 끓인 다음 발생된 고압 증기를 노즐을 통해 분사되도록 하여 각종 보철물이나 모형에 부착되어 있는 왁스나 오염물질 제거하거나 기타 기구나 겸자류의 고속 세정에 이용되는 기계이다.

2) 설치

벽에 설치할 경우에는 충분한 공간을 확보해야 하며, 벽 브래킷(반경 8mm)을 위한 두 개의 드릴 구멍을 뚫어야 하는데 적어도 555mm 되는 높이에 간격이 250mm되게 구멍을 뚫어야 한다.

스크류와 벽 플러그로 꽉 조여주고 제품이 벽에 안전하게 고정되어지기 위해서 드릴 구멍에 볼트 스냅으로 잠궈 준다.

3) 사용법

수도꼭지를 열고 기기 오른쪽에 있는 녹색 스위치를 눌러주면 자동적으로 물이 채워지고 열이 가해진다. 공기 압력 탱크가 4bar 정도 올라가면 내부에 공기가 차 있으므로 배수를 시켜주어야 하며, 드립팬앞으로 블라스팅 핸드피스를 잡고 동시에 발판 스위치를 압력계가 "0"으로 떨어질 때까지 누른다. 작업할 수 있는 압력(6bar)은 15분 후에 도달하며, 이때가 기기를 사용하는 시기이다.

핸드피스를 잡고 발판 스위치로 스팀의 양을 조절하여 이용할 수 있으며, 사용하면서 물은 자동적으로 기기 내부 탱크에 유입이 된다. 작업을 종료하고자 할 경우에는 녹색 스위치를 눌러 스위치를 끄고 수도꼭지를 잠궈주면 된다. 압력계와 온도계가 연합으로 되어있어 스위치를 꺼두어도 작동 온도와 작동 압력은 모니터로 볼 수 있다.

4) 주의사항

(1) 기기가 충분하게 식은 상태에서 청소를 해주어야 한다. 그렇지 않으면 기기의 스위치를 끄고 압력이 없어질 때까지 시원하게 식혀주면 된다. 이때 기기 스위치를 다시 켜고 물 방출용 밸브를 두 번째 멈춤 위치까지 완전히 90°로 돌려서 열어준다.

(2) 압력 탱크의 안전 밸브는 정기적으로 검사해야 하며, 작업을 하지 않을 때에는 전원 스위치를 빼놓아야 한다.

(3) 작업중 열에 강한 장갑과 보안경을 착용해야 하며, 핸드피스 노즐은 작업 중에는 뜨겁게 달구어져 있기 때문에 화상에 조심해야 한다. 반드시 작업중에는 핸드피스의 홀더 부분만을 잡고 시행해 주어야 한다.

(4) 증기가 노즐에서 나올 경우 거의 164℃에 육박하기 때문에 사람이나 기타 동물에 분사되어서는 안된다.

5) 고장 점검과 수리(표 3-1)

문제	원인	해결
다른 표시 작동은 안되고 단지 본체 스위치만 깜박거릴 경우	· 퓨즈 결함일 경우 · 온도 초과일 경우 · 압력 초과일 경우	· 퓨즈를 갈고 파손 원인을 파악 · 압력계 점검 · 압력이 빨간 부분에 있을 경우 (6.3bar 초과시) 수리 · 스위치를 켰을 경우 · 제품이 달구어지지 않을 경우 · 온도 안전 장치 파손 - 교체
스팀의 뜨거운 물이 노즐 밖으로 나올 경우	탱크 안에 물이 너무 많을 경우	스팀이 노즐 밖으로 나올 때 까지 드라이 스팀 작동에 맞출 것
압력 장치가 압력 '0' 이하를 나타낼 경우	일반적인 사례	없음
드립팬이 넘칠 경우	배수관이 막힌 경우	배수관 청소
wet-steam을 선택해도 dry-steam만 될 경우	손잡이가 '0' 위치에 있는 경우	'1'~'5' 까지의 wet-steam 부분을 선택
물 부족 표시의 파일럿 램프가 깜박일 경우	물 공급이 안된 경우	수도 꼭지와 연결 부분 점검
물 부족 표시 램프와 wet and dry steam 램프가 동시에 깜박일 경우	압력 탱크의 청소가 필요한 경우	압력 탱크 청소
물 공급 파일럿 램프가 깜박일 경우	물 공급이 없는 경우	수도 꼭지와 연결 부분 점검
가열 램프는 깜박이고 압력은 오르지 않을 경우	가열에 결함이 있는 경우	수리 의뢰
물샘 파일럿 램프가 깜박일 경우	기기 내외서 샐 경우	물 공급이나 방출용 호스 점검 및 수리

4. 복제용 인상제 탱크(agar tank)

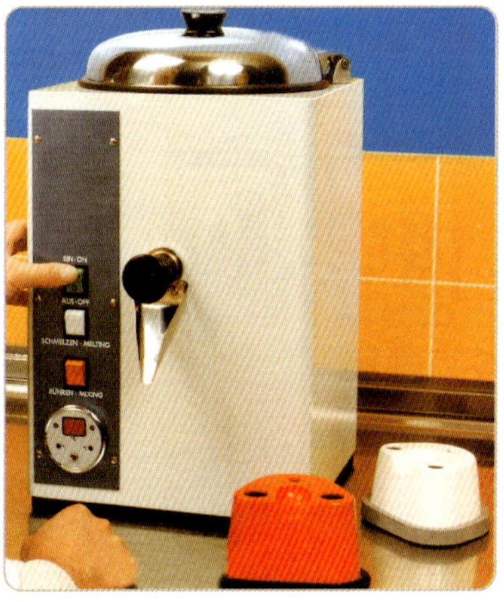

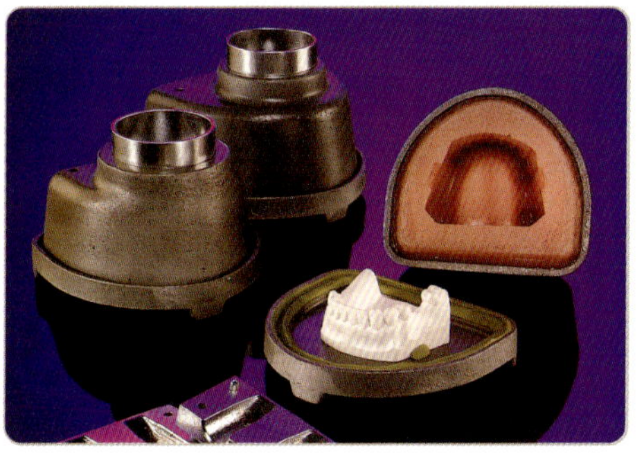

1) 원리와 용도 및 명칭

복제용 인상재를 용융시키고 적절한 온도로 유지시키는데 사용한다. 전기 온도 조절 장치가 장착되어 복제용 인상재가 채워져 있는 상태에서 자동 용융 장치 버튼을 누르면 용융이 시작되어 인상재를 먼저 녹인 뒤 사용하기 적당한 온도까지 자동으로 낮추어 준다. 전자 계기판이 온도를 계속적으로 표시해 주며, 온도는 93℃에서 용융되거나 42℃에서 보관하도록 자동 설정되어 있다. 그러나 사용되는 개개의 성질에 맞도록 온도를 조정하여 사용할 수 있다.

2) 각부의 명칭

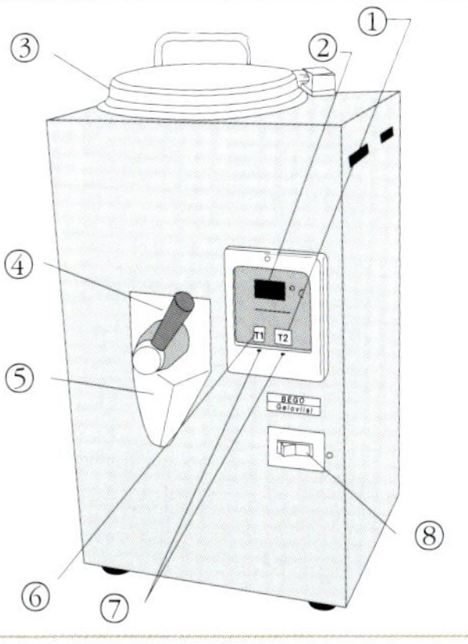

① Button for holding temperature
② Display ③ Lid ④ Tap ⑤ Outlet
⑥ Button for melting temperature switching on
⑦ Screws for adjusting temperature
⑧ Main switch

그림 3-20 각부의 명칭

3) 사용법

(1) 복제용 인상재 용융 시

① 자동 온도 조절 장치에 버튼을 눌러 용융 온도를 맞춘다. 용융 온도는 임의적으로 정하는 것이 아니고 복제용 인상재에 맞게 정해진 온도를 맞추어야 하는데 대개 온도 범위는 30℃에서 92℃까지 이다.

② 작은 조각으로 나뉜 복제용 덩어리를 채우고 스위치를 켜면 빨간 램프에 불이 들어오고 모터가 작동하며, 스위치를 누르면 용융 과정중에는 녹색램프에 불이 들어온다.

③ 원하는 용융 온도에 도달한 후 복제용 인상재는 자동적으로 설정해 놓은 작업 온도까지 식혀지는데 이 과정은 미리 맞추어 놓은 온도에 달려 있다.

(2) 복제용 인상재 주입

① 준비한 플라스크를 배출구 아래에 정확히 위치시키고 배출구가 열리게 왼쪽으로 손잡이 바를 움직이면 용융된 복제용 인상제가 흘러 나온다("on"방향 위치). 플라스크를 채운 후 손잡이 바를 마지막 위치인 오른쪽으로 돌려주면 배출이 정지된다("off" 위치).

② 복제용 인상재를 계속적으로 불필요하게 녹이지 않기 위해서는 기기를 계속해서 작동 상태에 있어야 한다.

③ 기기를 오랫동안 사용하지 않을 경우에는 콘테이너 안에 있는 인상재는 모두 제거해야 한다.

④ 인상재가 콘테이너 안에 응고되어 붙어 있는 경우에는 기기의 스위치를 끄고 플러그를 뺀 다음 교반기의 안전 덮개를 스크류로 전원 스위치를 켜고 용융 스위치를 켜주면 내부의 혼합기가 돌면서 용융을 시작한다.

4) 주의사항

(1) 복제용 인상재의 가열에만 사용하여야 하며, 플라스크에 채울 때는 복제용 인상재가 매우 뜨거울 수 있기 때문에 온도 계기판의 온도를 수시로 보면서 주의를 기울여서 주입을 해주어야 한다.

(2) 수리나 점검을 하기 전에는 반드시 전원을 차단시켜 주어야 하며, 용기 안에 손을 넣을 때에는 혼합기 날에 손등이 다치지 않도록 주의를 기울어야 한다.

(3) 복제용 인상재를 굳힌 후 수거하고 다시 사용 할 때에는 사용한 것을 새 것과 함께 용기 속

에 넣어 준다.

(4) 완전히 사용이 끝난 용기 바닥에 굳어 있는 복제용 인상재를 제거해야 하며, 물로 깨끗하게 씻어 내고 세제는 사용하지 말아야 한다. 기계의 외면을 물이나 부드러운 세척제로 닦아내 준다.

5) 고장 점검과 수리(표 3-2)

고장	점검
계기판 이상일 경우	온도 감지기 이상
계기판이 항상 같은 온도일 경우	온도 감지기 이상
가열과 혼합기가 작동이 안될 경우	덮개가 정확하게 안 닫힌 경우

5. 진공 성형 가압기(vacuum forming machine)

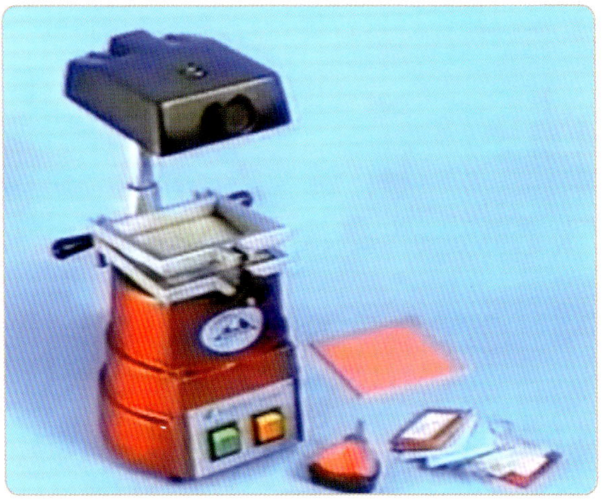

1) 원리와 용도

플라스틱 시트나 포일을 모형에 올려놓고 열을 가하면 열에 의해서 고체 상태에서 연화되어진다. 이때 진공 성형을 시켜주면 모형 위로 압접이 되면서 냉각되어진다. 주로 블리칭 트레이나 마우스 가드, 스프린트, 개인 트레이 제작에 이용되는 기계이다.

2) 사용법

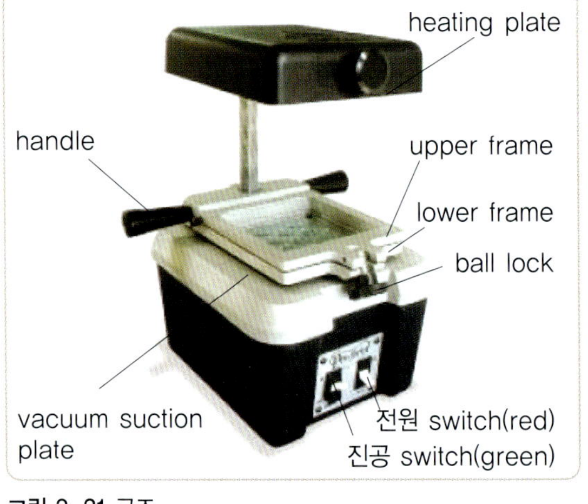

그림 3-21 구조

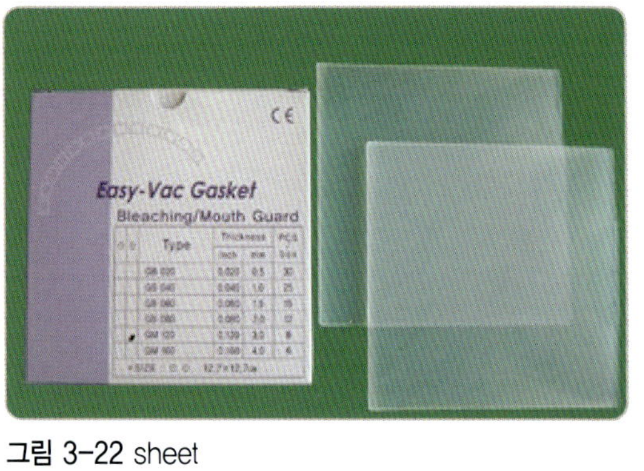

그림 3-22 sheet

① lower frame에 sheet를 홈에 잘 맞추어 올려놓고 upper frame을 결합하고 ball knob을 이용하여 잠근다.

② 복제할 모형을 올려 넣고 heating plate가 있는 head를 돌려 방향을 맞춘다.

③ heater switch(red)을 올려 heater에 전원을 킨다. 약 5분을 기다린 후 불투명한 sheet가 투명해지는 것을 눈으로 확인 후 진공 switch(green)를 올리고 handle을 잡고 frame을 아래로 내려 모형을 덮어 주어 sheet가 모형과 일치되도록 흡착 시킨다.

④ heater switch(red)을 끄고 sheet가 식을 때 까지 기다린 후 진공 switch(green)도 끈다.

⑤ 완전히 식으면 Ball knob을 풀어서 sheet를 제거 한 다음 성형하여 사용한다.

3) 주의사항

head(heating plate)는 매우 뜨거우므로 손으로 잡으면 화상의 위험이 있으므로 조심하여야 한다.

sheet에 열을 가할 시에 눈으로 sheet의 가열 정도를 확인하여야 함으로 숙달이 필요하므로 연습 후 사용하여야 실패가 적다. 즉 과열 시에는 sheet가 늘어져 원하는 두께를 얻을 수 없거나 흡착 과정에서 찢어져서 사용할 수 없게 되며, 온도가 낮을 시에는 원하는 모양을 성형할 수 없어서 실패할 수 있다. sheet에 열을 가하는 온도는 sheet의 두께에 따라 달라진다.

■ 아주 특별하지 않은 것들

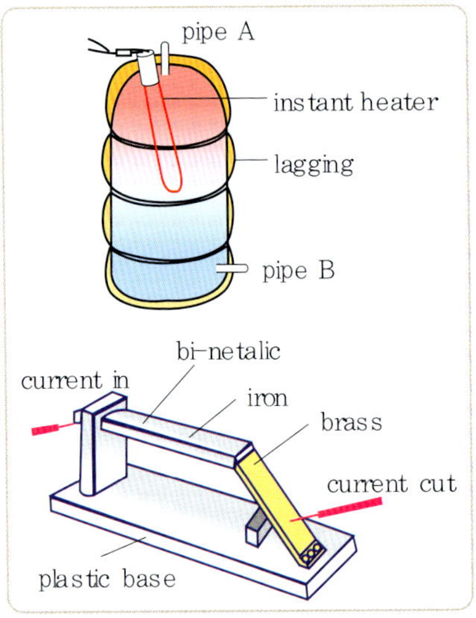

그림 3-23 바이메탈의 구조

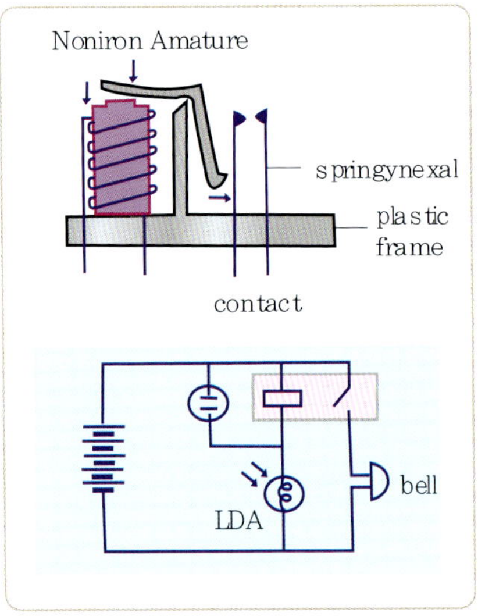

그림 3-24 relay의 구조

1. analog에서의 온도조절과 relay

1) 온도제어를 위하여서는 보통은 바이메탈 형식을 취하고 있으므로 온도편차가 클 수밖에 없다(그림 3-23). 그러므로 정밀한 주조체를 얻어야 하는 치과기공에 사용하는 전기로에서는 analog 방식보다 digital 방식이 많이 사용되고 있다.

2) relay는 특히 도난방지기와 같은 곳에 사용된다. 전기로에서는 우리가 원하는 온도에 도달했을 경우에 이를 알리기 위하여 사용하는데, 코일에 전압이 올라가면 철판을 밀어 두 개의 금속을 붙여서 작동한다(그림 3-24).

2. transformer(변압기)

전압을 감소 혹은 증가시키는 장치로서 가정에서 사용하는 모든 전기 기구에 내장 혹은 외장되어 사용하고 있다. 즉, 240V로 가정에 공급되어도 사용하는 전압은 사용하는 전기기구의 전압으로 조정하여 사용하여야 하는데 이러한 전압을 변화시키는 장치가 변압기이다.

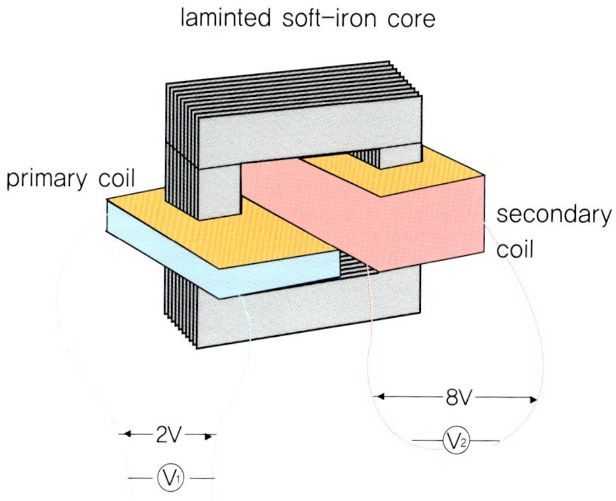

$$\frac{\text{secondary coil}}{\text{primary coil}} \quad \text{or} \quad \frac{V_2}{V_1} = \frac{N_2}{N_1}$$

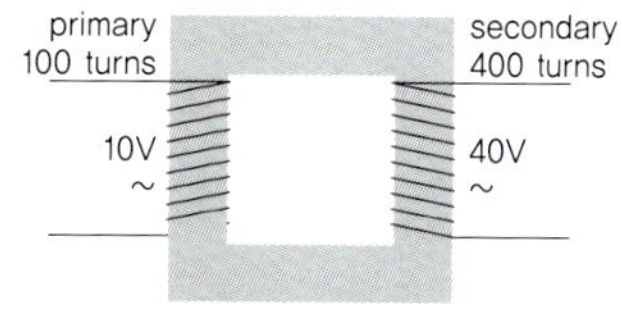

step-up(ratio 1:4)

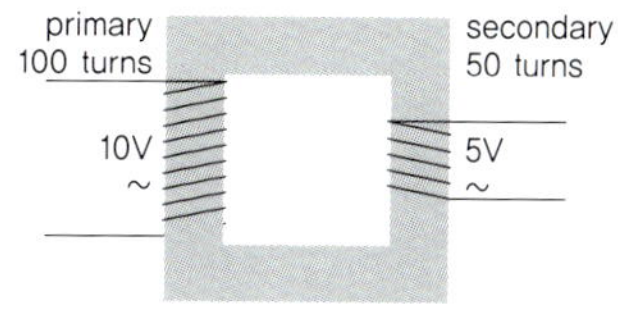

step-down(ratio 2:1)

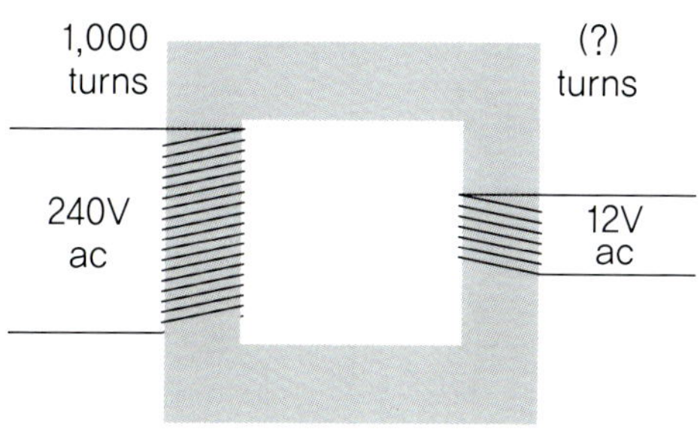

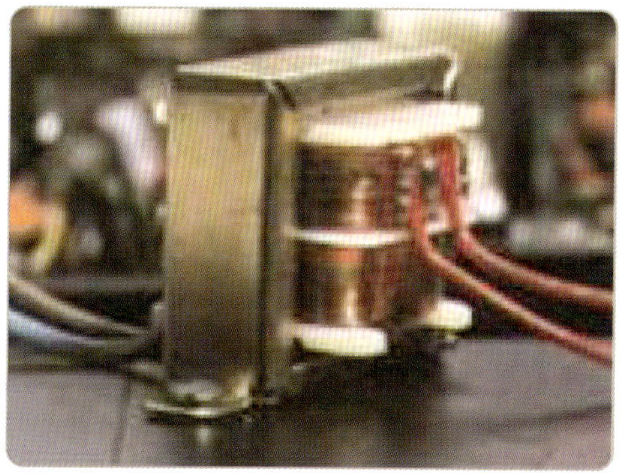

그림 3-29 relay의 구조

ex) step-down transformer에 1차 up coil에 1000회전 / 240V이었다. 2차 coil에 12V가 나왔다면 coil을 몇 회전 감았을까?

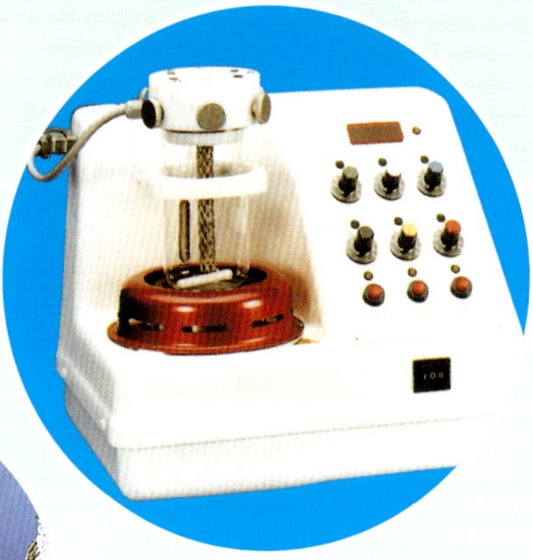

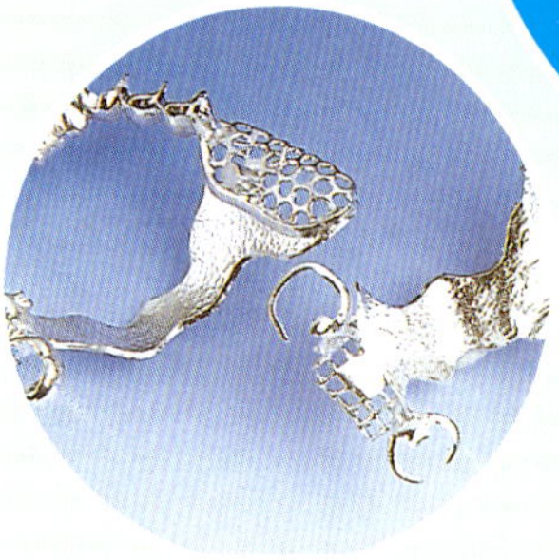

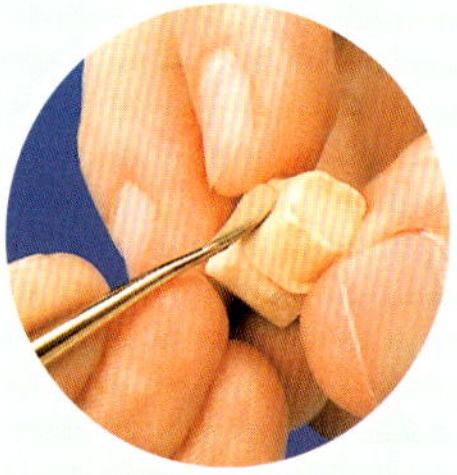

Chapter 04

화학작용

Chapter 04 화학작용

1. 전해 연마기(electric polisher)

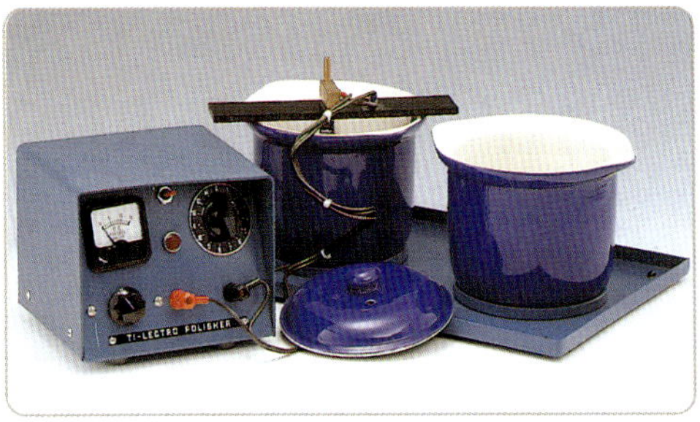

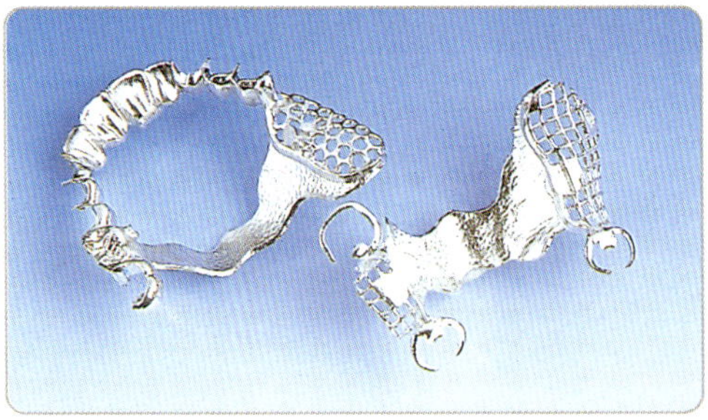

1) 원리와 용도

도금을 할 때와는 반대로 전해액 속에서 피연마재를 양극(+)으로, 연판을 음극(-)으로 하여 전류를 흐르게 하면 그 표면의 미시적인 융기 부분을 연마할 수 있다. 피연마재의 금속을 양극으로 하면 전자가 흘러나와 금속 표면을 서서히 용해하며, 용해된 금속 이온에 의해 피연마재에 금속 이온이 축적하면서 양극 피막이 생성된다. 이와 같이 전해 연마는 전기 도금의 역작용을 이용한 것이다.

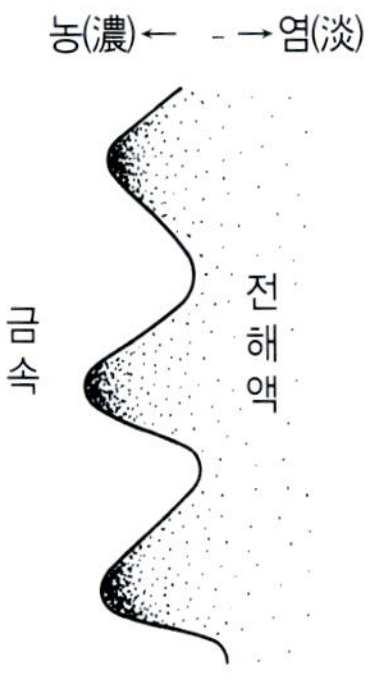

그림 4-1 금속표면의 전해 연마

전해 연마에 사용하는 전해액은 금속의 종류에 따라 다른데 인산이나 무수초산에 과염소산, 크롬 산, 농류산의 산화제를 혼합한 것이 사용된다. 산화제를 집어넣으면 금속이 산화되어 이온이 녹아 내리기 쉬워진다. 전해 연마를 하여 금속 표면의 요철이 없어지는 것은 오목한 부분에는 전해 생성물인 금속 이온이 정체하기 때문에 분극(分極)을 일으켜 용해되기가 어려워져서 볼록한 부분이 빨리 용해되기 때문이다.

용도로는 주로 partial frame이나 충의치용 metal base의 제작 시에 주조체를 전해액에 담궈 전기의 화학적인 분해 작용을 일으켜 금속에 광택을 낼 때 이용되는 기계이다.

2) 각 부의 명칭

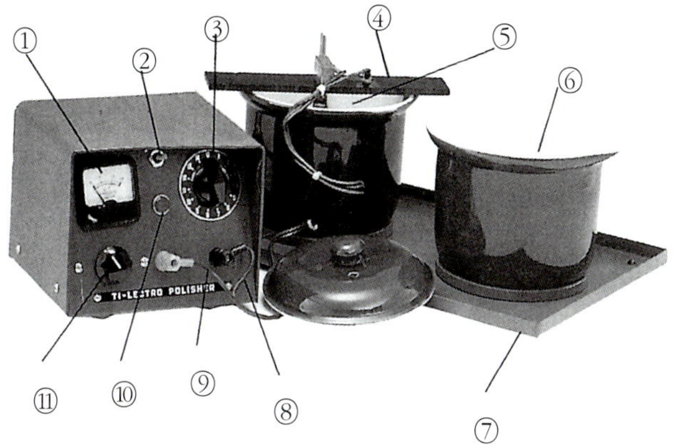

① 암페어 미터　② 회로 차단기　③ 타이머 스위치
④ 양극판 어셈블리　⑤ 용해제 그릇　⑥ 행굼 그릇
⑦ 트레이　⑧ 검정(−) 터미널　⑨ 적색(+) 터미널
⑩ 파이롯트 램프　⑪ 암페어수 조정

그림 4-2 각부의 명칭

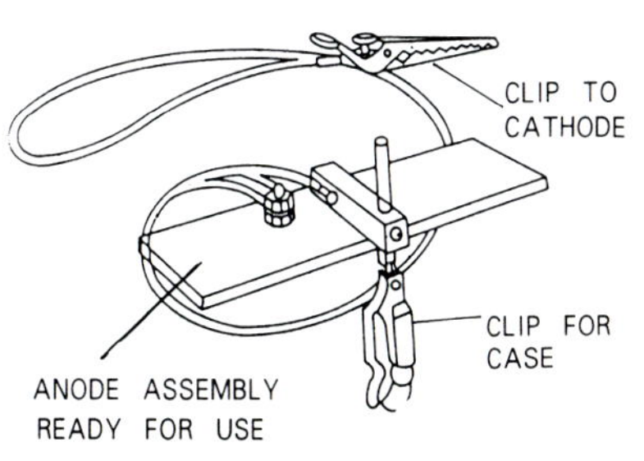

그림 4-3 양극판 어셈블리

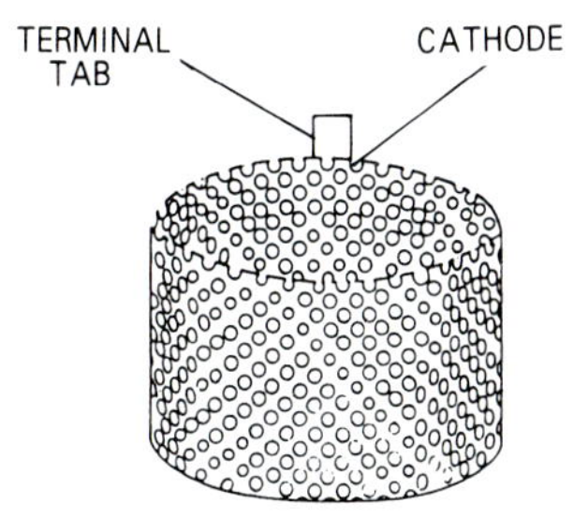

그림 4-4 터미널 탭과 음극판

3) 사용법

(1) 연마액 주입

전해 연마하는 동안 가스에 의해서 오염이 되지 않도록 피연마재를 찝어 주고, 피연매재의 모든 부위와 클립의 꼭대기가 연마액에 모두 잠기도록 해준다. 이때 음극판을 만지면 회로 차단기가 열리고 다시 조정하려면 회로 차단기의 빨간 버튼을 눌러준다.

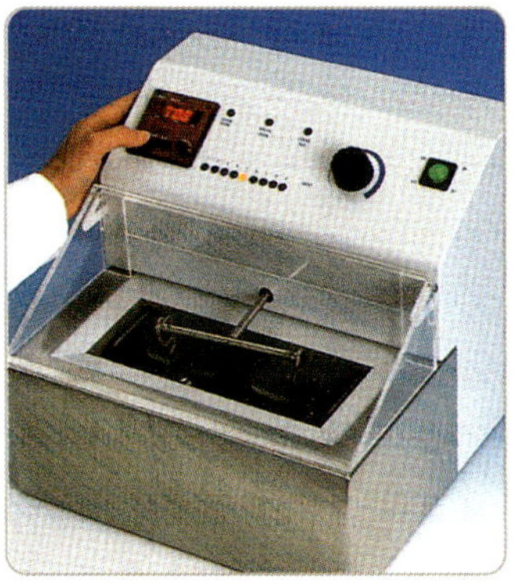

그림 4-5 전해 연마기 조정

(2) 연마액 예열

연마 그릇을 48℃~60℃의 온도가 될 때까지 예열을 시켜주고 온도계로 연마액을 휘저어 피연마재가 잠길 깊이에서 온도를 체크해 준다. 사용 할수록 연마액이 점점 뜨거워지게 되는데, 연마를 시작하는 가장 적당한 온도는 약 48℃이다.

(3) 전원 확인

요구되는 연마 시간을 조정하기 위하여 타이머 손잡이를 돌려주면 기계에 전원이 들어오면서 동시에 타이머도 작동된다. 이때 빨간색 표시램프가 켜지는데 필요한 암페어를 얻기 위해서 암페이어 조정기를 돌려 조정해 준다. 벨이 울리고 빨간색 표시 램프가 꺼질 때 연마 그릇으로부터 피연마재를 꺼내어 행금 그릇에 담그어 골고루 휘젓어 세척해 준다. 연마 그릇의 뚜껑을 닫아주고 클립을 깨끗하게 닦고 완전히 말려 준다.

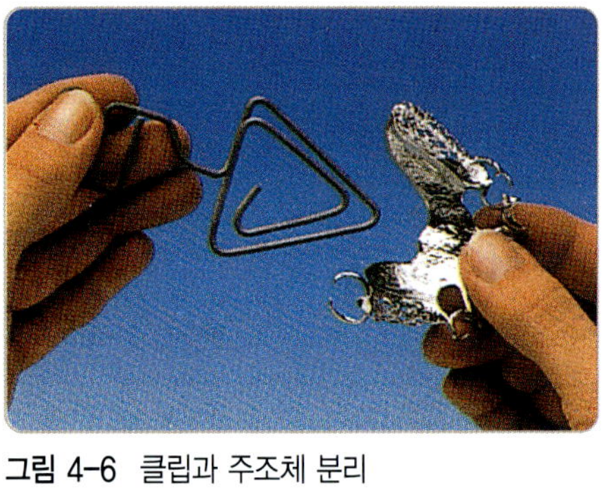

그림 4-6 클립과 주조체 분리

4) 전해 연마 시에 고려사항

(1) 최대의 광택이 나기 위해서는 금속 표면을 전해 연마 전에 지르콘 가루(zircon grif)로 철저히 샌드 블라스팅을 해주어 완벽히 깨끗하게 해주어야 한다. 왜냐하면 샌드 블라스팅이

깨끗하게 되지 않는 곳은 전해 연마가 잘 되지 않아 광택이 나지 않기 때문이다.

(2) 항상 전해 연마액을 사용하지 않을 경우에는 저장용 통에 회수하여 저장해 놓아야 한다. 시간이 지나면서 연마액이 녹색으로 변하지만 성능에는 영향을 주지 않으나 실내 공기오염을 유발 할 수가 있다. 보통 200번 사용하고 나서 만족할 만한 광택이 나지 않을 때에는 교체해 주어야 하며, 음극판은 사용 후 금갈색으로 변한다.

(3) 양극 클립과 구리 어셈블리를 오래 쓰려면 사용 후 잘 닦아서 말려주어야 하며, 연마액에 피연마재를 담그기 전에 유리 온도계로 연마액을 휘저어서 연막액의 온도를 측정해 주어야 한다.

(4) 손잡이를 끝까지 돌렸는데 전류량이 4A~5A 이상 올라가지 않을 경우에는 다음과 같은 사항들을 점검해 주어야 한다. 연마 액이 차가울 경우나 접촉을 잘 못 했을 경우에는 음극판 어느 부위에 클립을 접촉시켰는지 확인을 해주고 양극 어셈블리의 어느 부위에 구리와 클립 어셈블리 슬라이드가 위치하는지 확인을 해준다.

2. 전기 도금 장치(electric forming machine)

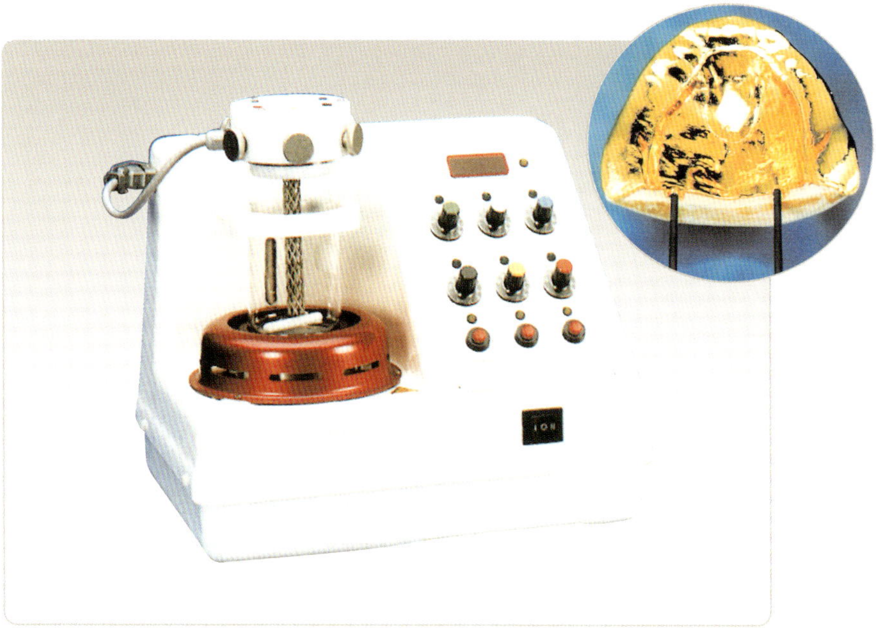

1) 원리와 용도

ceramic, onlay, partial crown 그리고 crown bridge 뿐만이 아니라 crown과 함께 veneered 될 수 있는 inlay를 위한 metal base를 만들기 위해 사용될 수 있다. 총의치는 의치상과 점막과의 접촉을 피할 수 있어 착용감이 높아 환자들에게 높이 평가받고 있다. 특히 본 기기는 이중관(double crown) 제작 기술에서 발전되었는데 이차 크라운은 주조 기술로 생성되는 주요 크라운에 직접적으로 전기 도금할 수 있으며, 주조 기술과 비교할 때에 독특한 적합과 마찰이 이루어져 작업 시간을 절약할 수 있다.

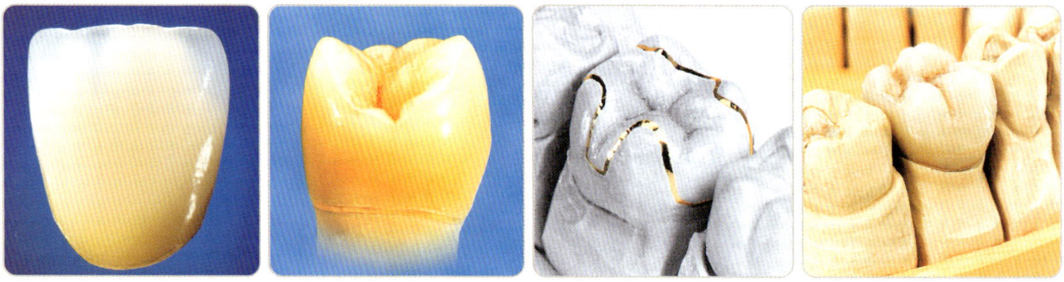

그림 4-7 ceramic veneered crown과 Inlay에 이용된 사례

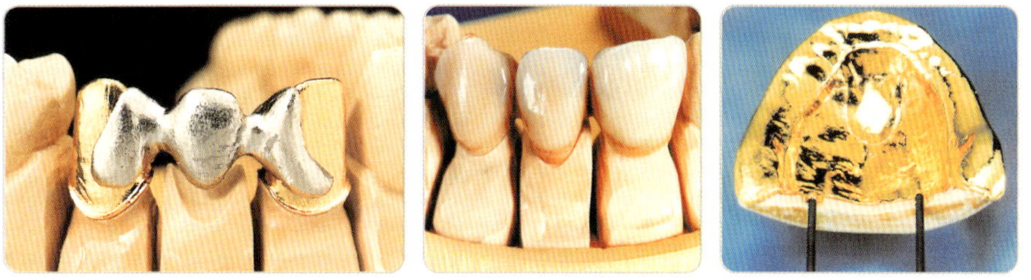

그림 4-8 full veneered bridge와 Metal base에 이용된 사례

2) 제작과정

(1) 석고 die의 block-out

Blocast를 사용하여 undercut을 block-out 해준다.

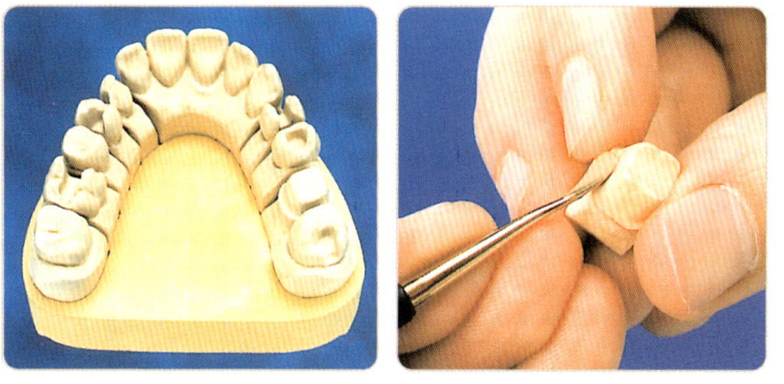

그림 4-9 모형의 Block-out

(2) 복제

작업모형을 치과기공용 rubber base을 이용하여 복제한 후 mold내에 전용 모형재(octa-stone, heraeus)를 넣어 복제 모형을 제작한다.

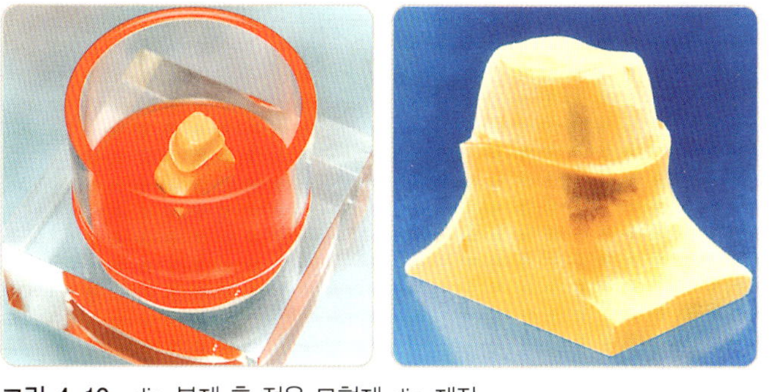

그림 4-10 die 복제 후 전용 모형제 die 제작

(3) 도금 die 삭제

도금형 die를 제작하는데 이때 0.9mm의 나선형 드릴을 이용하여 3 mm 정도 깊이의 구멍을 형성한다.

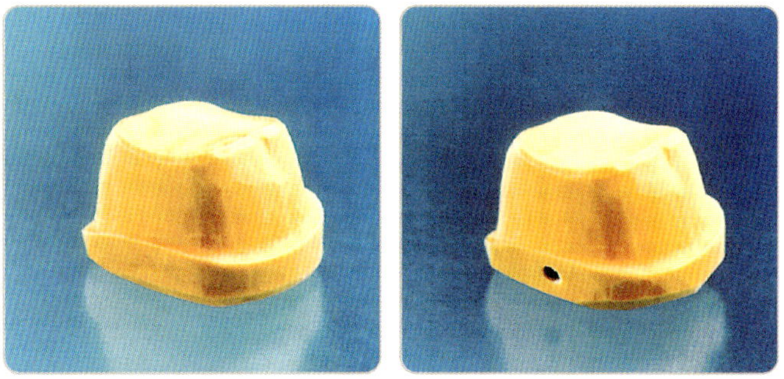

그림 4-11 die와 구멍 형성

(4) die에 도금 과정

접착제를 사용하여 contact rod와 연결하고 silver conductive vanish를 사용하여 도금석고 모형과 contact rod와의 적합 부위까지 균일하게 도포한다.

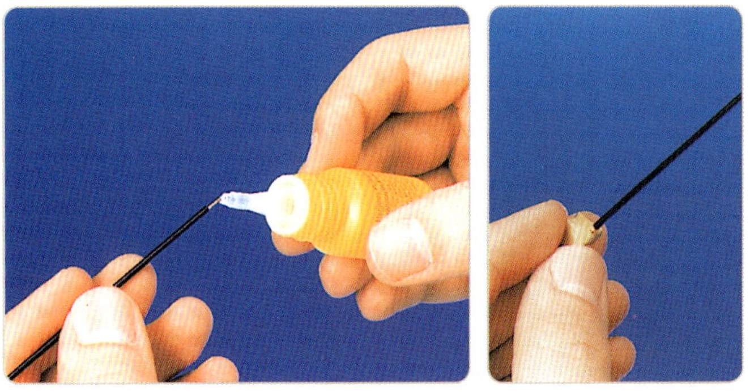

그림 4-12 rod 고정

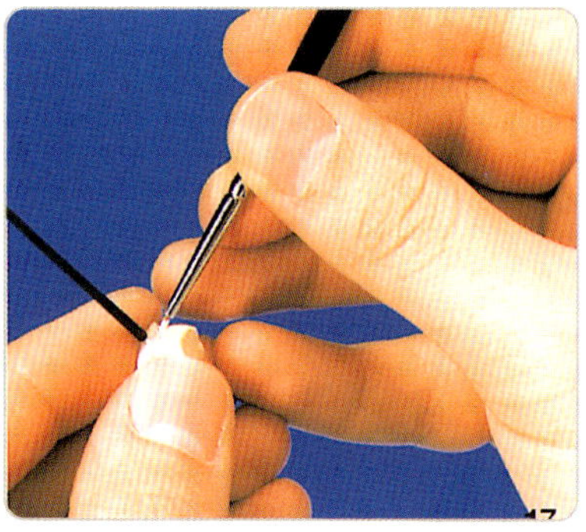

그림 4-13 silver condactive vanish로 코팅

(5) 최대 30분 정도 건조 후 contact rod를 galvanizing head에 삽입한다

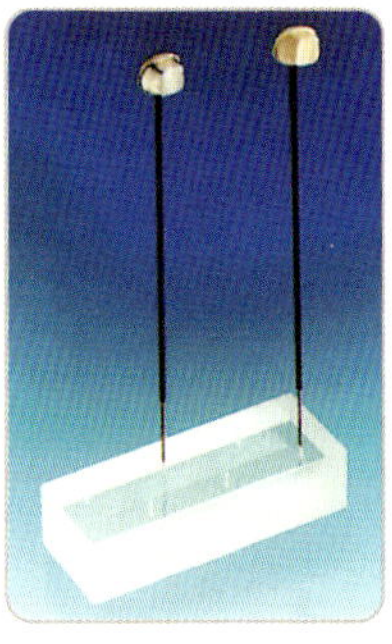

그림 4-14 모형건조

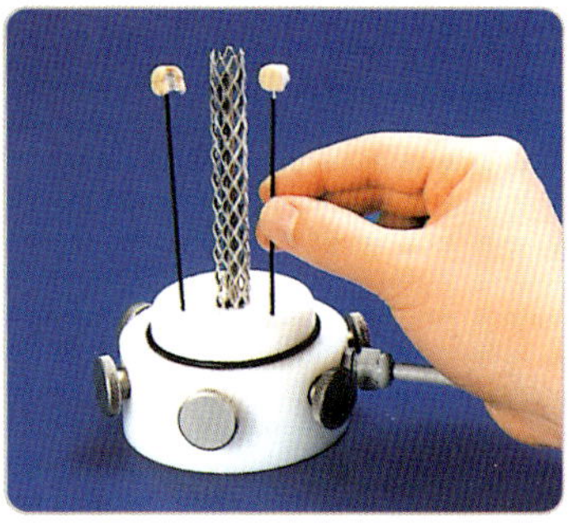

그림 4-15 contact rod 고정

(6) galvanizing head의 플러그를 도금기계인 CL-GP에 연결한다.

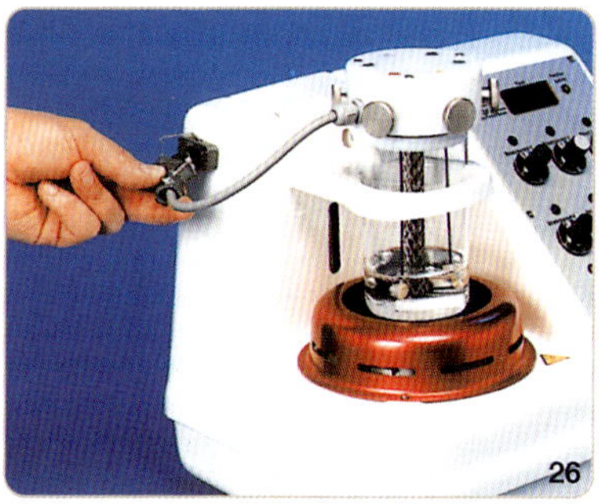

그림 4-16 CL-GP와 연결

(7) 도금 후의 다듬질 과정으로 galvanizing head를 분리하여 흐르는 물에 세척한다. contact rod를 제거하고 rubber wheel을 이용하여 gold margin을 형성한다.

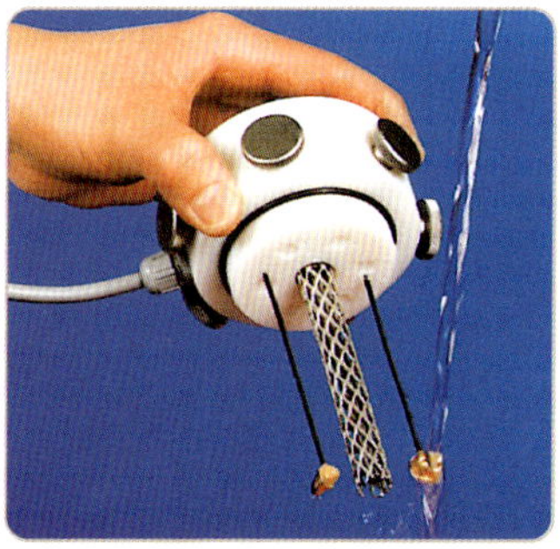

그림 4-17 흐르는 물에 수세

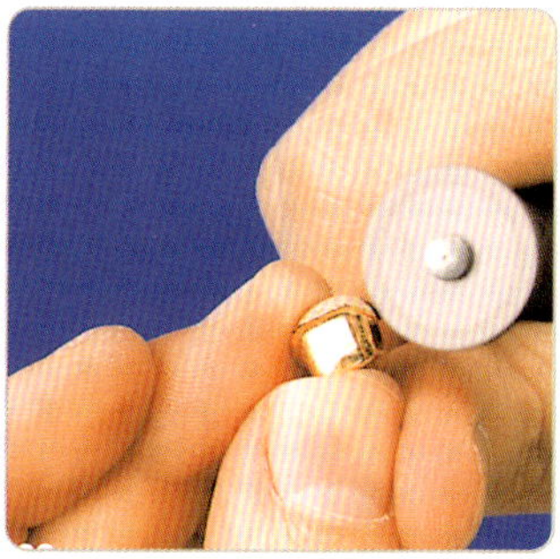

그림 4-18 margin 형성

(8) 모형재는 초음파세척기를 이용하여 제거하고 내면의 silver conductive vanish 제거액을 이용하여 silver conductive vanish을 제거한다.

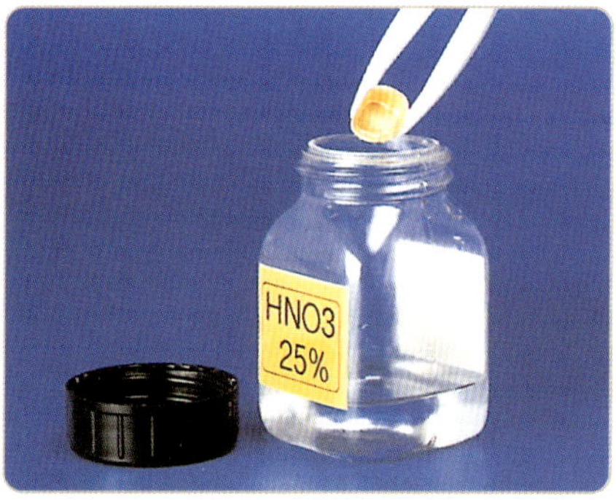

그림 4-19 silver conductive vanish 제거

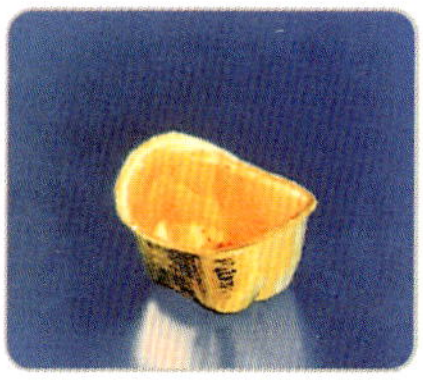

그림 4-20 완성

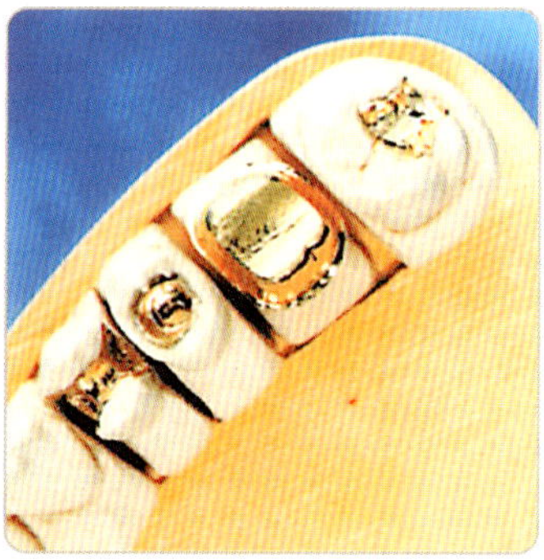

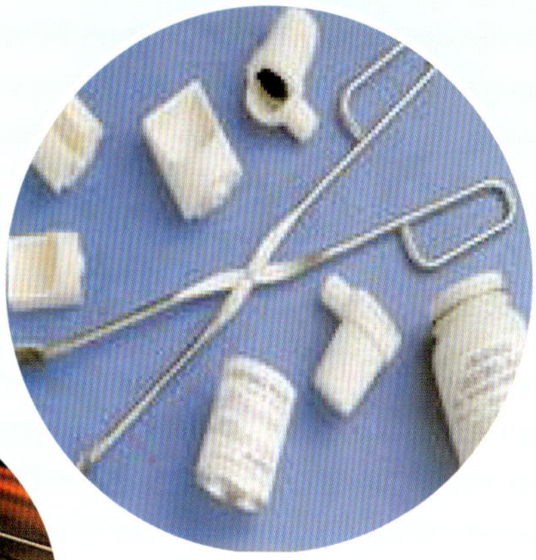

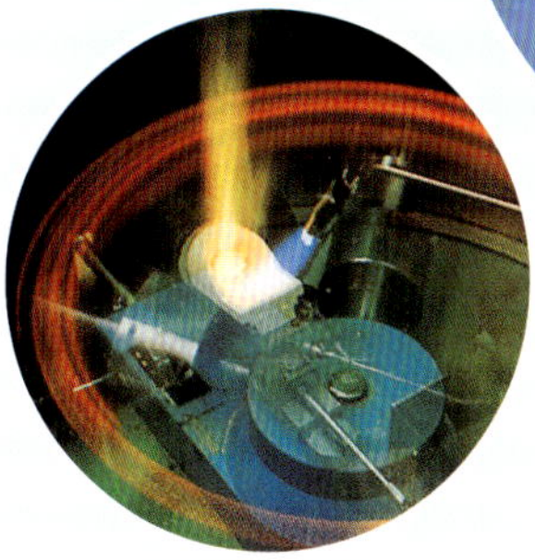

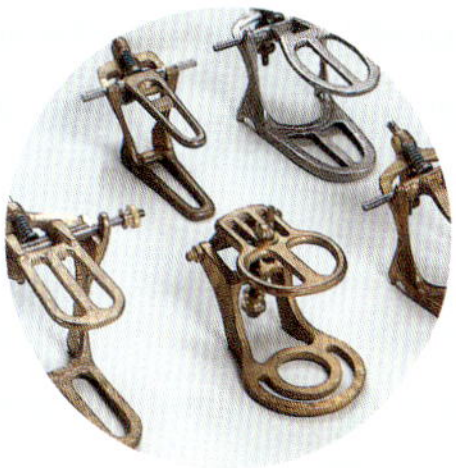

Chapter 05

그 외 장비

Chapter 05 그 외 장비

1. 주조기

주조기는 용융된 금속을 mold 내로 주입시키는 장치를 말한다.

주조방법에는 가압주조(加壓鑄造), 원심주조(遠心鑄造), 유도주조(誘導鑄造)가 있다.

1) 가압주조

증기압주조 / 공기압주조 / 가스압주조 방식이 있는데, 즉 압력을 가하여 용융된 금속을 mold 내로 유입시키는 방법이다.

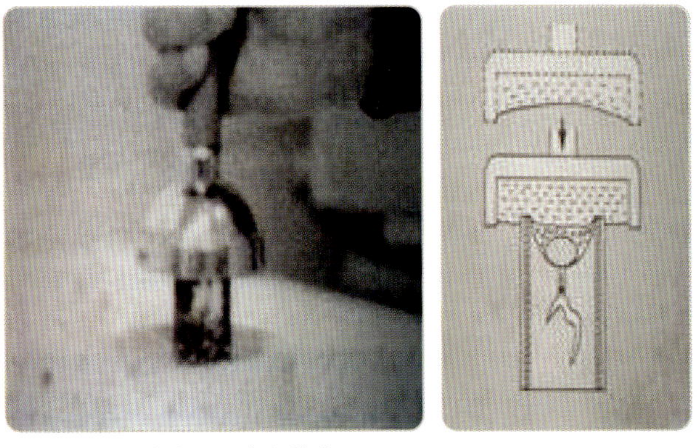

그림 5-1 증기압 주조기와 원리

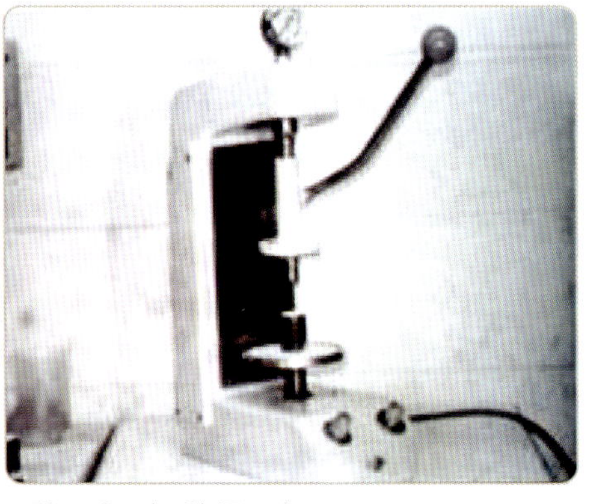

그림 5-2 가스압 주조기

2) 원심주조기

(1) 원리와 용도

금합금과 비귀금속 그리고 도재용 금합금을 용융시킨 후 원심력을 이용하여 주형에 주조할 때 사용하는 기계이다. 강력한 스프링의 역할을 해내는 베이스와 2차 암을 회전시키는 직선 암으로 구성되어 있으며, 2차 암에 연결되어 있는 링은 직선 암이 원심력을 부여하기 위하여 풀어질 때 주조 암에 의한 링을 유지시켜 주면서 용융된 금속이 도가니의 주형 속으로 직선 이동하여 링 내부로 들어가게 한다.

암(arm)의 회전 방향은 수평식이 일반적인 형태이나 경우에 따라서는 수직식도 사용되고 있다(그림5- 3,4).

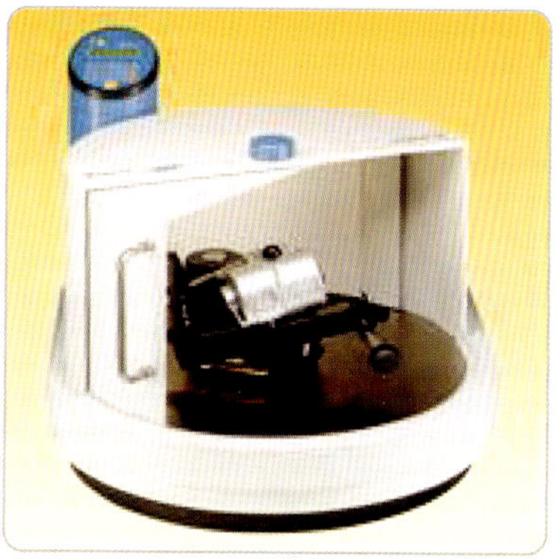

그림 5-3 수평식

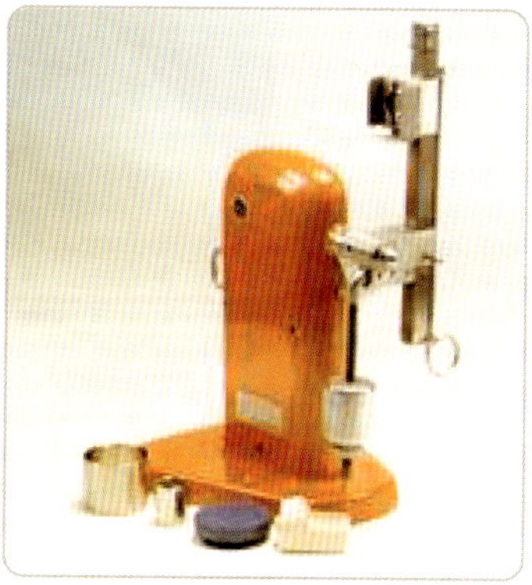

그림 5-4 수직적

(2)사용법

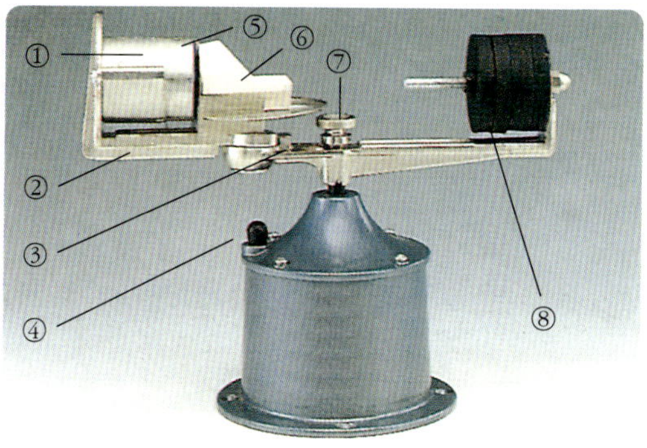

① Flask
② Flask Cradle
③ Match Stick Wedge
④ Stop Pin
⑤ Crucible Carriage Backplate
⑥ Clay Crucible
⑦ Top Nut
⑧ Counter Weights

그림 5-5 각부의 명칭

① 주조기의 스프링을 감기 위해 정지핀④에서 시작하여 직선 암의 카운터 웨이터⑧ 끝을 잡고 귀금속일 경우 세 바퀴, 비귀금속일 경우에는 네 바퀴를 시계방향으로 돌려 감아 준다.

② 주조기의 강력한 스프링은 한번 감는데 마다 필요한 힘이 더욱 증가되며, 반대로 이 힘

이 풀어짐으로써 주조 시에 원심력이 발생하게 된다. 스프링의 압력이 충분하게 감긴 뒤에는 고무로 덮어진 정지 핀④를 위로 살며시 빼 올려 주어 암을 고정한다.

③ 주조기 조정이 끝나면 금합금을 도가니에 놓은 다음 가열하는데 금합금이 녹으면서 red→orange→white(dull)→white(mirror-like) 색 순으로 단계를 거친다. 금합금이 오렌지색으로 변할 때 링을 소환로에서 꺼내 주조기의 받침대②로 옮기고 가스의 환원대로 계속적으로 금속에 응용하면 하고 용융 금속이 빛이 나면서, 빙글빙글 돌때 용융 금속이 완전하게 녹았음을 알 수 있다. 카본 로드(carbon rod)로 용융 금속을 휘저어보면 금속이 완전하게 용융되었나를 확인할 수 있다.

주조 암의 웨이터⑧ 끝 부위를 살며시 작업자 쪽으로 잡아당기면 곧바로 정지 핀④이 밑으로 떨어지게 되면 이때 동시에 용융 금속으로부터 가스 터치를 상방으로 들어 올리면서 주조 암을 잡은 손을 놓으면 스프링에 감겨져 있던 원심력이 풀어지면서 도가니에 녹여진 용융 금속이 링으로 빨려 들어간다. 용융 금속이 직각선을 따라 직접 링 안으로 유입되기 때문에 완전한 결집을 이룬 주조를 시행할 수 있다.

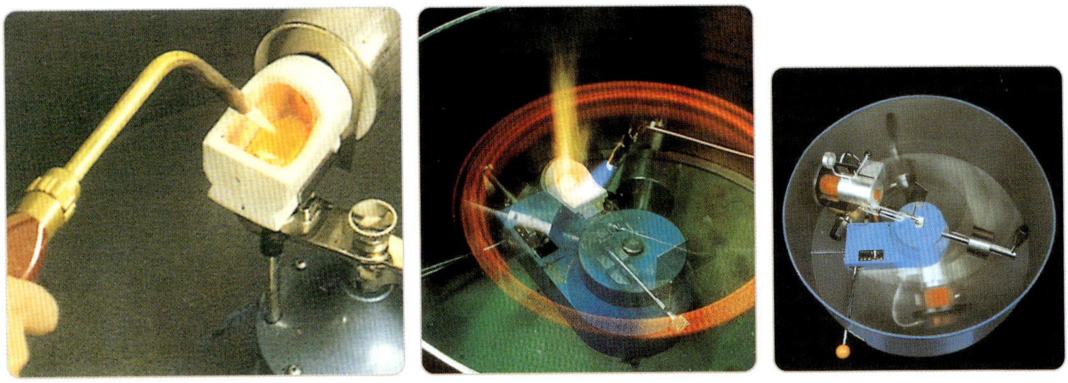

그림 5-6 원심력에 의해 용융금속을 주조

(3) 주조압 : 0.7kg/㎠ ~ 1.2 kg/㎠ 이상

P=용해금속밀도(2X3.14X주조기회전수(n))^2

회전축에서 wax pattern의 거리(R) X탕구높이(h)/gX10^{-3}

EX) 밀도 8, 회전반경 20㎝, 회전수: 8rpm, 탕구높이: 2㎝

P=8(2 X 3.14 X 8)220 X 2/980 X 10^{-3}

0 =0.824

g는 중력가속도(980㎝/s2)

금속의 비중	
Pure Titanium	4.54
Co-Cr alloys	8.3
Ni-Cr alloys	8.50
Ag-Pd-Au alloys	11.20
Pt alloys	15.30

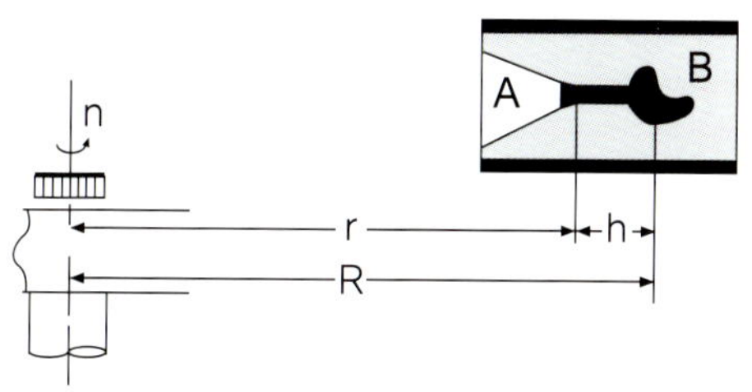

그림 5-7 주조기 모식도

(4) 조작성

① arm의 균형 조절 - counter weights의 개수로 조정하거나 위치로 조절

② 회전 속도 조절 방법 - 판 코일 경우에는 감는 횟수, 전동기 사용 시에는 전류의 크기

③ ring의 크기조절 - crucible carriage backplate의 위치로 조정

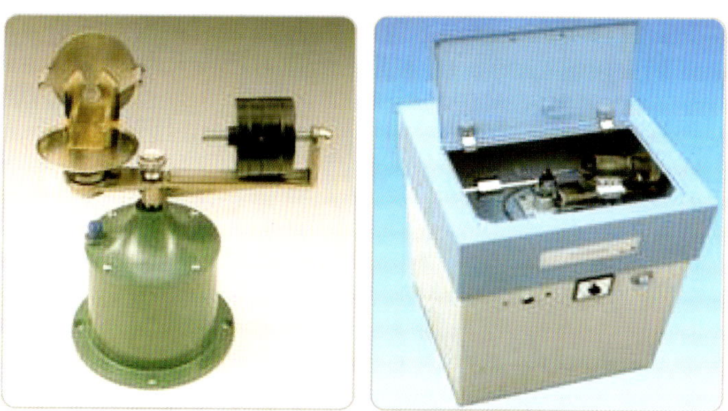

그림 5-8 균형조절, 주조압 조절

(5) 도가니(crucible)

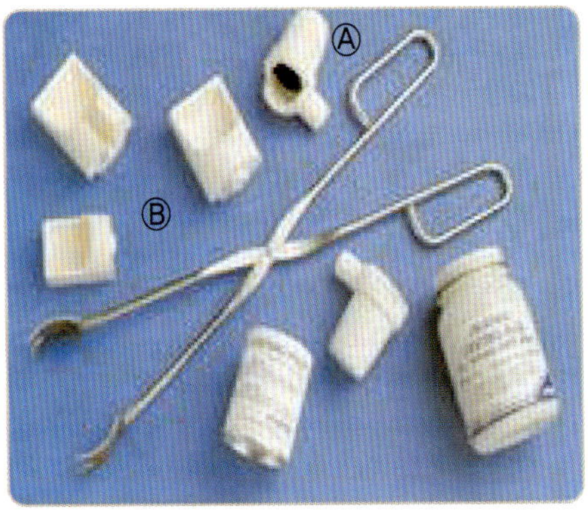

그림 5-9 crucible의 여러 형태

도가니 형태와 재질에 따라 사용 목적이 다른데

Ⓐ형은 고주파주조기용이고

Ⓑ형은 일반 원심주조기용이다.

또한 재질은 점토나 silica 그리고 gold 전용인 graphite가 있다.

(6) 주의사항

① 주조기는 금속 바스켓 내에 최소한 3.5㎝ 깊이가 유지되도록 반드시 설치해 주어야 한다. 왜냐하면 주조 중에 용융 금속의 입자가 작업자에게로 갑자기 튀어나오는 것을 막을 수 있기 때문이다.

② 주조기 본체가 설치되어 있는 바닥의 나사가 콘크리트 표면에 안전하게 설치되어 있는가와 나사가 꽉 조여 있는지 정기적으로 확인해 주어야 한다. 왜냐하면 나사가 약간 풀어져 있을 경우에는 주조 과정 중 많은 문제점이 일어날 수 있기 때문이다.

③ 링이 소환되기 전에 주조기의 암을 링의 무게와 일치하도록 평행으로 맞추어 놓아야 한다. 왜냐하면 값비싼 금속의 낭비를 최소화하기 위해서이며, 더욱더 작업자의 안전을 위해서이다.

④ 각각 평행을 맞춘 후에 꽉 조인 탑 너트⑦을 완전하게 꽉 조여 주어야 한다. 왜냐하면 주조 과정에서 탑 너트가 풀어져 주조 실패를 할 수 있으며, 작업자의 안전에 치명적일 수 있기 때문이다.

⑤ 벌겋게 용융된 금속과 터치 불꽃에 눈이 노출되면 눈에 심각한 장애가 올 수 있기 때문에 눈의 보호를 위해 어둡고 얇은 보안경을 사용하여야 한다.

⑥ 금속을 용융시켜 주조할 때에는 열 저항 장갑과 앞치마를 반드시 사용하여야 하며, 뜨거운 링을 잡을 때에는 반드시 링 집게를 사용하여야 한다.

⑦ 급회전하는 주조기 암에서 손과 가스 토치를 동시에 피해 들어야 하며, 암이 끝까지 멈출 때까지 기다려야지 절대로 주조기를 수동으로 멈추려고 하지 말아야 한다.

⑧ 주조 압력을 감아줄 때 스프링의 압력이 약할 경우에는 새로운 스프링으로 교체 사용하여야 한다. 왜냐하면 주조 중에 스프링이 끊어질 경우 주조 실패와 작업자에게 용융금속이 튀어나와 화상을 입을 수 있기 때문에 정기적으로 스프링의 주조압을 점검해 주어야 한다.

3) 유도주조

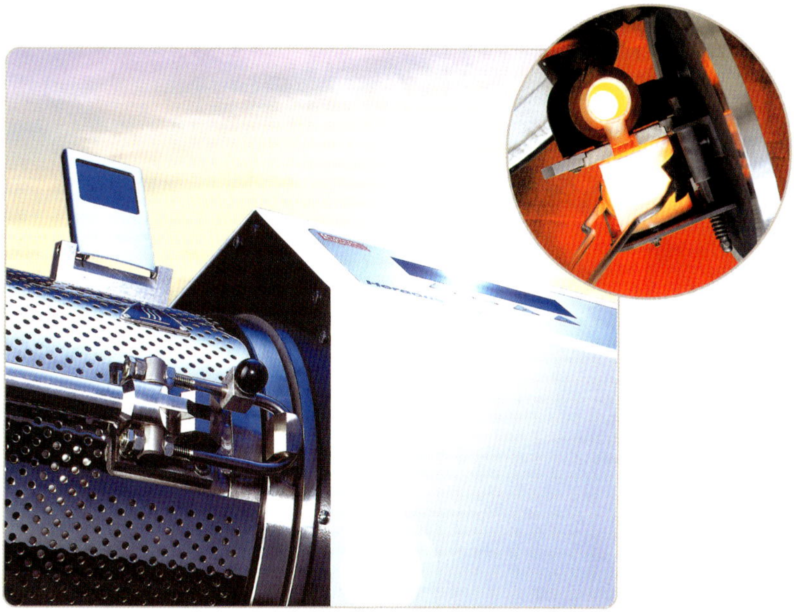

(1) 원리와 용도

중력이나 흡입력 혹은 진공가압에 의하여 용융된 금속을 mold 내로 주입하는 방식이다.

인젝션 방식 주조기로서 티타늄을 제외한 치과용 귀금속 합금과 크롬 코발트 합금 주조에 사용되며, 용융 온도는 1500℃까지 가능하다. 주조시 합금량은 흑연 도가니의 경우 130g, 세라믹 도가니의 경우는 100g까지 가능하며, 크롬 코발트 경우의 합금량과 세라믹 도가니를 사용시의 비귀금속 합금량은 60g까지 가능하다.

안전한 용융 주조 과정을 시행할 수 있으며, 모든 종류의 귀금속 합금과 티타늄, 알루미늄, 베릴륨을 제외한 거의 모든 종류의 비귀금속 합금은 용융 주조가 가능하다. 그리고 온도 조절이 전기적인 파워에 의해서 이루어지며, 세라믹 도가니와 흑연 도가니의 수명을 연장시킬 수 있다.

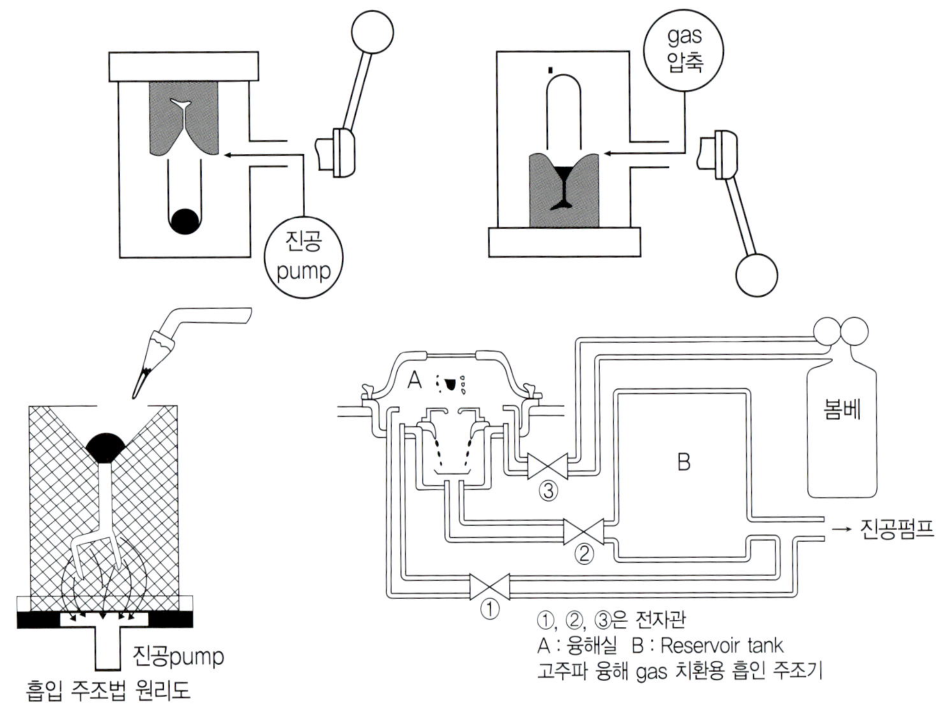

그림 5-10 유도 주조 원리도

(2) 각부 명칭

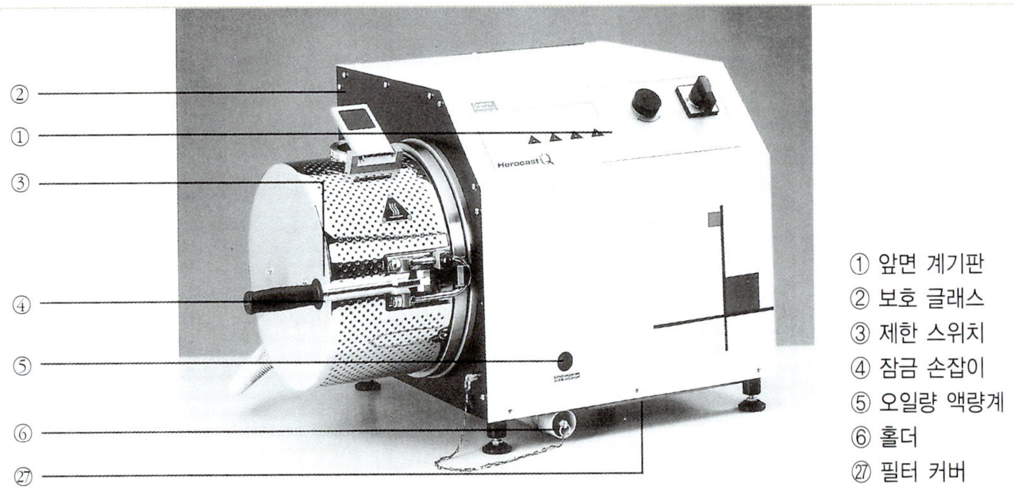

그림 5-11 본체

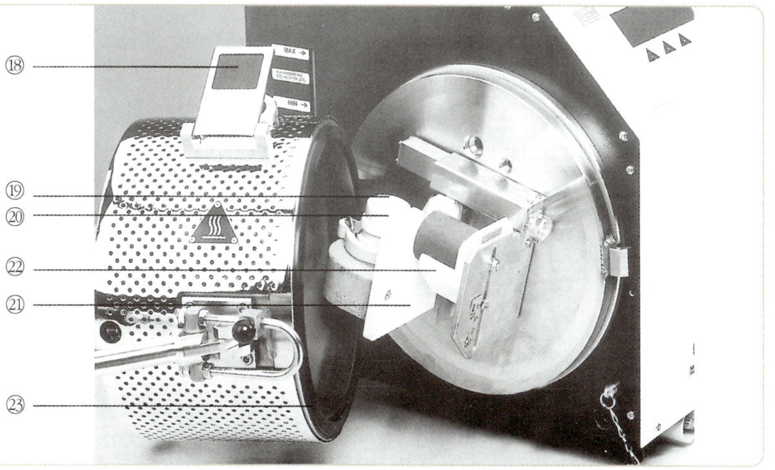

⑱ 보호 글라스
⑲ 세라믹 도가니
⑳ 흑연 도가니
㉑ 보호판
㉒ 링 지지기
㉓ 챔버 캐스켓

그림 5-12 챔버 전면

(3) 사용법

① 작동 전 준비

콤프레셔 스위치를 켠 다음 메인 스위치를 켜준다(I:on, O:off). 스위치가 켜진 후에 자동으로 테스트가 시작되며, 진공 펌프가 챔버를 진공 상태로 만든다. 챔버는 자동으로 돌아가면서 압력이 가해지며, 챔버가 준비 상태 위치로 돌아가기 전에 챔버는 자동으로 감세되어진다. 에러가 발생할 때에는 화면상에 에러 메시지가 뜨며, 테스트 동작이 성공적으로 마치고 나면 기기는 작동을 위한 준비가 완료된다.

② 예열

주조 상태를 항상 일정하게 유지시키기 위해서는 모든 합금을 미리 예열시켜 준 다음 합금을 예열한 후에 챔버 안에 넣어준다. 예열하는 동안 합금이 녹는 전 과정을 계속해서 관찰하여야 하며, 높은 발광도로 인해서 시력을 잃을 수도 있으므로 파란색 보호 글라스를 통해서만 합금을 관찰하도록 한다(그림 5-13).

합금이 완전히 녹을 때까지 예열 과정은 중단되어서는 안 되며, 용융 과정에서 주조된 합금의 모

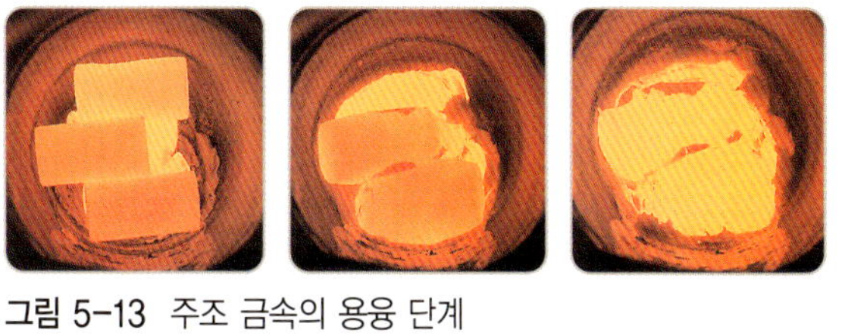

그림 5-13 주조 금속의 용융 단계

서리가 무뎌지면서 합금은 구모양을 띠게 된다. 주조 과정에서 흑연 도가니는 산화막이 분열된다.

③ 주조

예열 작업이 끝난 후에, 링을 재빨리 주조 챔버에 끼워 넣은 다음(약 20~40초), 챔버를 잠그고 "HS auto" 또는 "HS main" 키를 누름으로서 주조 과정이 시작된다(그림 5-14).

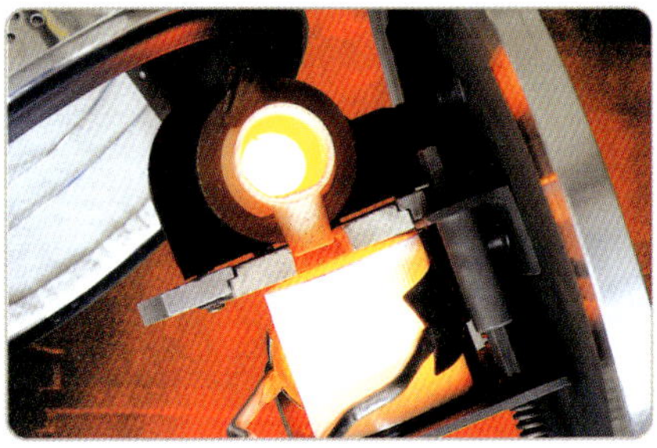

그림 5-14 주조

도중에 합금과 링이 냉각되는 것을 막기 위해서는 예열 과정에서 주조 과정까지의 시간이 1분이 넘어서는 안되며, 서로 다른 성분의 합금들이 섞이는 것을 막기 위해서 서로 다른 도가니를 사용해야 하는데 도가니마다 표시를 해두는 것이 바람직하다.

가. 흑연 도가니

흑연 도가니를 사용할 경우에는 작업자는 지정한 가열 시간까지 주의 깊게 지켜보아야 한다. 만약 수동 조작의 경우에는 지정 시간이 도달한 후 바로 주조가 시작되지 않는다면 합금은 초과 가열로 인해서 손상을 입을 수도 있다.

흑연 도가니의 높이나 두께가 줄어든 경우에는 즉시 새 것으로 교환하여 주어야 하며, 흑연 도가니의 최소 무게는 7g이다. 만약 melting powder가 다량으로 축적되어 있다면 다음 주조 시에는 더 이상의 melting powder를 추가하지 말아야 한다. 주조하기에 앞서 항상 도가니가 깨끗한지를 확인해 주는 것이 매우 중요하다.

나. 세라믹 도가니

세라믹 도가니를 사용할 경우에는 팔라디움 합금과 반응하는 세라믹 본딩은 산화막이 없어질 때까지 가열하여 준다. Co-Cr-Mo 합금과 NPM 합금 주조 시에는 그림자가 없어질 때까지 가열한다. 용융은 합금 종류에 따라 좌우되며, 주조는 지연 시간이 있거나 지

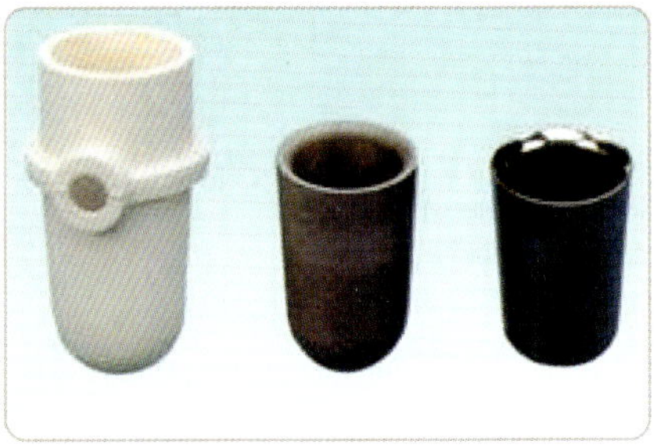

그림 5-15 세라믹, 흑연 도가니

연 시간이 없이 진행된다.

rest metal 합금은 용융하기 전에 주입선을 반드시 제거해 주아야 하며, 합금의 위치를 가능한 도가니의 바닥에 가깝게 하고 Co-Cr-Mo 합금 용융 시에는 실린더의 정확한 위치를 확인해야 한다.

④ 주조 후

챔버에서 도가니와 링을 꺼내고 기기의 스위치를 끄기 전에 약 3분 동안 기기를 식혀준 후에 냉각 장치의 전원을 끈다. 기기의 스위치를 끄고 도가니와 챔버로 부터 오염 물질을 제거해 준다. 장기간 사용하지 않을 경우에는 플러그를 뽑아 둔다.

(4) 유지 및 관리

항상 전원은 끄고 플러그는 뽑아 둔 상태에서 보수 관리 작업을 한다.

① 매일

물의 레벨을 체크하면서 이물질을 제거해 주어야 하며, 보호 글래스를 부드러운 천으로 닦아준다. 챔버 내부의 고무실링을 기기가 냉각되고 난 후 에어로 청소해준다. 공급되는 공기에 습기가 다량 함유되었을 경우에는 기기 바닥 위의 압력 조절기에 물을 빼낸다.

② 매주(약 주조 100번 후)

기기가 냉각된 후에 챔버와 링홀더와 고무실링을 청소해 주고 챔버 잠금 장치의 작동을 체크한다. 이 부분의 조절과 청소는 숙련된 직원에 의해서 행해진다.

③ 매년(약 주조 10,000번 후)

아래의 작업은 숙련된 담당자에 의해서만 행해지도록 해야 한다.

진공 펌프의 오일과 필터를 교환한 다음 챔버 잠금 장치와 용접 부위를 체크한다. 냉각수 순환 시스템을 확인하고 필요하다면 냉각수를 교환한다. 진공과 압축 공기 필터를 확인하고 교환한 다음 각종 호스를 확인한다.

(5) 수리 및 유지

① 펌프 오일의 교환

반드시 기기의 전원을 끄고 플러그를 뺀 상태에서 오일을 채운 다음 기기의 뚜껑을 연다. 종이 타월을 absorb leaking oil 쪽으로 향하도록 펌프의 밑에 깐다. allan 키를 이용하여 oil discharge screw(B)를 풀어준다. oil discharge opening 아래의 컵을 잡고 펌프를 비우고 oil discharge screw를 조여 준다.

allan 키를 이용하여 oil filling screw(A)를 풀어주고 원하는 양만큼 채운 다음(최대 60ml) 나사를 조여 준다.

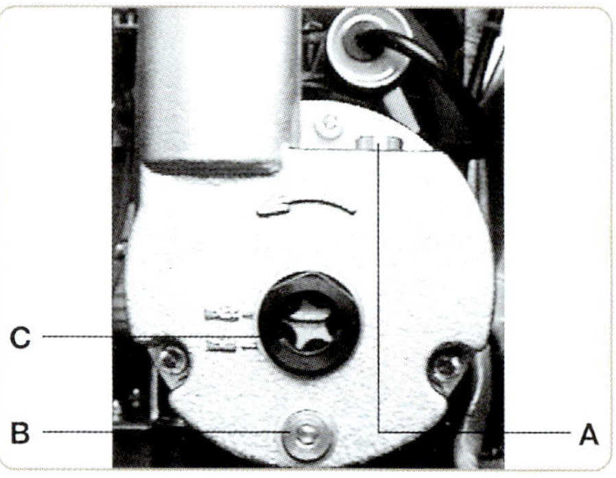

그림 5-16 펌프 오일의 교환

② 펌프 필터 교환

플라이어를 이용하여 왼쪽으로 돌려 조심스럽게 펌프 필터를 제거한다. 목 부위 위로 o-ring을 놓은 다음 새 필터를 시계 방향으로 돌려 넣는데 너무 많이 돌리지 않도록 한다.

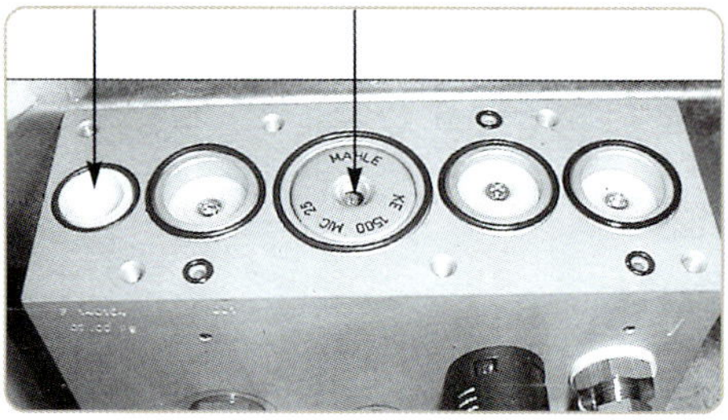
그림 5-17 펌프 필터 교환

③ 밸브 박스의 필터 교환

에어 공급선과의 연결을 끊어 준 다음에 교환 작업을 시작한 다음 allan 키를 이용하여 조심스럽게 기기를 연다. prefilter와 main filter를 교환한다.

④ 냉각수 교환

주조기 뒤에 있는 소켓에 병의 호스를 연결한 다음 병의 공기를 빼주는 구멍으로부터 adhesive strip를 제거한다. 플라스틱 병을 한번 눌러준 다음 adhesive strip과 작은 구멍을 한번 더 밀폐해 준다. 주조기보다 병을 더 아래에 오도록 잡아주면 탱크는 자동적으로 비워진다.

■ 실험실습

1. 원심주조기의 사용법 및 분해

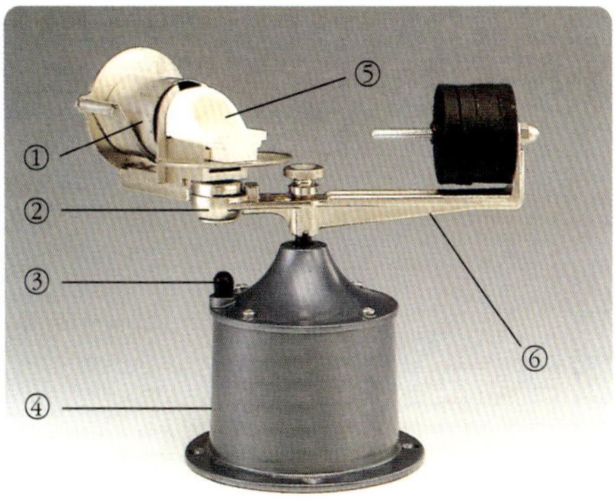

① Flask　② Secondary arm
③ Stop pin　④ Base
⑤ Crucible　⑥ Stright arm

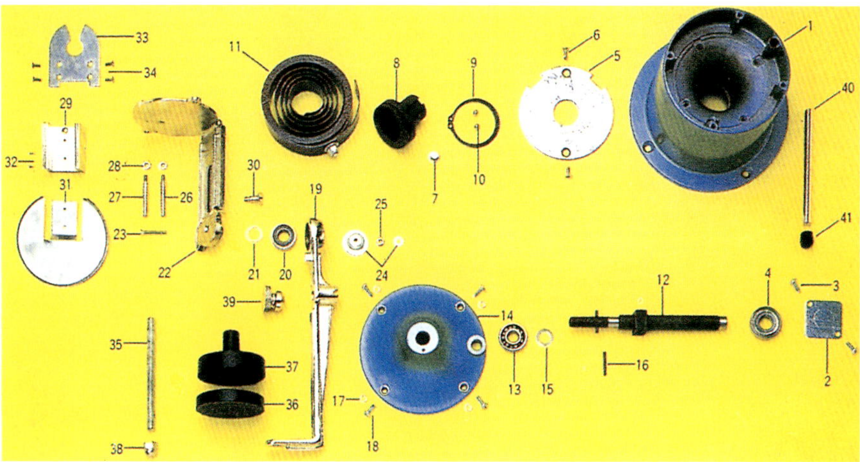

① Base housing ② Bottom bearing plate ③ Park ride round ④ Head screw ⑤ Bottom bearing
⑥ Spring plate ⑦ Clutch spring button ⑧ Clutch body ⑨ Spring 2 inch ⑩ Clutch ball ⑪ Spring
⑫ Clutch rotor shaft ⑬ Top bearing(s)#201 ⑭ Base cover ⑮ Laminate ring ⑯ Balancing pin
⑰ Lock washer ⑱ Round head screw ⑲ Straight arm bearing ⑳ Arm bearing ㉑ Laminate ring
㉒ Sling arm ㉓ Arm correcting screw ㉔ Bearing washer ㉕ Arm correcting nut
㉖, ㉗ Cradle supporting pins ㉘ Cradle supporting pin nut ㉙ Crucible mount body
㉚ Crucible mount screw ㉛ Buff plate ㉜ Drive screw ㉝ Back plate ㉞ Cradle head screw
㉟ Weight shaft ㊱ Lock weight ㊲ Permanent weight ㊳ Weight shaft nut ㊴ Top nut ㊵ Stop pin
㊶ Rever asher

2. gas touch 및 regulator, gas bottle 사용법

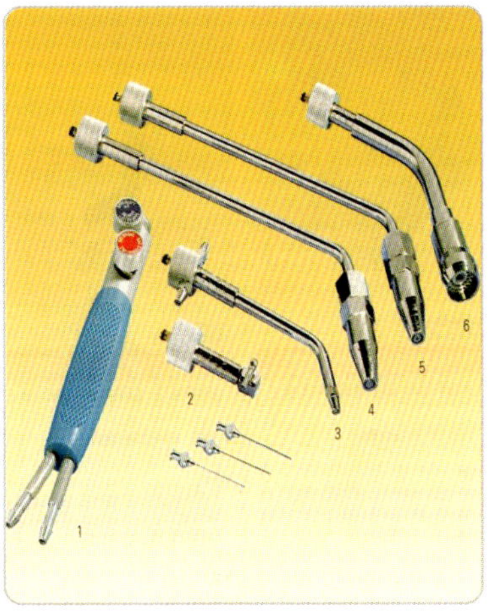

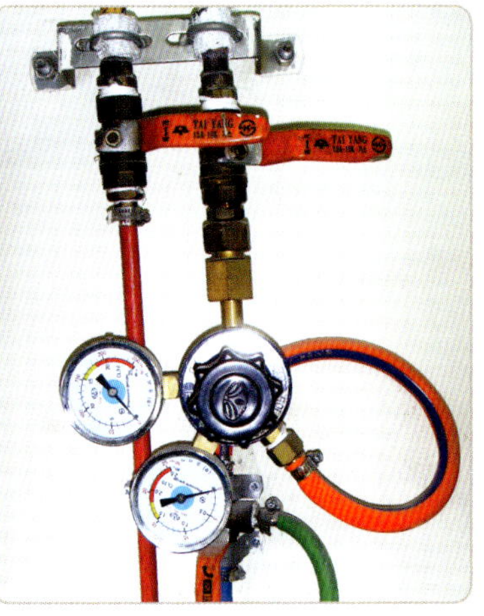

3. 고주파주조기 사용법(bego, germany)

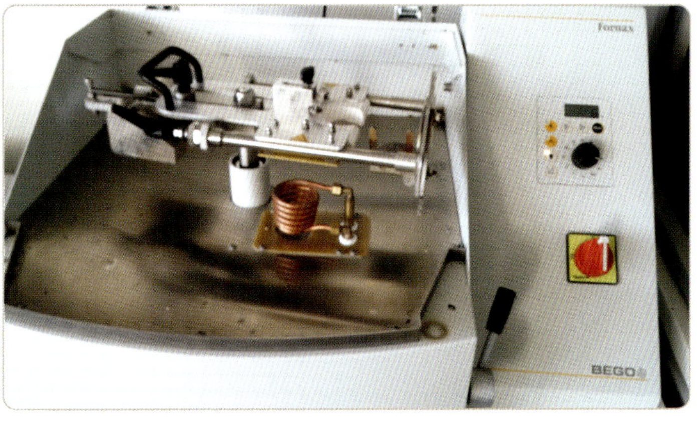

2. 교합기(articulator)

교합기는 정밀한 치과보철물을 제작 시에 개개인의 구강의 위치를 재현해 주고 또한 전후방 및 측방운동을 가능하게 하여 구강 내에서 충돌이 없이 잘 씹어 먹는 보철물을 제작하는 기구이다.

1) 교합기 분류

(1) 비조절성(non-adjustable articulator) : 과로경사각이 고정되어 있다.
(2) 반조절성(semi-adjustable articulator) : 과로경사각을 2차원적으로 조절이 가능하다.
(3) 완전조절성(fully-adjustable articulator) : 과로경사각을 3차원적으로 조절이 가능하다.

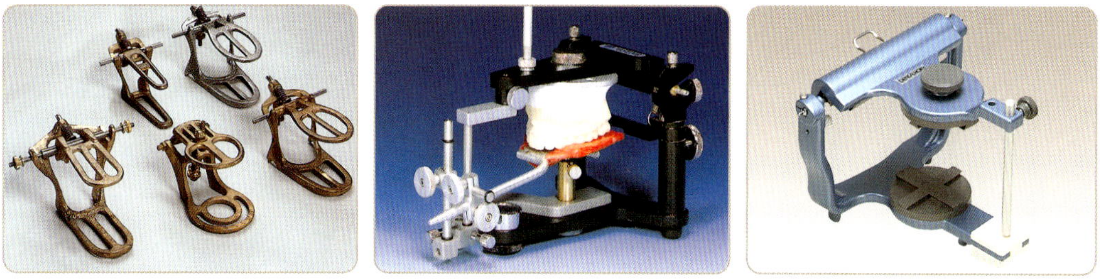

그림 5-18 비조절성 교합기(접빈 교합기, 평균치석 교합기)

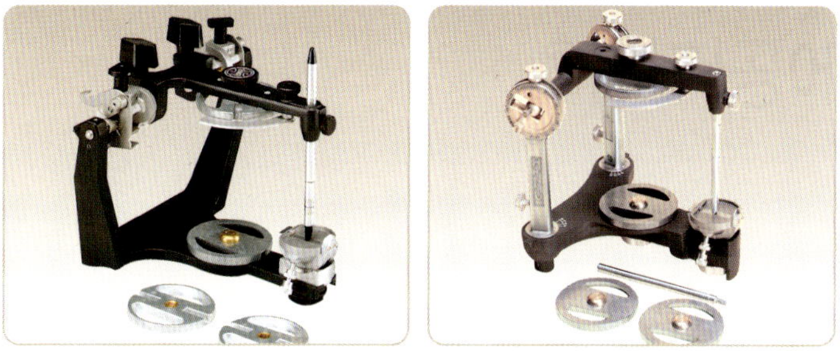

그림 5-19 반조절성 교합기(arcon형, non-arcon형)

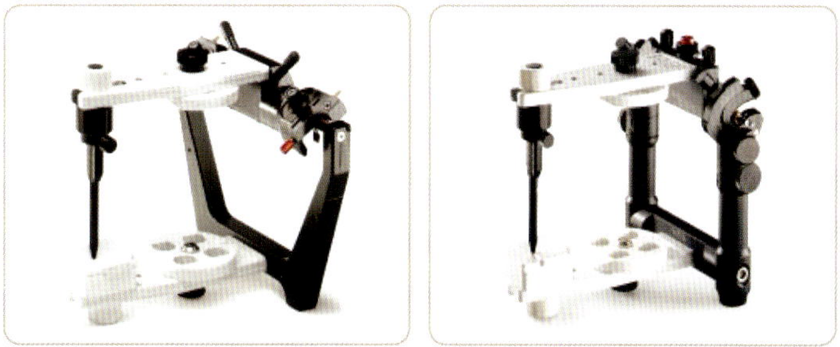

그림 5-20 완전조절성 교합기

2) 교합기 제작 원리

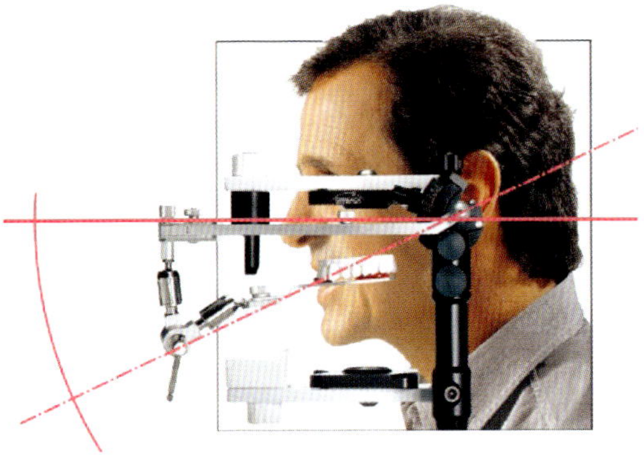

그림 5-21 교합기 제작 원리

교합기는 인체의 상악과 하악을 본떠서 만든 기구이므로 각각의 인종간에 차이는 있지만 평균치를 구하여 제작하였으므로 큰 문제는 없다고 본다.

기능으로 본다면 상하악의 높이와 각 과두간의 거리 및 교합운동에 따른 과로 경사각이 문제가 될 것이며 또한 작업성도 무시할 수 없는 기능 중에 하나이다.

(1) 교합기 구조

① check position for statics

② Bonwill 삼각 길이 :110㎜, balkwill angle : 25°

③ 교합평면

④ marks tip of Bonwill triangle

⑤ incisal pin : 15㎜(-5mm to +10mm)

⑥ incisal pin holder : axis plan indicator

⑦ incisal table, incisal clip(10°, 20°)

(2) 교합기의 기본 개념

① Bonwill 삼각을 표시하는 방법

② 교합기의 높이

③ intercondylar distance

④ accessory

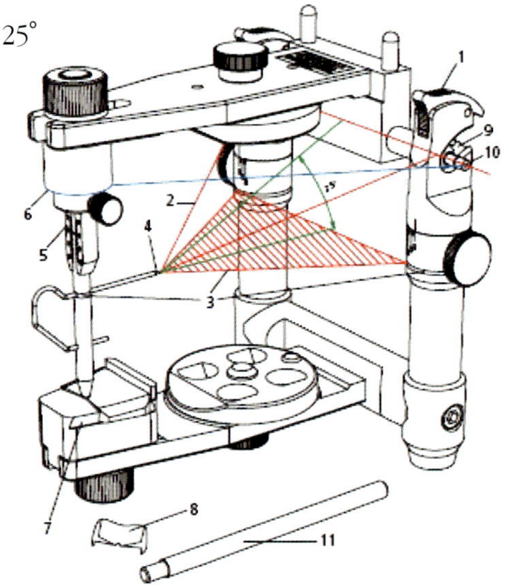

그림 5-22 교합기 구조 및 명칭

(3) accessory

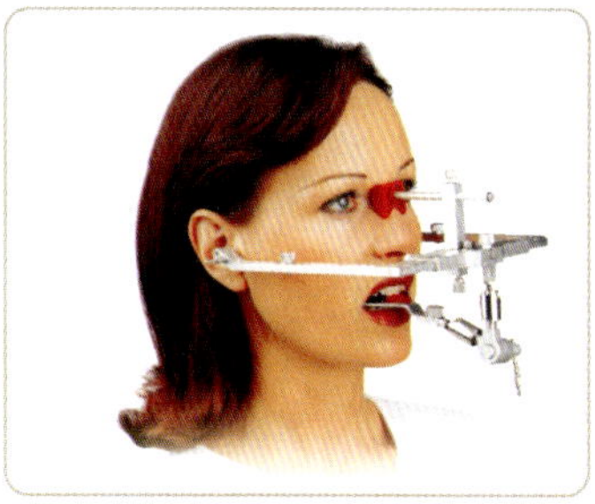
그림 5-23 face bow

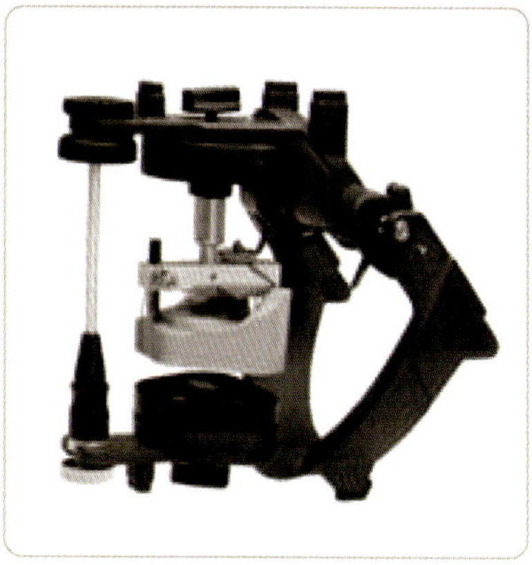
그림 5-24 set-up Key

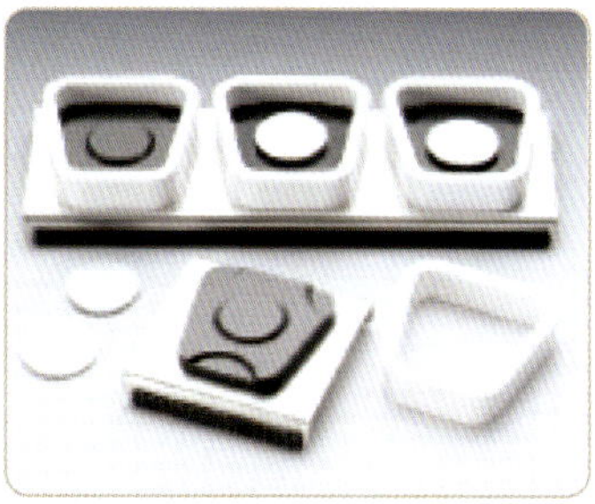
그림 5-25 mounting Plate

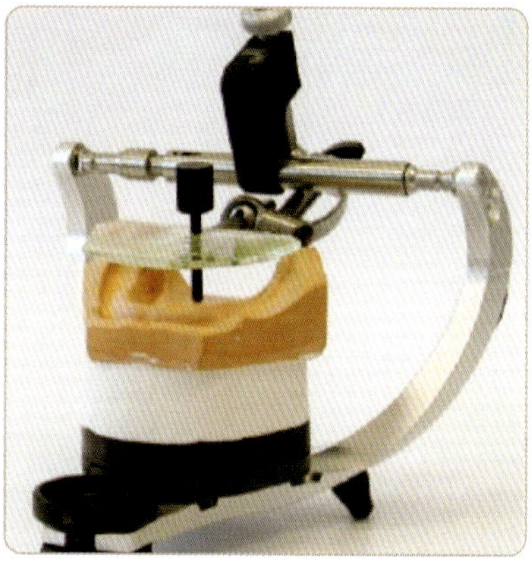
그림 5-26 template

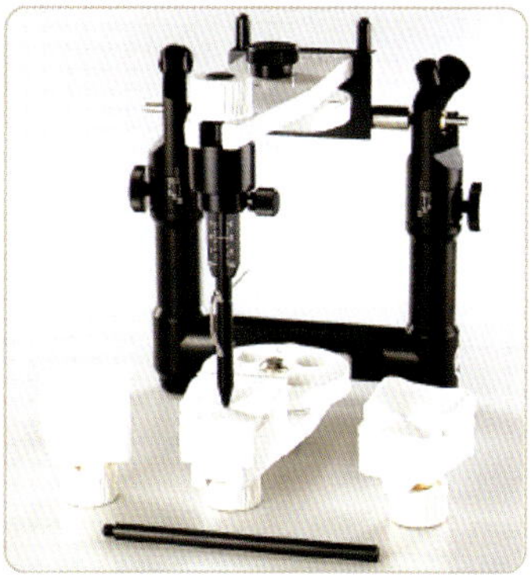
그림 5-27 incisal table

■ 실험실습

1. 교합기 제작원리 CD 보기

2. 평균치 교합기 분해 조립 및 accessory 설명

3. 반조절성교합기 분해조립 및 accessory 설명
   dener mark Ⅱ, hanau H-2, protar(kavo), SAM

3. 진동기(vibrator)

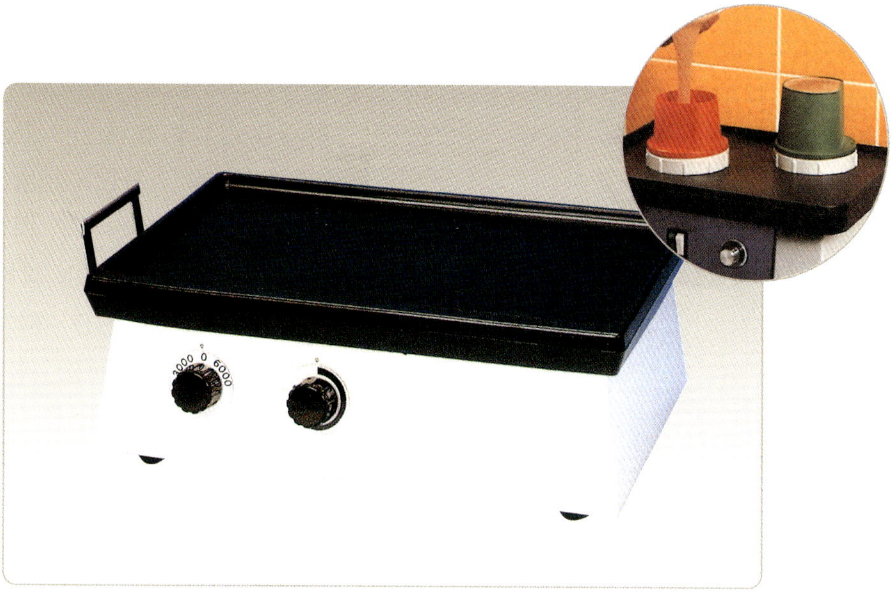

1) 원리와 용도

인상체에 모형재를 주입하여 모형을 제작하거나 납형 제작 후 매몰할 때 기포가 생기지 않도록 매몰재가 음형체의 모든 부위에 주입할 때 사용하는 기계이다.

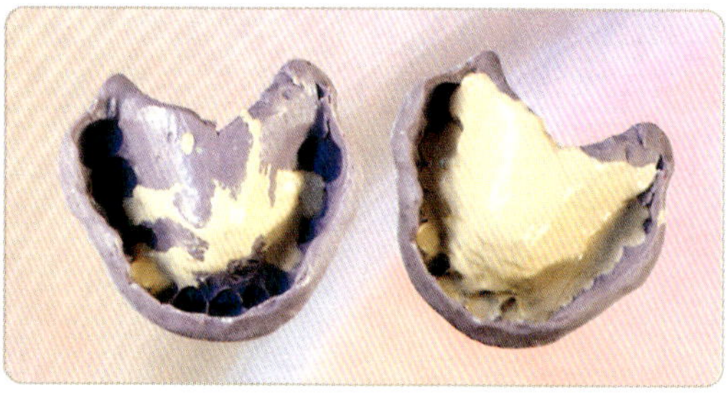

2) 각 부의 명칭

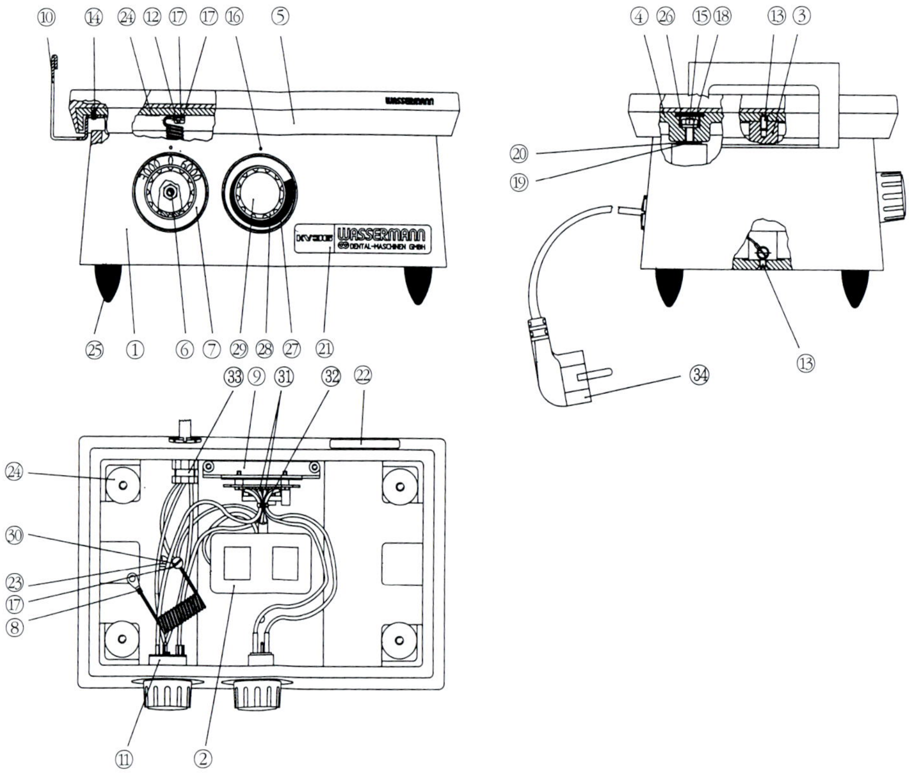

① 뚜껑 ② 회전 자석 ③ 회전 자석을 위한 고정부
④ 떨림 테이블 ⑤ 대체 고무판 ⑥ 부품
⑦ 덮개 디스크 ⑧ 접지 ⑨ Poti가 있는 KV -회전
⑩ 다리미 ⑪ 바이브레이드 스위치 ⑫ 나사
⑬ 나사 ⑭ 나사 ⑮ 본체
⑯ 바늘자 ⑰ 전문 디스크 ⑱ 전문 디스크
⑲ 테이블 스프링 ⑳ 열 디스크 ㉑ 표시판
㉒ 형식 핀 ㉓ 접지 표시, 자동 고정 ㉔ 회전 금속
㉕ 회전 금속 ㉖ 막음 장치 ㉗ 화살표가 있는 덮개판
㉘ 머리부 ㉙ 덮개 ㉚ 접지 집개
㉛ 아데렌 덮개 ㉜ 케이블 접이 ㉝ 케이블 스크루
㉞ 플러그가 있는 장치

그림 5-28 각부의 명칭

3) 사용법

사용하기 전에 좌측 스위치로 적정한 진동수를 결정(좌측-분당 3,000회, 우측-분당 6,000회)하고 원하는 진동수에 설정을 한다. 전원이 켜져 있는 상태에서 우측 스위치를 돌려 적정한 진동 크기를 선택하여 조심스럽게 모형재를 주입하고 작업이 완료되면 반드시 전원을 꺼준다. 작업 용도에 맞는 진동수 설정이 매우 중요하며, 과다한 진동은 오히려 나쁜 결과를 초래할 수 있다.

4) 세척 및 관리

① 고무 매트를 본체에서 벗겨 내어 물에 장시간 넣어 둔 후 경화되어 있는 매몰재나 모형재 및 기타 오염 물질을 제거한 다음 건조시켜 다시 원위치로 고무 매트를 올려 장착한다.

② 계속적으로 진동기를 깨끗하게 사용하기 위해서는 고무 매트에 얇은 비닐과 같은 소모용품 커버를 씌어 사용하는 것이 바람직하다. 그러나 비닐이 너무 두꺼우면 커버가 잘 되지 않고 진동이 약화될 수도 있다.

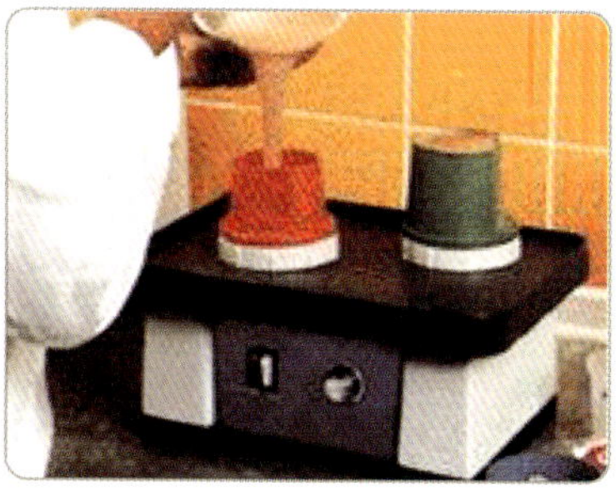

그림 5-29 모형재 주입

③ 바닥이 평평한 곳에서 사용하고 과다한 진동은 피하도록 한다.

4. 초음파 세척기(ultra cleaner)

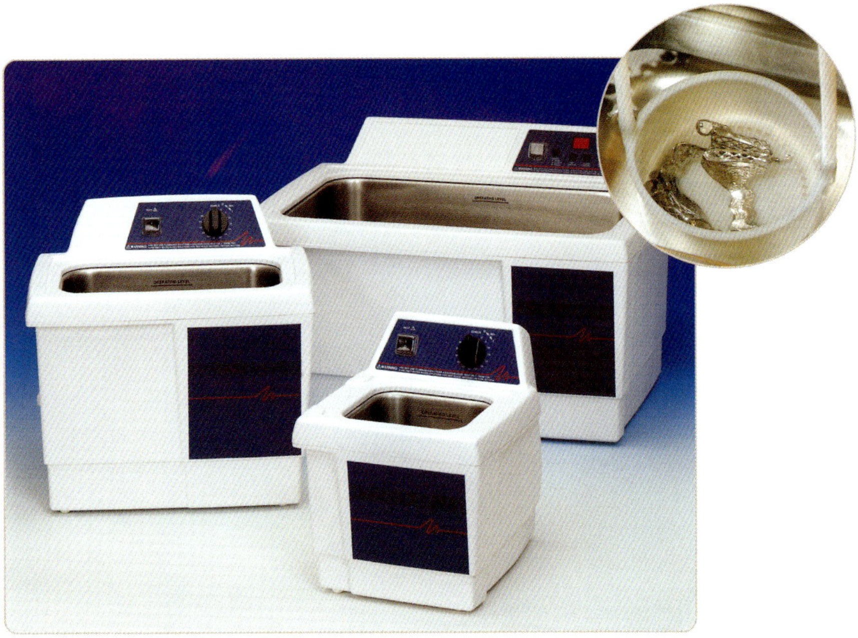

1) 원리와 용도

치과보철물이나 장치물의 세정 작업에 이용되는 기계이다. 초음파 소리는 대체적으로 인간의 가청 범위를 넘어선 주파수이며, 세척기에서 나는 초음파 소리는 물질이나 부품을 세척하기 위해서 사용되는 기계이다.

작동 원리를 살펴보면 탱크 내에서의 세척제를 통해 진동자로부터 음파가 발산될 때 그 음파는 세척제 속에 높고 낮은 서로 양분되는 압력을 형성하게 된다. 낮은 압력이 형성되는 동안에는 수

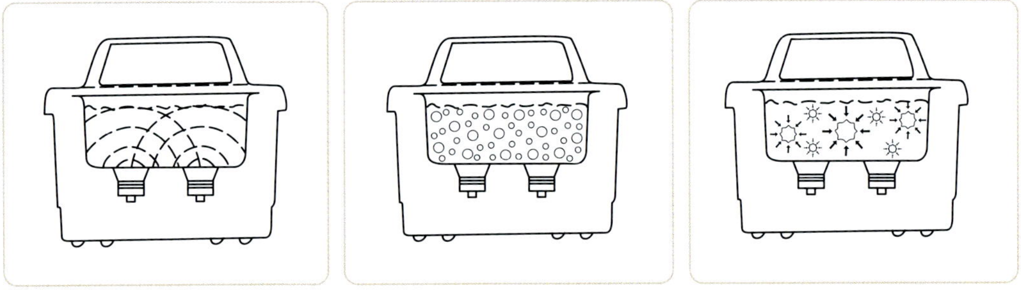

그림 5-30 초음파 세척기의 작동원리

백만의 미세한 거품들이 만들어지는데 이 과정은 공동(空洞)의 형성이란 의미에서 공동화라 불린다. 높은 압력이 형성되는 동안에는 거품이 터지거나 엄청난 에너지를 방출하면서 내파한다. 이러한 내파는 일단의 조그마한 브러시처럼 움직인다. 그것들은 모든 표면을 공격하며, 모든 구석과 열린 틈을 향해 부딪치거나 사방으로 퍼지면서 미세한 구멍이나 보이지 않는 미세 오물까지 세정하는 기능을 말한다.

2) 각부의 명칭과 특징

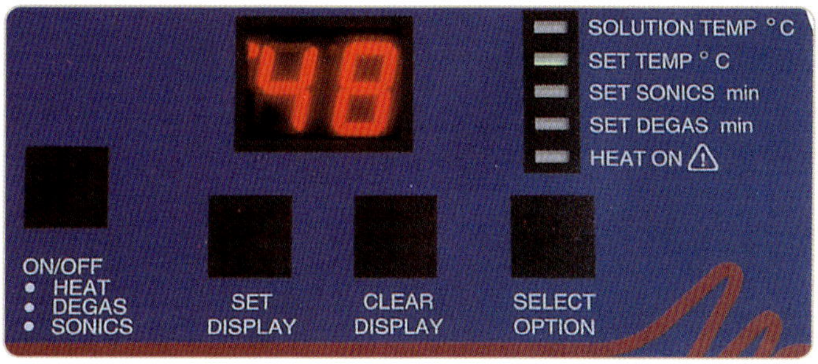

그림 5-31 디스플레이 판넬

(1) on/off

select option을 눌러 선택을 위해 led display를 지정한 후에 heat(set temp)나 sonics(set sonic), degas(set degas)를 가동하고자 할 때 이용된다.

(2) led display

Select option의 선택에 따라 탱크 온도, 세트 온도, 초음파 시간이나 degas 시간을 지정하고자 할 때 이용된다.

(3) set/clear display

led display를 지정하거나 초기화시킬 때 select option과 함께 사용하며, led display를 "00"으로 초기화 시키고자 할에는 clear display를 눌러준다. 선택을 하고자 할 때에는 set display를 눌러줄 때 이용된다.

(4) select option

이 버튼을 누르면 기능표를 통해 토글되며, 탱크 온도를 점검하거나 지정하도록 해주며, 초음파 세척 시간이나 degas 시간을 지정할 때 이용된다.

(5) function indicators

① select option을 누르면 지정된 기능에 불이 점등된다.

② solution temp : 현재 세척제의 온도 표시(10~70℃, ±4℃)

③ set temo : 탱크 온도 설정(1~69℃, 60℃ 중도 정지)

④ set degas : degas 시간 설정(1~99분, 5분 정도 정지)

⑤ heat on : heat의 가동 여부와 설정된 것을 표시(set temp)

(6) 부속품

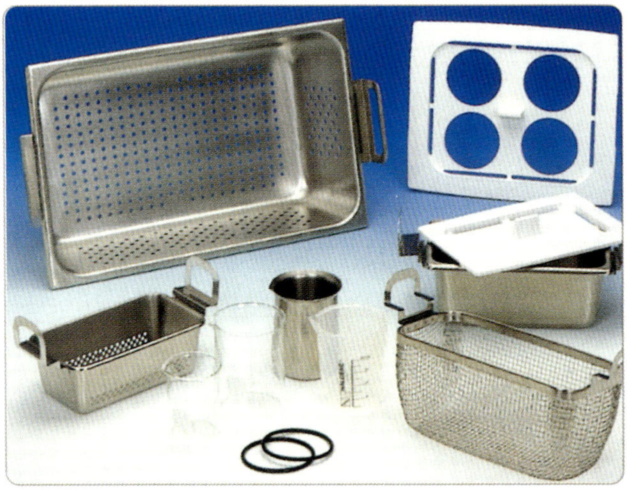

그림 5-32 부속품

3) 사용법

(1) 작동 전 준비

작동을 하기 전에 적당한 세척제를 선택하고, 세척될 부품과 세척제의 부피를 고려하여 따뜻한 물로 작동선상(꼭대기에서 2.5cm 정도)까지 탱크를 채운다.

탱크에 들어있는 세척제를 섞고 접지된 콘센트에 세척기를 꽂은 다음 전원 스위치를 켜준다.

(2) 작동 범위 설정

① 시간 설정

60분의 default time을 가진 시간 설정 모드에 있다. 이 설정을 변경하려면 set/clear display를 이용한다. 시간이 정해진 초음파를 작동시키려면 일단 on/off를 누른다.

② 온도 설정

탱크 온도를 설정하기 위해서는 set time의 붉은 빛이 들어 올 때까지 select option을 누른다. 그런 다음 이 설정을 변경하고자 할 경우에는 led display가 유지하고자 하는 온도를 나타낼 때까지 set display를 누른다. 히터를 작동하려면 일단 on/off를 누르고 그러면 heat 표시등에 불이 들어온다.

③ 세척액 온도

세척제의 온도를 알아보려면 solution temp led에 불이 들어올 때까지 select option을 누른다. led display는 세척제의 실제 온도를 나타낸다. set time을 선택한 다음 언제든지 초음파를 멈출려면 일단 on/off 키를 눌러 해제한다.

(3) 사용법

세척에는 직접 세척과 간접 세척의 두 가지 방법이 있는데 각각 장 · 단점을 가지고 있다.

① 직접 세척법

따뜻한 물과 세척제로 탱크를 채우고 그물망 위에 세척물을 넣고 탱크 안에 내려놓거나 그물망에 물품을 매달아 놓고 세척제 안에 담그는 방법으로 장점은 작동이 간편하다는 점과 세척의 효과성이다.

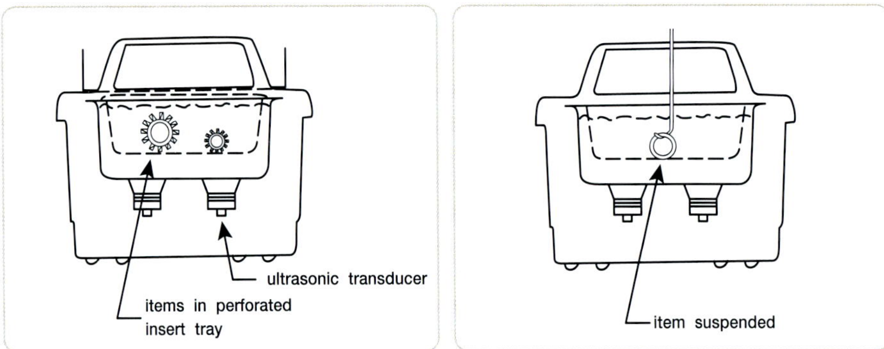

그림 5-33 직접 세척법

② 간접 세척법

깨끗한 물과 세척제로 탱크를 채운 다음 한 개 이상의 비이커나 solid insert tray 안에 비이커를 두고 행하는 방법을 말한다. 이때 비이커는 탱크 바닥에 닿지 말아야 하는데 간접 세척법의 장점은 오물이 비이커나 트레이 내부에 있어서 그것을 쉽게 발견하여 여과 하거나 제거하기가 쉽다. 그리고 동시에 한 가지 이상의 세척제를 사용할 수 있는데 하나는 전혀 다른 두 가지 세척제와 세척제를 담은 비이커나 트레이 하나와 헹굼 세제를 담은 것이 있기 때문에 세척제의 소비량을 줄일 수 있다.

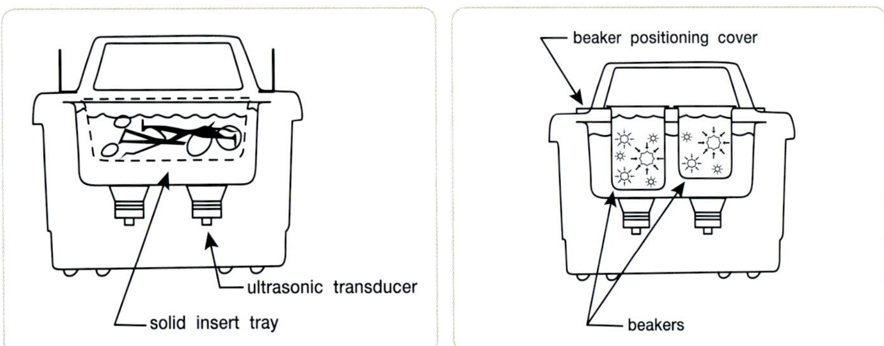

그림 5-34 간접 세척법

4) 세척제

알콜이나 가솔린 혹은 가연성의 세척제는 절대로 사용하지 말아야 한다. 순수한 수용성의 세척제 만을 사용해야 하는데, 이러한 세척제는 약한 산성이나 약한 알카리성을 가지고 있으며 특정 오물을 제거하도록 고안된 합성 세제, 비누 성분, 산업용 세척제를 포함하고 있다.

(1) 수용성 약한 산성 세척제

녹이나 물때를 제거하고 녹을 제거하는 순한 세척제부터 단단한 강철에서 얼룩과 열로 단련된 물 때 뿐만 아니라 철이나 주철에서 석고나 유석, 산화 아연, 먼지 등을 제거하는 강력 산성 세척제까지 있다.

(2) 수용성 알카리성 세척제

탄산염, 규산염, 가성 소다를 포함하는데 이러한 것들은 유화 작용을 일으키며, 이 유화 작용은 오물이 세척된 물품에 다시 붙지 않도록 해주고 경수 내에서 세척 작용을 향상시킬 수 있다. 탱크 바닥을 덮고 있는 오염물에 의해 오염될 수 가 있기 때문에 세척제는 정기적으로 교체해 주어야 하는데 이러한 오염물은 초음파 작용을 떨어뜨리고 세척 효과를 줄일 수 있다. 세척제의 양은 경우에 따라 틀리지만 사용량은 세제와 제거될 오물의 유형에 달려 있다(표 5-1).

표 5-1 알카리성 세척제의 적용 범위

알칼리성의 강도	제거
약	경미한 오일과 윤활유, cutting oil, 합성 냉각제
약강	윤활유와 오일, 왁스, 식물성 기름, 잉크, 유성의 가죽 광택제, 우유 찌꺼기, 탄수활물
강	흑피, 열로 단련된 물때, 부식에 의해 생긴 것이나 산화물

5) 사용 시 주의사항

(1) 감전의 위험이 있으므로 손이 젖어 있는 상태로 기계를 만지지 말아야 한다.

(2) 세척 용액의 수위가 탱크의 바닥으로부터 2.5㎝이상 내려가지 않도록 하고, 만약에 기계가 가열되었다면 탱크의 상단에서부터 5㎝이상 세척 용액의 수위가 내려가지 않도록 한다.

(3) 세척 용액이 없는 상태에서 기계를 작동하지 말아야 한다. 왜냐하면 기계에 손상을 줄 수 있기 때문이다.

(4) 기계 작동 중에는 손가락을 탱크 안에 넣지 말아야 하며, 장시간 사용으로 인해서 기계가 가열되지 않도록 한다. 계속적으로 사용하다 보면 비이커의 바닥에 흠집들이 생겨 세척 능력을 감소시킬 수 있기 때문에 수시로 비이커의 바닥을 점검해 주어야 한다.

6) 고장 점검과 수리(표 5-2)

문제	점검	해결책
세척기가 가동되지 않을 경우	· 적절하게 플러그가 꽂혀 있지 않다. · MT-Mechanical timer가 켜져 있지 않다. · DTH-power 스위치가 켜져 있지 않다. · DTH-start button의 기능부전 · 퓨즈가 끊긴 상태	· 전기 콘센트에 플러그를 제대로 꽂는다. · 오른쪽으로 타이머를 돌려준다. · 주전원 스위치를 켜준다. · 서비스 요청 · 서비스 요청
세척기가 작동되긴 하지만 세척제가 가열이 되지 않을 경우	· 히터의 기능 부전 · MTH-heat가 켜져있지 않은 경우 · DTH-heat가 적절하게 설정되지 않은 상태 · DTH-membran이 기능부전	· 서비스 요청 · heat를 켜준다. · DTH 세척기의 작동법 참고 · 서비스 요청
세척기가 작동되긴 하지만 세척제가 가열이 되지 않을 경우	· 히터의 기능 부전 · MTH-heat가 켜져있지 않은 경우 · DTH-heat가 적절하게 설정되지 않은 상태 · DTH-membran이 기능부전	· 서비스 요청 · heat를 켜준다. · DTH 세척기의 작동법 참고 · 서비스 요청
배수관이 되지 않을 경우	· 배수관이 막혀 있다.	· 서비스 요청
· 세척기가 작동되긴 하지만 설정 온도를 유지하지 않을 경우 · 세척기가 작동되긴 하지만 display의 기능이 안될 경우 · 세척기 작동이 중단되고 display가 "75"이라고 반짝일 경우	· 히터나 센서 부품의 기능 부전 · 단절된 눈금의 연속 · DTH-timer board의 기능 부전 · 과열 상태인 경우	· 서비스 요청 · Set display를 눌러준다. · 서비스 요청 · 세척기를 끄고 냉각시킨 다음 세척제 양을 재점검하고 재가동 한다.
초음파 활동이 작을 경우	· 세척제가 degas 되지 않을 경우 · 세척제가 오래될 경우 · 세척제 양이 세척할 물품에 적당하지 않을 경우 · 탱크 바닥이 오염 물질로 덮여져 있는 경우 · 탈이온 된 물을 사용할 경우	· 탱크에 따뜻한 세척제를 넣고 5~10분간 작동이 되었는지 확인한다. · 세척제 교체 · 세척제를 탱크 작동선 상에서 3/8inch 이내로 조정한다. · 탱크를 비운다음 따뜻한 물로 탱크를 씻어 내고 마찰이 일어나지 않은 천으로 둔지 든다. · 탈이온된 물은 수도물 만큼 공동화가 잘 일어나지 않는다.

5. 레진 광중합기(resin light-polymerization unit)

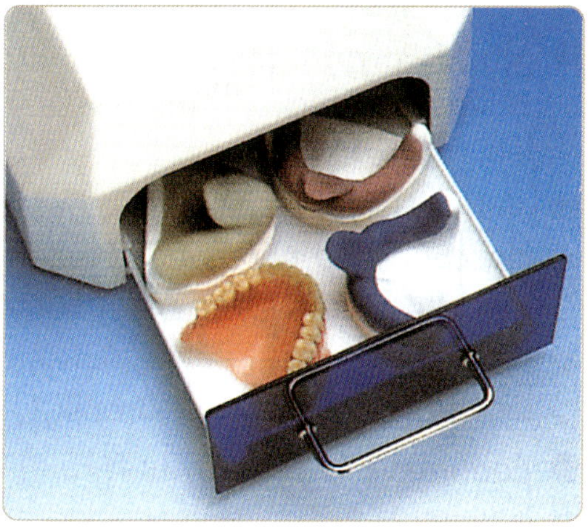

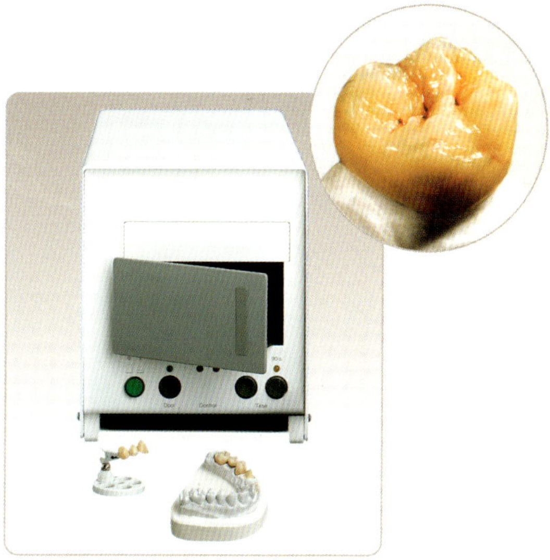

1) 원리와 용도

두 개의 UVA 램프의 조사광을 이용하여 치관용 컴포짓 레진이나 트레이용 광중합 레진을 기기 내부에 넣어 단시간에 중합할 때 이용되는 기계로서 light-curing trays, relinings, orthodontic, appliances, sealing lacquers의 광중합 시에 이용된다. 눈의 보호를 위해 손잡이 판이 녹색의 아크릴로 제작되어 있어 중합과정에 램프의 불빛으로 인한 문제점을 차단할 수 있다.

또한 치관를 회복하기 위한 광중합기로서도 개발되었는데 Artglass 이외에도 Ador, Charisma, Palatray LC와 같은 재료의 광중합에도 쓰이고 있다.

(1) 최근에 개발된 광중합기는 중합시간이 단축되었으며 광중합 능력이 향상되었어 사용이 편리한 특징이 있다. 최근의 광중합기는 아르곤 레이저(Cure Star Ⅱ) 또는 플라즈마 아크(Kreativ Kuring Light, Apollo 95E)를 이용한 것이 특징이다. 이 광중합기의 수복재에 대한 중합시간은 10초이며, 모든 광중합형 수복재의 중합과 표백에도 사용된다.

(2) 광중합형 수복재는 파장 길이가 450~490nm(치과기공용 : 350~450nm)인 광선에 의해 중합된다(그림 5-35). 광선은 자유 라디칼을 발생시켜서 연속적으로 콤포짓트의 중합을 가속화시키며, 중합과정은 고강도의 에너지(㎽/㎠)를 필요로 한다.

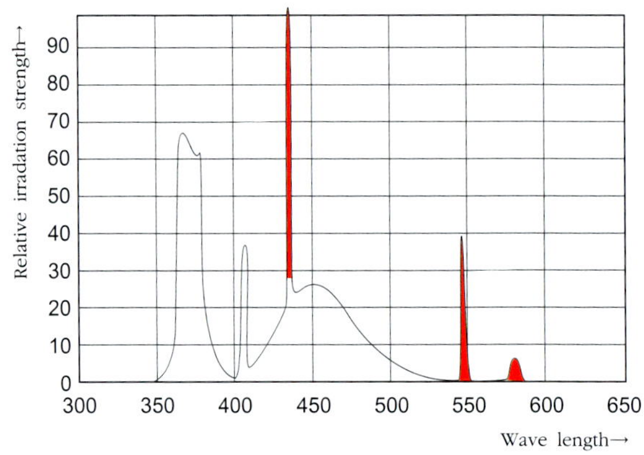

그림 5-35 광중합에 이용되는 범위

(3) 광중합 소요시간

radiometer를 사용하여 빛의 강도를 조절할 수 있다. radiometer를 따로 구입할 수도 있으나 radiometer가 부착된 광중합기(heliolux DLX)를 구입하면 편리하다. 빛의 강도가 280㎽/㎠이하이면 수복재가 충분한 중합과 강도를 갖는데 필요한 광조사 시간은 최소 50초 이상이다.

레진의 화학적 성분과 광원이 향상 되었음에도 불구하고 중합수축은 광중합형 수복재의 큰 단점이다. 중합수축이 발생하면 수복재는 와동 변연부에서 끌어 당겨져 결합하는 상아질에 응력과 변연간극이 생겨 박테리아가 침투하여 변색, 우식증, 시술 후 과민성을 일으킨다.

빛의 강도×중합시간 = 15,000㎽sec/㎠ 이므로 광중합기의 광원 강도로 15,000㎽sec/㎠를 나누면 광중합 소요시간을 구할 수 있다. 보통 치과기공용은 90초~120초(Kulzer), 다른 회사도 3분~5분 이내에 광중합을 한다.

2) 각부의 명칭과 용도(표 5-36)

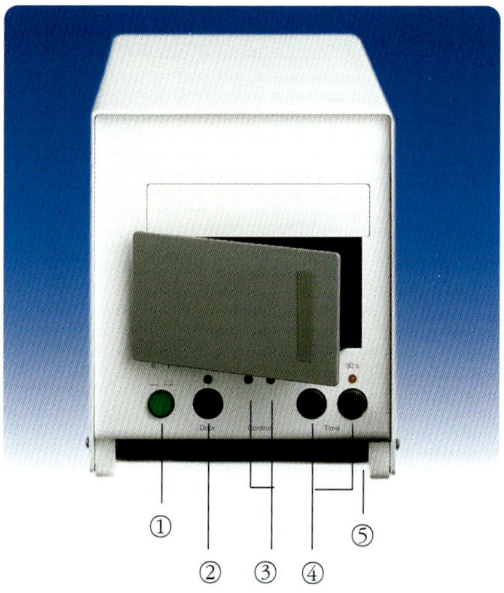

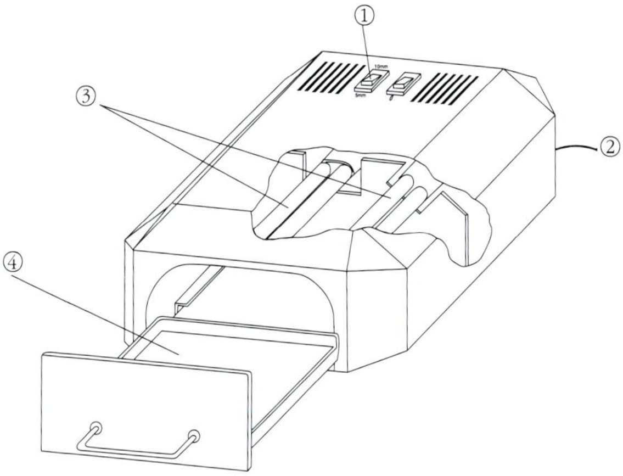

① Main switch
② Door lock key
③ LED lamp module
④ Polymerization krys
⑤ Filter module

① On/Off switch ② Plug
③ UVA-Blue light tubes
④ Drawer with protection glass

(1) 전원 스위치

전면에 위치한 전원 스위치 O/I를 누르면 녹색등이 밝혀짐과 동시에 냉각 팬이 작동되면서 작동 대기상태가 된다. 약 90초가 경과하면 냉각 팬은 자동으로 작동을 멈추면서 작업을 멈추게 된다.

(2) 프로그램

중합 시간은 90초와 180초 모드 중에서 한 가지를 선택할 수 있으며, 버튼을 누르면 황색등이 점등된다. 중합이 끝나면 자동으로 벨이 울린다. 그 후 약 90초가 경과하면 'control' 부분의 두 개의 적색등 (L/R)이 잠시 점등된 후 냉각 팬이 작동을 멈춘다.

(3) 챔버

챔버는 대형 수복 모델을 넣을 수 있을 만큼 충분한 공간을 제공하며, 중합 용기는 특수 광택 처리된알루미늄 재질로 구성되어 있어서 스트로브 램프의 파장을 방사하기에 이상적으로 설계되어 재료가 직접방사선 상에 위치하지 않을 경우에도 충분한 중합이 가능하다.

(4) 안전 잠금 장치

중합(90초 또는 180초) 중에는 자동으로 도어가 잠기며, 1사이클이 끝나게 되면 잠금 장치가 자동으로 해제된다. 이때 도어 부위의 녹색등이 점등되고 도어를 열 수 있다.

(5) 램프 모듈

램프 모듈은 두 개의 램프와 보호대로 이루어져 있으며, 스펙트럼은 320~520nm 범위에서 최적 상태의 방사가 가능하도록 설계되어 있다. 램프 고장 시에는 유니트 전면부의 'control' 적색등이 점등된다.

3) 사용법

깨끗하고 건조한 곳에서 사용해야 하며 플러그를 연결하기 전에 반드시 전압을 확인하고 전원 코드를 연결한 다음 플러그를 삽입하고 스위치를 켠다.

(1) 중합 과정

유니트의 주 전원 스위치①을 켜고 도어 버튼②를 누르면 챔버를 열 수 있으며, 기공물을 콘테이너의 중앙부에 위치시킨다. 도어의 플레이트 위의 홈에 맞도록 콘테이너를 위치시킨 다음 도어를 '찰칵' 소리가 날 때까지 확실하게 닫는다.

적합한 'time' 모드(90초/180초)④를 선택하여 누르면 해당하는 황색등③이 점등된다. 작동 중에는 도어가 열리지 않으며, 1 사이클이 끝나면 도어 상태를 보여주는 녹색등③이 점등되고 벨이 울린다. 이때 도어버튼②를 누르고 도어를 열어 기공물을 꺼낼 수 있다.

(2) control L/R 에러 메시지(표 5-3)

'door' 버튼을 누르고 도어를 열어준 다음 전원 코드를 뽑아준 다음 램프 모듈⑥을 빼낸 후 램프의 상태 및 연결 부분을 점검한 다음 모듈을 다시 밀어 넣고 재확인한다.

도어 잠금 장치시의 주의사항은 전원 공급이 차단되었을 경우에 도어 잠금 장치를 수동으로 해제시킬 수 있다. 주 전원이 차단되었거나 프로그램이 중단되었을 경우에는 4분 경과 후에 도어 잠금 장치가 해제된다.

표 5-3 에러에 대한 해결책

원인	해제 요령
잠시 전원 공급이 차단되었을 경우	- 전원 버튼(녹색등)을 누르면 'time'의 황색등이 점등 - 'time' 버튼을 누른다(90초나 180초). - 1 사이클이 끝나면 벨이 울리면서 'door'의 녹색등이 점등 - 도어를 열 수 있다.
완전히 전원 공급이 차단되었을 경우	- 유닛 하단 부위의 필터 모듈을 전면 방향으로 당겨 제거 - 유닛의 바닥을 볼 수 있을 정도만 테이블에서 이동 - 유닛 바닥의 구멍을 통해 드라이버를 삽입하여 살짝 누르면 도어를 열 수 있다.

(3) UniXS Test를 이용한 램프 점검

유니트가 충분히 냉각된 상태에서 UniXS와 UniXS Test(그림 5-37)를 가지고 램프를 점검한다. 주의사항으로는 UniXS Test는 열에 매우 민감하므로 반드시 직사광선이나 복사열로부터 멀리해야 하며, 테스트는 반드시 한 시간에 한 번만 90초 모드에서 실시한다.

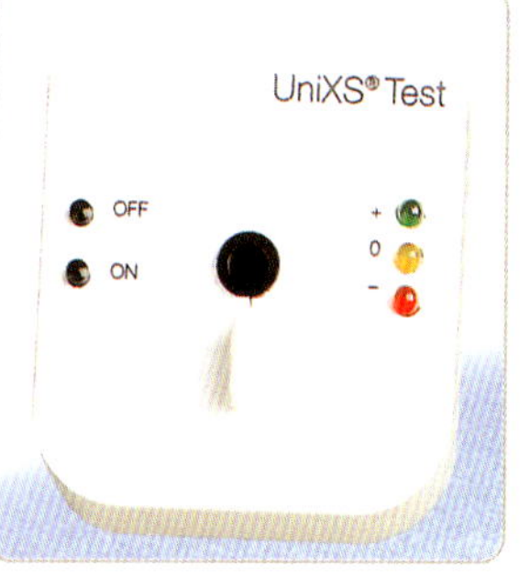

그림 5-37 UniXS Test

UniXS Test를 콘테이너 위에 올려놓고 움직이지 않는지 확인한 다음 UniXS Test의 'on' 버튼을 누르면 적색등이 들어온다.

도어를 닫고 유니트의 90초 버튼을 누른 다음 90초가 경과한 후 도어를 열고 검사한다. 검사 결과 녹색등은 양호하며, 황색등은 광도가 다소 떨어지므로 점검이 자주 필요하며 램프 교체가 임박했다는 것을 알려주며, 적색등은 불량하므로 램프를 교체해 주어야 한다.

4) 정기점검과 관리(표 5-4)

	항목	과정	주의
매주	필터 청소	필터 모듈을 꺼낸 후 먼지를 제거한 후 다시 끼워 넣는다.	전원 플러그를 반드시 뽑아준다.
매주	광도 점검	UniXS test로 점검	사용 설명서 참고
매주	glass shield 청소	프레임 제거	사용 설명서의 램프 교체 부분 참고
매주	콘테이너 청소	도어를 열고 콘테이너를 꺼낸 후 일반 세척액으로 청소해 주거나 초음파 세척기에 넣는다.	전원을 차단하고 램프를 충분히 냉각시킨 후 실시
매달	램프와 reflector 청소	- 도어를 열고 램프 모듈을 꺼낸 후 램프를 빼낸다(이때 손가락으로 만지지 않는다). - reflector를 청소한 후 원상 복구 시킨다.	전원을 차단하고 램프를 충분히 냉각시킨 후 실시

5) 정기점검과 수리(표 5-5)

문제점	원인	수리
- 'Time' 버튼이 작동하지 않는다.	- 도어가 제대로 잠기지 않았다. - 필터 모듈 삽입이 제대로 되지 않았다.	- 도어를 닫는다. - 필터 모듈을 끝까지 밀어 넣는다.
- 스위치가 너무 빨리 꺼진다. - 벨이 약 3초간 울린다. - 황색등이 양 쪽 모두 점등한다.	- 도어 잠금이 확실하지 않다. - 유니트가 과열 되었다. - 필터 모듈이 제거 되었다. - 사이클이 중단 되었다.	- 도어를 정확히 닫는다. - 유니트를 냉각시킨다. - 필터 모듈을 제대로 끼운다. - 중합을 다시 시작한다.
- 중합 중에 'control'이 반짝거리거나 점등한다.	- 램프 삽입이 잘못 되었다. - 램프에 이상이 생겼다.	- 램프를 소켓에 정확히 끼워준다. - 램프를 교체한다.
- 전원을 연결했을 때 타이머의 황색등이 깜박거리고 'door'의 녹색등이 점등되지 않는다.	- 유니트가 꺼져 있거나 작동 중간에 꺼졌다.	- 전원을 재 연결하고 스위치를 다시 켠 후 중합을 재개한다.
- 'control'의 양 쪽 적색등 모두 점등되고 유니트가 작동하지 않는다.	- 유니트가 과열 되었다.	- 유니트를 끈 후 냉각시킨 다음 다시 시작한다.
- 'door' 버튼을 눌러도 도어가 열리지 않는다.	- 도어가 막혔다.	- 'door' 버튼을 누름과 동시에 도어의 오른쪽 밑단을 살짝 누른다.

6. 레진 압력 중합기(resin pressure core pot)

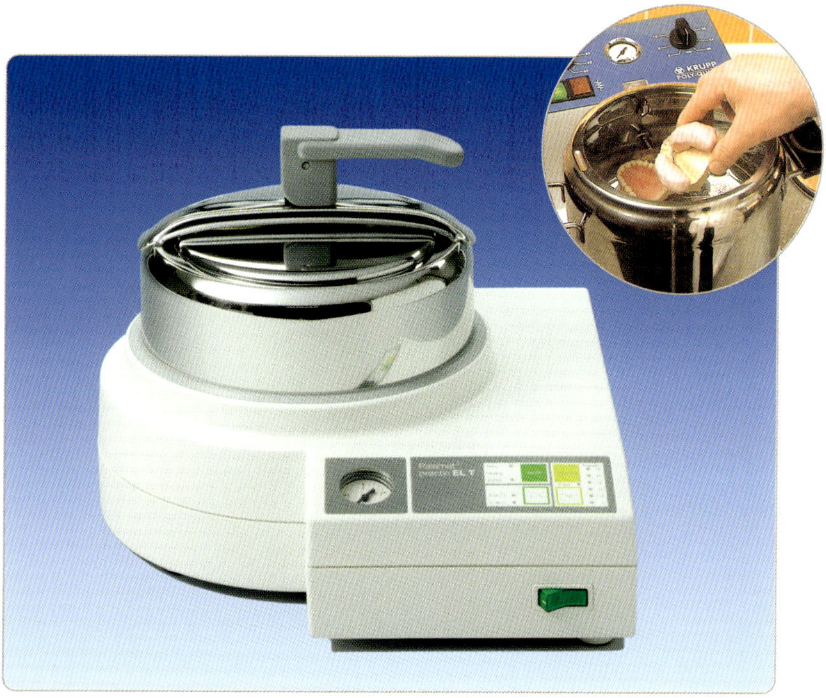

1) 원리와 용도

Intergrated pressure reduction valve에 의해 눈금계로 된 2bar의 작동 압력에서 중합이 된다. 작동 판넬의 압력 게이지가 작동 압력을 나타내며, pressure pot 안에 3bar의 압력에서는 안전 밸브가 자동적으로 열리며, 기기 내부에 안전 밸브가 부착되어 부적합한 조작을 예방할 수 있도록 설계되어 있다. 전자 온도 조절은 최종적으로 최고 전원 소비 650W에서 물의 온도를 45℃~55℃로 일정하게 유지시켜 주어 작업이 편리하다.

methacrylate계 denture 레진의 중합을 위한 압력 중합기로써 methacrylate계 템포러리 크라운과 브릿지 그리고 교정용 레진에도 사용 가능한 기기이다.

2) 각부의 명칭(그림 5-38)

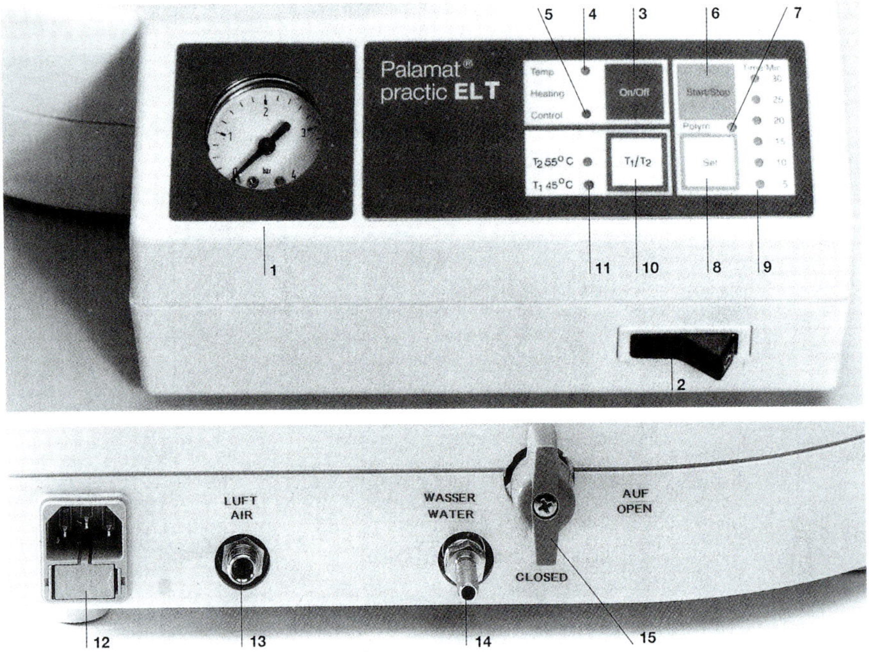

① Pressure gauge ② 주 전원 스위치 ③ On/Off ④ Temp ⑤ Control
⑥ 중합 스위치 ⑦ 중합 표시등 ⑧ 시간 조정 ⑨ 타이머 ⑩ T1/ T2 온도 선택
⑪ 온도 조정 T2 55℃, T1 45℃ ⑫ 주 전원 케이블 입력 ⑬ 공기 ⑭ 물
⑮ 배수 밸브

3) 작동

(1) pressure pot의 개폐

덮개를 열기 위해 레버를 똑바른 상태로 놓아준 다음 덮개를 90° 로 돌리고 기울여서 pressure pot으로 부터 내부에 압력이 완전히 빠져나갔을 때 빼낸다. 덮개가 pressure pot으로 가라앉으며, 덮개를 놓고 닫는 것은 역순으로 하면 된다. 그리고 덮개의 받침대가 pressure pot rim의 몰드에 잘 맞는지 살펴보아야 한다.

(2) 물 주입

장비는 물이 없으면 가열되지 않을 수도 있다. 최소한의 물 레벨은 4cm이며, 물을 채우기 전에는 반드시 배수 밸브가 잠겨 있는지 확인한 후 채워진 높이는 항상 air supply nozzle 보다 낮아야 한다.

(3) 중합

대략 3ℓ의 물을 채우고 녹색 메인 스위치③을 켜면 불이 들어온다. 온도(T1)와 중합 시간 5분이 자동적으로 설정되며, 온도는 T1/T2⑩을 눌러서 온도를 설정할 수 있다.

오렌지색 리드 temp의 불이 켜지는데 이는 히팅 사이클이 가동 중에 있다는 것을 표시해 주고 있으며, 녹색 리드 컨트럴의 불이 켜지면 선택한 수온에 도달하여 기기를 사용할 준비가 되어 있다는 것을 표시한다.

오렌지색 리드는 히팅 엘라민트의 요구 사이클에 따라 켜지거나 꺼진다. 온도 설정을 고온에서 저온으로 변환하면 기기가 T1 45℃로 냉각될 때까지 오렌지색 리드 T2 55℃의 불이 깜박거린다. 덮개를 열고 내용물을 pressure pot에 넣고 덮개를 닫는다(그림 5-39).

프로그램된 시간은 0에 반하여 시작하고 남은 시간은 노란색 리드 time/min⑨에 표시된다. 중합 사이클이 완료되면 압력이 자동적으로 배출되고 노란색 리드의 time/min과 중합 불이 자동적으로 꺼지면 pressure pot을 열어 기공물을 꺼낸다.

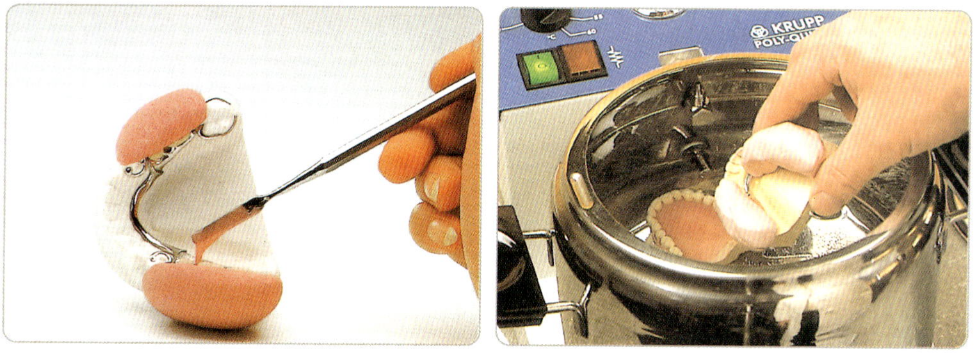

그림 5-39 압력하에서의 중합

(4) 물 방출

덮개를 닫고 배수 호스를 기기 뒤에 있는 호스 커넥터⑭에 연결한다. 유니트의 전원을 켜고 time key pad를 5분으로 맞춰 놓고 배수 밸브⑮를 열고 start/stop 키⑥를 누른다.

물이 pot으로부터 완전히 방수된 후에 start/stop 키⑥를 다시 누르고 배수 밸브를 닫고 유니트의 전원을 꺼준다. 덮개를 연 후에 물과 다른 남아 있는 것들을 스펀지로 제거한다.

4) 청소와 유지

기기가 메인과 연결되어 있지 않을 때 세척해야 하며, 축축한 헝겊으로 닦고 기기의 하우징에 물이 들어가지 않도록 한다. 산이 함유된 세제를 사용하면 안 된다. 하우징은 폴리 카보네이트로 만들어 졌으며, mild cleaning solution이나 ethanol(96%)로만 세척할 수 있다. 압력 점검은 2년에 한 번 정도 정기적으로 실시해 주어야 한다.

5) 고장 점검과 수리(표 5-6)

문제점	원인	수정
key pad나 start/stop을 눌러도 중합이 시작되지 않을 때	no timing	시간 설정
30분 후에 녹색 리드의 컨트럴 불이 켜지지 않을 때	no water	물을 채운다
	electronic control의 결함	수리 의뢰

7. 레이저 용접기(laser welder)

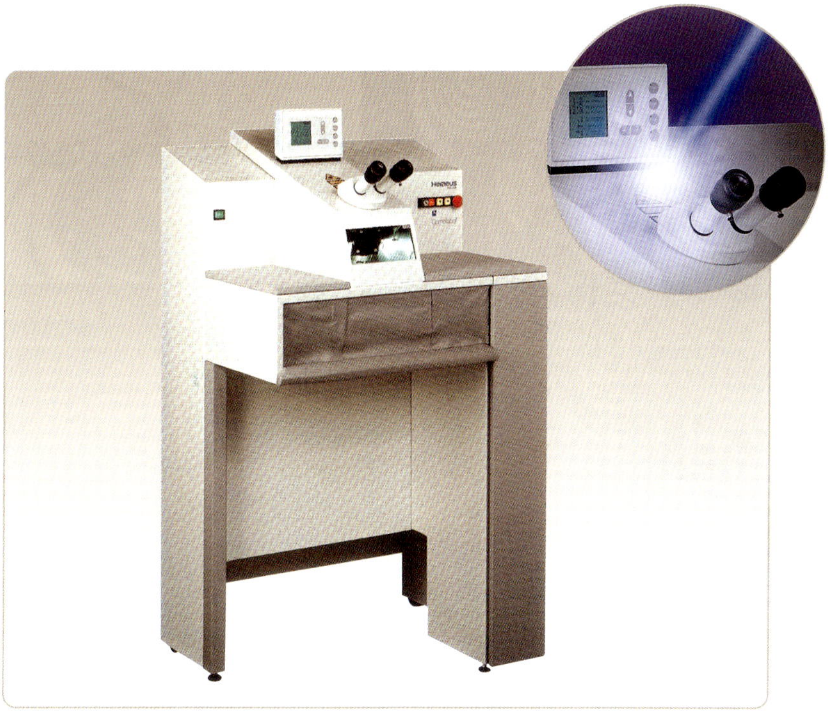

레이저에 관한 이론은 1917년 Albert Einstein이 빛과 매질의 상호작용 연구에서 특정 조건하의 매질에 빛을 비추면 똑같은 파장을 지닌 빛이 더 많이 방출된다는 이론을 제시한 것으로부터 시작되었다고 할 수 있다. 그러나 실제적인 레이저의 개발은 1960년 휴즈 연구소의 Theodore maiman에 의해 이루어졌다. Maiman은 인공 핑크 루비 결정체를 이용하여 강한 펄스의 순수한 적색 빛을 만들어 내었다. 그 이후부터 여러 물질을 매질로 이용하여 다양한 종류의 레이저가 개발되었고 이를 공업용이나 군사용 그리고 의학용으로 사용할 수 있게 되었다.

레이저는 Light Amplification by Stimulated Emission of Radiation의 첫 자를 딴 약어로서 "복사의 자극방출에 의한 빛의 증폭"이라는 뜻이다. 즉, 여기상태의 원자나 분자를 외부에서 자극하여 결이 잘 맞는(파장의 골과 골, 마루와 마루가 일치하는) 빛을 방출하게 함으로서 큰 증폭율로 증폭된 빛이다. 이러한 빛은 직진성이 강하고 한 가지의 색을 가지고 있으며, 매우 강력한 에너지를 낼 수 있는 특징을 가지고 있다.

1) 원리와 용도

레이저 용접기의 용도로는 전자 총, 전자 릴레이(relay), 자기 헤드, 광센서, 모터 부품, VTR 부품 등의 전자, OA 관련 부품, 센서(온도나 압력), 분사 노즐, 발열용 필라멘트 등의 자동차 전장 부품, 시계 부품, 전기 면도기 등의 장식품, 가전 제품, 보석 가공, 진주 가공, 고급 안경테 제조, 각종 티타늄, 정밀 의료기(내시경 등), 미세 전자 부품, 모든 치과 및 치과기공용 금속과 합금 등에 전문적으로 폭넓게 이용되고 있다(그림 5-40).

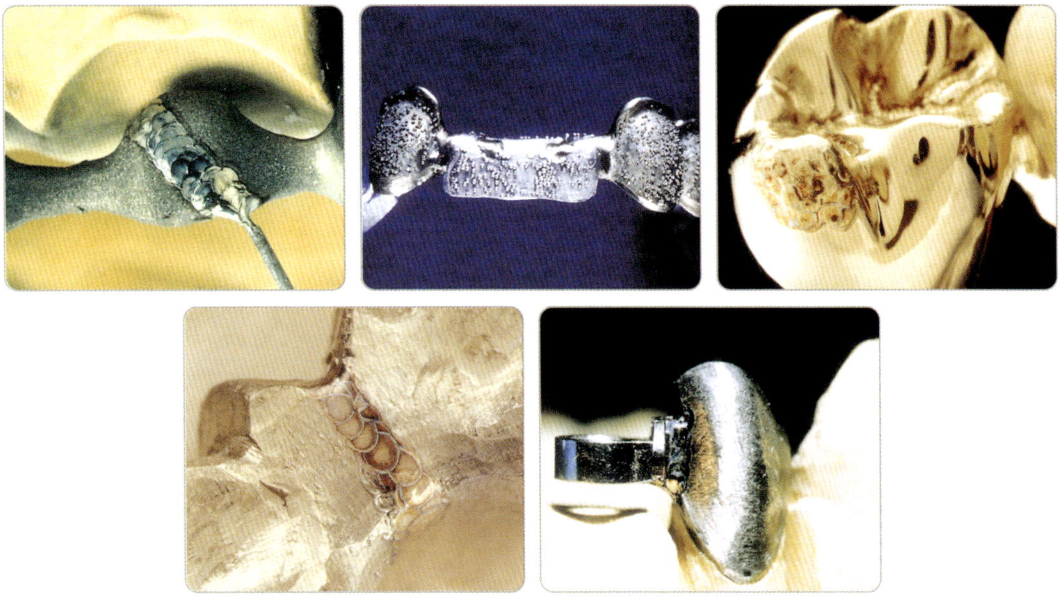

그림 5-40 치과기공에 사용하는 레이저 용접기의 여러가지 용도

일반적으로 형광등이나 네온사인 그리고 백열등과 같은 보통의 모든 광원은 대부분이 자발적 방출을 한다. 자발적 방출을 하는 보통의 광원이 내는 빛은 광원의 무수히 많은 원자가 제멋대로 빛을 방출하여 서로 결이 맞지 않는다. 따라서 N개의 이러한 빛이 더해지면 밝기가 N배로 되어 단순히 N배의 밝은 빛이 된다(그림 5-41).

밀도 반전 상태가 되면 수많은 높은 에너지 상태의 원자 중에 한 개가 외부로부터 펌핑에 의해 광자를 흡수하여 빛을 내게 되고 이것이 주변의 다른 여기 상태의 원자를 자극하여 빛을 내게 되어 두 개의 광자가 또 주변의 두 원자를 자극하여 네 개의 광자가 방출된다. 이러한 과정이 연쇄적으로 일어나 기하급수적으로 결이 맞는 빛의 광자 수가 증가하게 되는데 이를 레이저 발진이라고 한다.

이렇게 하여 레이저가 생성되면 레이저는 레이저 매질의 양쪽 끝에 있는 거울에 의해 왕복 반사되면서 증폭된다. 증폭된 레이저는 한쪽 끝에 있는 빛의 일부를 투과하는 거울을 통해 외부로 나오게 되며, 우리는 이 레이저를 여러 목적으로 사용하게 된다. 이때 생성된 각 레이저의 고유한 파장은 사용된 레이저 매질에 의해 결정된다(그림 5-42).

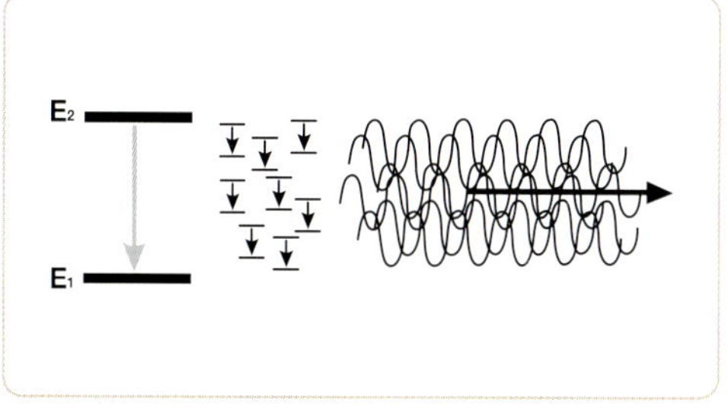

그림 5-41 보통 광원에서의 빛의 밝기

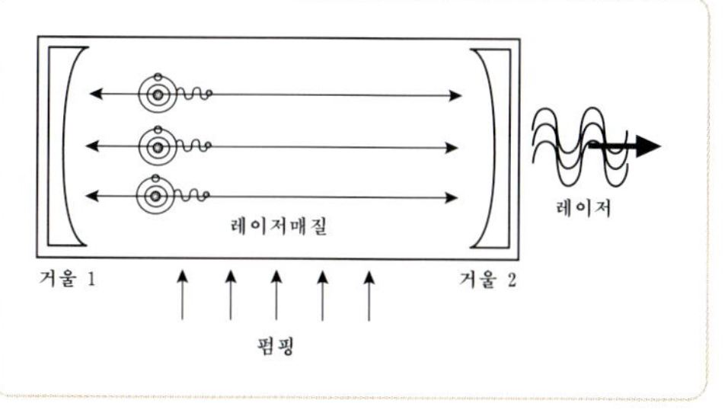

그림 5-42 레이저 발진

광선의 집약이 널리 발전되고 기구들이 만들어져서 치과 기술에의 도입이 가능해지고 경제성을 지니게 되기까지 완전히 한 세대가 걸렸으며, 이러한 상황으로 비추어 볼 때 레이저 기술은 지금이 가장 적기에 도달했다고 할 수 있다.

치과용 합금 작업에서 가장 취약한 부분이 납착이라고 할 수 있는데 납착 시에는 낮은 작업 온도를 유지하기 위해 고려해 주어야 할 몇 가지 사항들이 있다. 재료를 혼합하는 것이 재료들 사이의 잠재적 차이를 자극함으로써 틈새의 부식에 의한 이완이 더 심해지게 되기 때문이다. 이러한 문제점을 해결하고자 사용하는 레이저 용접은 투시 레이저 광선에 의한 전자 제품이나 OA 관련 부품의 금속 접합 부품에 비접촉으로 하여 부품에 흡수시켜 발열을 일으켜 광선(spot) 용접을 할 수 있다(그림 5-43). 역시 레이저 용접은 용해 처리 방식으로서 레이저 광선이 작용하는 물질의 표면에 물질 자체의 열전도나 열의 반사에서 얻어질 수 있는 것 보다 더 많은 에너지(열량)가 공급되는 것을 말한다.

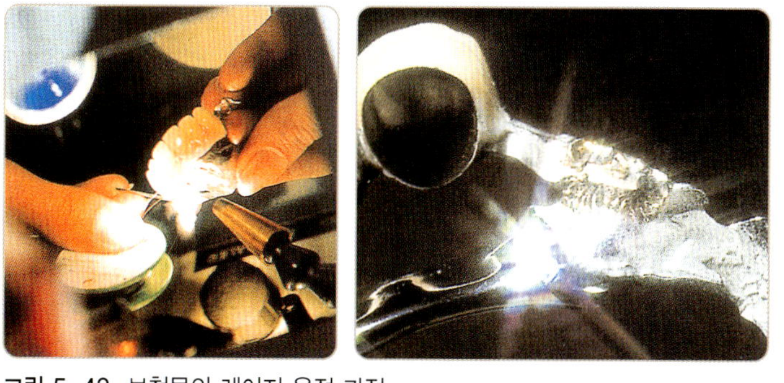

그림 5-43 보철물의 레이저 용접 과정

2) 레이저 용접의 장점

레이저는 빛이 고속 에너지의 광선으로 모아지는데 광선의 직경, 에너지량 그리고 지속 시간의 조절로 광선은 불과 불꽃으로서 미세한 조절이 가능하다.

① 인공 물질이나 세라믹 바로 옆에 부착되거나 용접된 부분들을 직접 용접할 수 있다.

② 열을 받는 부분이 아예 없거나 조금 있을 뿐이다.

③ 접합 부분 동종화로서 용접은 화학적 결합을 만들어 낸다.

④ 접합 부위는 원래 재료와 마찬가지로 80%의 견고성에 이른다.

⑤ 질이 낮은 땜질을 방지한다.

⑥ 부식 내구력을 높여 생체 친화성을 더해 주는 특징을 가지고 있다.

8. 전기 용접 및 납착기(electric weldr)

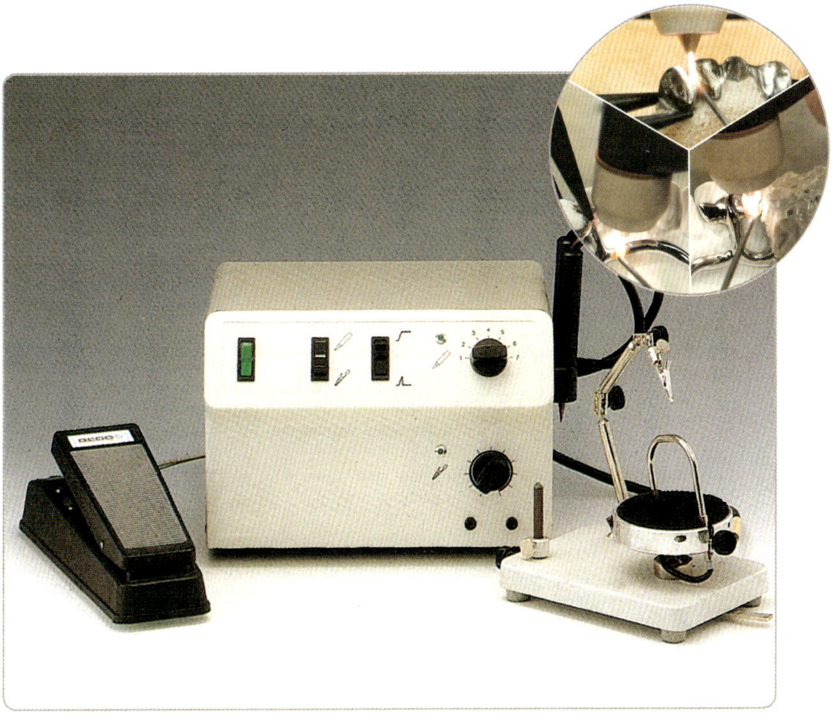

1) 원리와 용도

치과기공 과정 중 주조체의 용접이나 납착에 주로 이용되는 기계이며, 용접 시에 순간적인 전기의 스포트(spot)를 일으켜 분리 되어진 두 개의 구조물을 결합시키는 기계이다.

2) 각부의 명칭(그림 5-44)

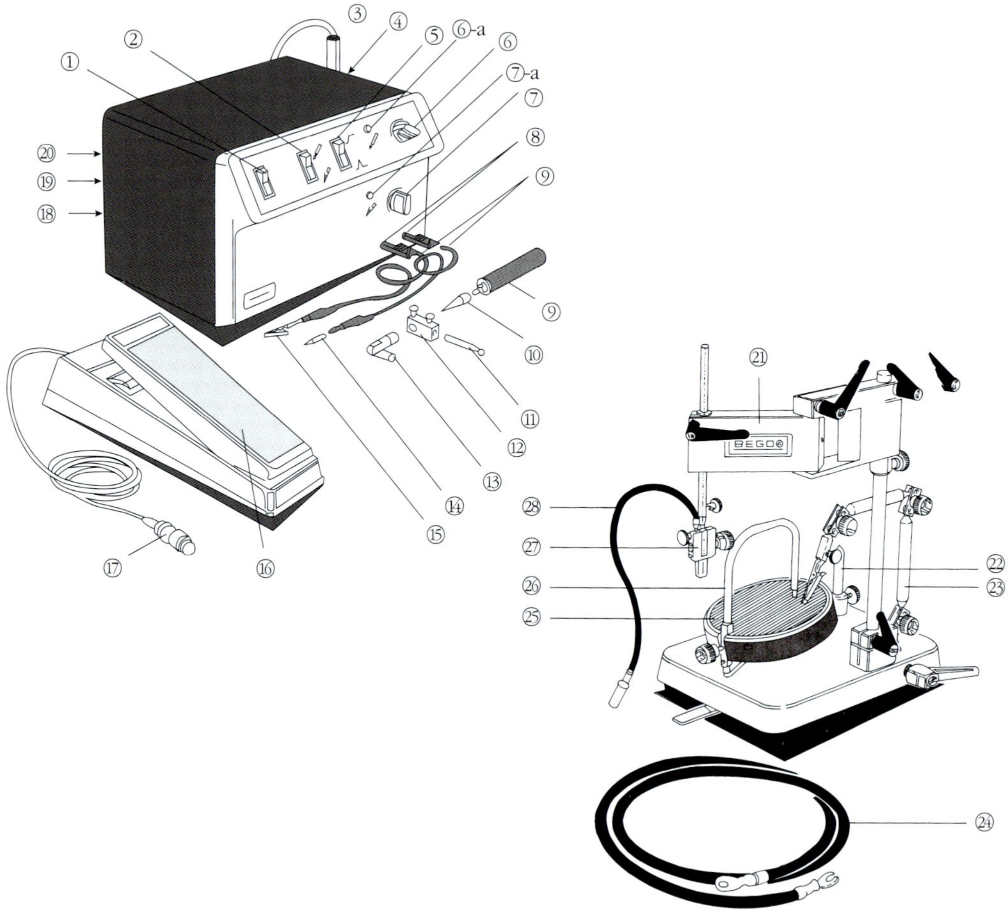

① Main switch ② Mode selector switch(Top:Transformer, bottom:capactive discharge)
③,④ Soldering/transformer welding cables ⑤ Selector switch(Top:Soldering, bottom:welding)
⑥ Transformer welding control knob ⑥-a Transformer welding indicator light
⑦-a Capactive discharge welding indicator light ⑦ Capactive discharge welding control knob
⑧ Sockets for ⑨ Capactive discharge welding cables
⑩ Copper soldering/transforming welding electrode ⑪ Carbon soldering electrode
⑫ Adapter for ⑪,⑬ Holder ⑭ Soldering copper ⑮ Pin set ⑯ Foot plate ⑰ Foot connector
⑱ Foot hole ⑲ Fuse ⑳ Fuse table ㉑ Parallel holder ㉒ Fixed carbon electrode
㉓ Holding arm ㉔ Connecting cable ㉕ Turntable ㉖ U-clamp
㉗ Attachment welding electrode ㉘ Cable of the attachment welding electrode

3) 사용법

용접하는 동안 용접 포커스의 세기는 전압 조절기를 통하여 조절할 수 있으며, 포커스는 발판 스위치를 통해 제동되어지거나 조절할 수 있다.

(1) 변압 용접(그림 5-45)

선택 스위치를 "전극(electrode)" 위치로 설정하고 각 부분이 견고하게 결합이 되도록 해야 하며, 용접하고자 하는 위치는 작업대나 보조기를 사용해야 한다. 용접은 가장 얇은 부분에 3~4회에 걸쳐서 해주면 강하게 잘 될 수 있으며, 곧 바로 다른 하나를 용접할 수 있다.

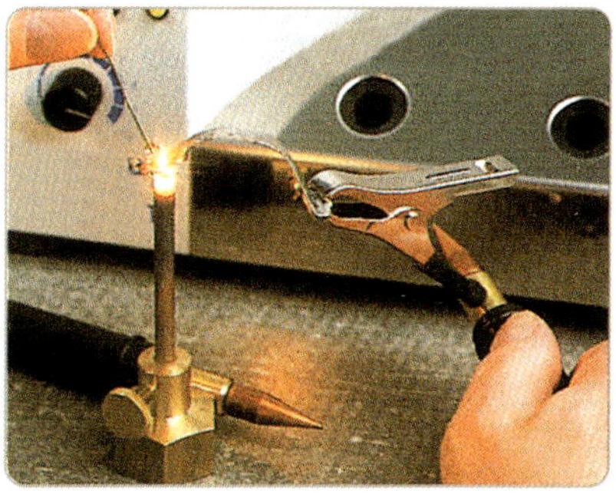

그림 5-45 변압 용접

(2) 방전 용접(그림 5-46)

용접기와 용접물 사이에 전자 에너지가 활 모양으로 쏴주기 때문에 압력 없이 누르거나 살짝 띄어서 용접할 부분에 적합하다. 용접 시에 용접된 부분을 강화하고자 한번 더 용접해 줄 필요는 없다. 왜냐하면 방전 용접은 변압 용접보다 관통 깊이와 전기적인 에너지가 더 크기 때문이다.

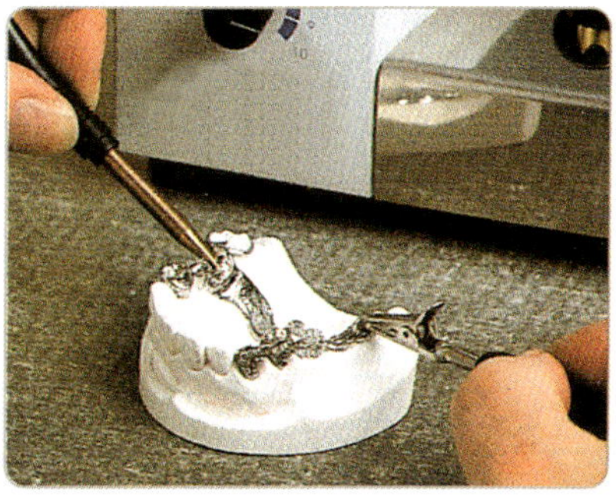

그림 5-46 방전 용접

(3) 납착

납착은 변압 용접 방식으로 실행하는데 납착할 부분에 용접기를 갖다대어야 한다. 계속적인 전류의 세기가 가장 얇은 부분에서 열을 받으며, 전원의 세기는 발판 스위치로 조절하여 이용한다.

납착이 끝나면 회전식 숫돌로 기계를 청소하고 외관을 보존하며, 산화물은 피하고 용접 구리는 숫돌이나 사포로 문질러서 보관하도록 한다.

4) 고장 점검과 수리(표 5-7)

문제	점검
전력이 이상할 경우	- 주전원 연결 확인 - 퓨즈 점검 - 접속구 확인 - 스위치 위치 확인(작업 지시등)
용접 포커스 이상할 경우	- 압력을 저하시켜 줄 것 - 용접 주변 청소
납착이 이상할 경우	- 스위치 위치 확인 - 작업대 설치 확인 - 콘덴서 방전

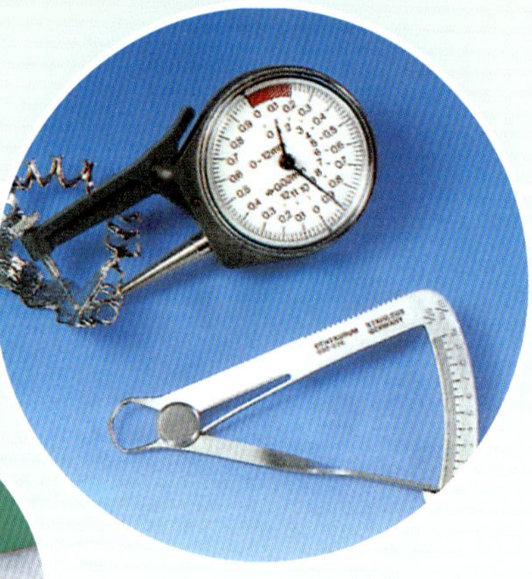

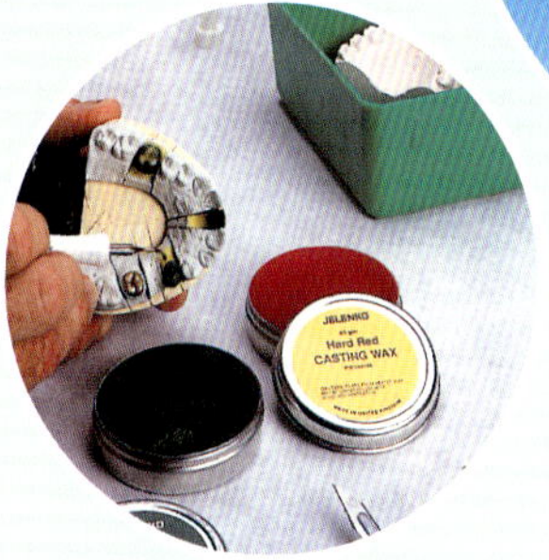

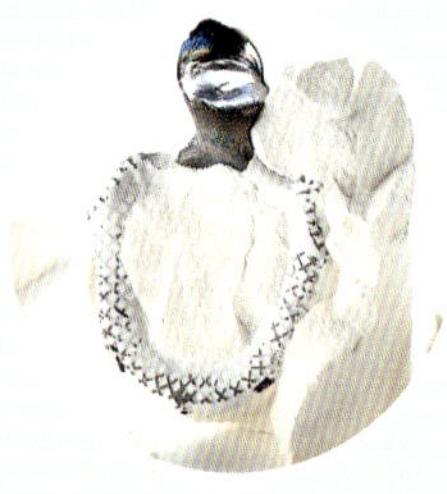

Chapter 06

치과기공에 사용하는 기구

Chapter 06 치과기공에 사용하는 기구

1. 석고 칼(plaster knife)

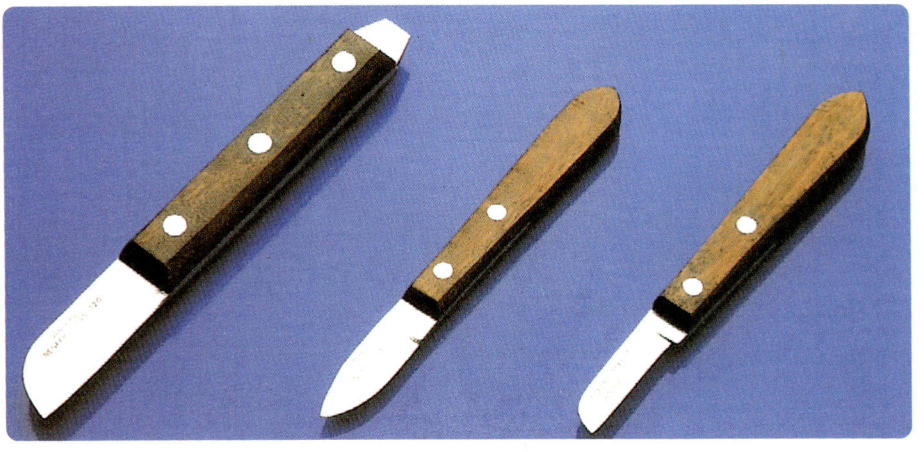

그림 6-1 석고모형을 깍을 때 사용

석고 칼은 석고 모형을 깎을 때에 사용하는 칼이며, 석고를 깎기 위해서는 용도에 따라 크기를 골라서 칼을 사용하여도 무방하다(그림 6-1).

석고는 습기가 있으면 가수 분해되어 ($CaSO_4 + 2H_2O \rightarrow Ca(OH)_2 + H2SO_4$) 비교적 약한 염기의 $Ca(OH)_2$와 강산 H_2SO_4가 생성되므로 다소나마 부식성이 있다. 때문에 석고 칼뿐만 아니라 철로 만들어진 기구는 석고가 묻은 대로 방치해 둘 경우 녹이 쓸기 때문에 사용 후에는 석고를 완전히 제거한 뒤에 건조시켜 두어야 한다.

2. 석고 집게(plaster pincers)

주조 후 매몰재나 온성 후 매몰재를 제거할 때 주로 이용되는 기구이다.

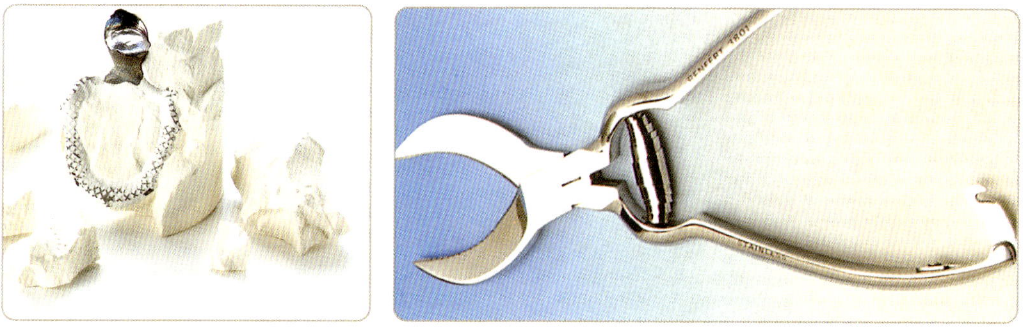

그림 6-2 매몰재를 제거 시 사용

3. 분젠 버너(bunsen burner)

왁스를 연화와 용융 그리고 여러 가지 기구를 가열할 때에 분젠 버너가 사용되며, 우측 원판에 손을 올리면 불꽃이 커지도록 되어 있어 손의 압력으로 적당하게 불꽃을 조절하여 이용할 수는 있는 장점을 가지고 있다. 그러나 가스를 이용하기 때문에 조심스럽게 다루어야 하며, 작업을 끝냈을 때에는 반드시 가스 밸브를 차단시켜 주어 안전사고에 대비하여야 한다.

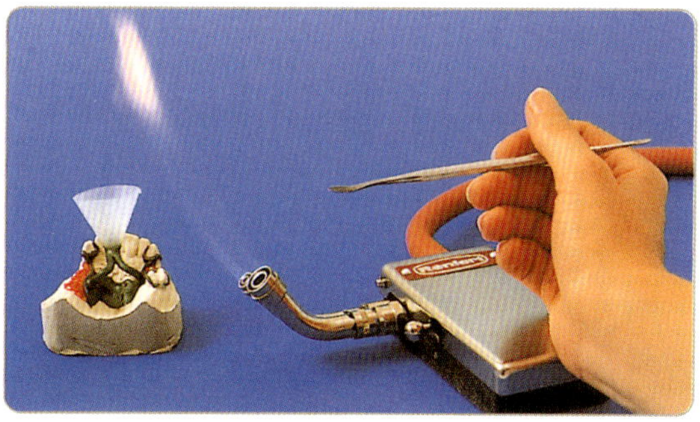

그림 6-3 wax를 용융시 사용

4. 왁스 기구(wax instrument)

납형 형성에 사용되는 기구로써 여러 가지 형태의 것이 있으며, 몸체에 붙어 있는 주름 모양의 굴곡은 열을 방산하는 작용이 있으므로 분젠 버너로 가열을 하여도 열이 손으로 잘 전달되지 않도록 되어 있다. 방열부(放熱部)가 붙어 있는 기구의 head 부위는 일반적으로 내열강으로 만들어져 있으므로 빨갛게 달구는 정도로 가열을 하지 않는 한 모양이 변형되지 않는다.

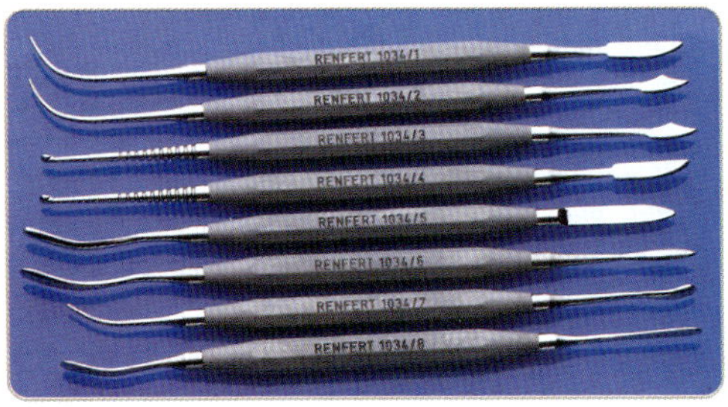

그림 6-4 일반적인 wax 조각도

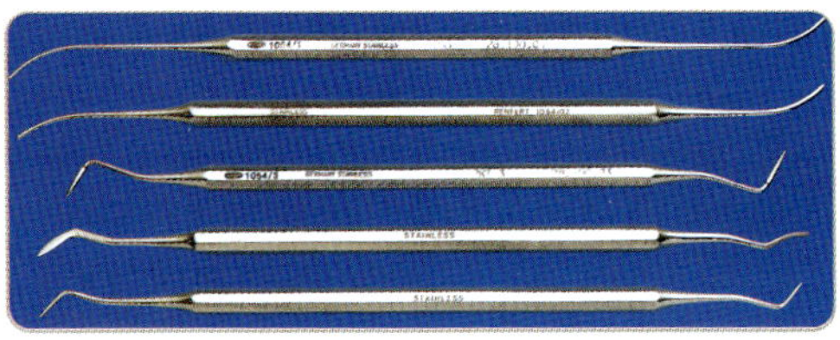

그림 6-5 Pk Thomas instrument

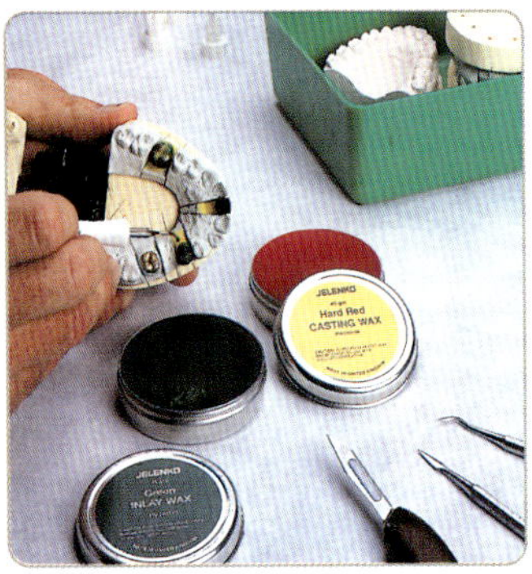

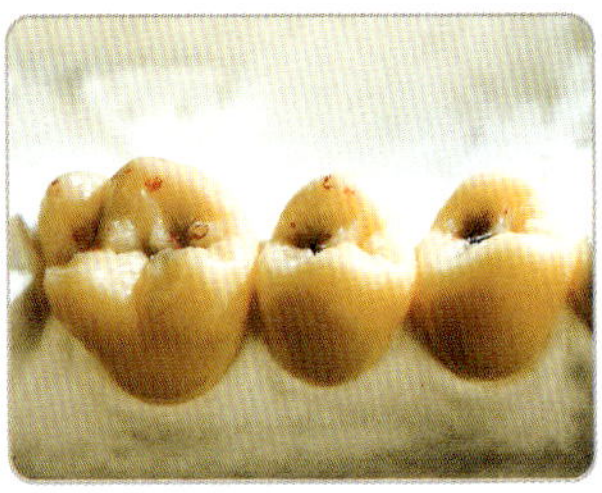

그림 6-6 cone technigue를 이용하여 제작된 납형

5. 플라이어(집게, plier)

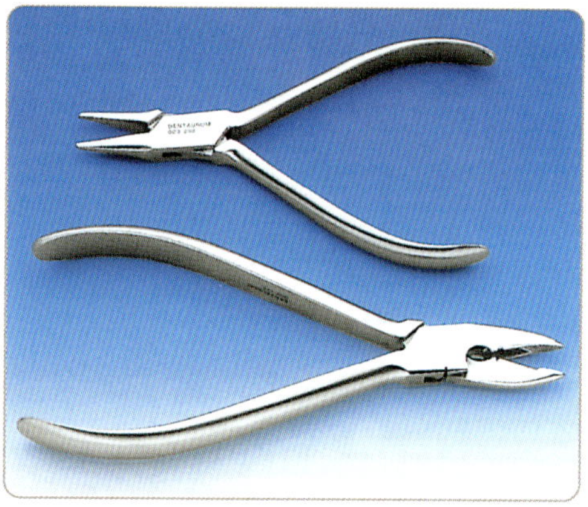

그림 6-7 여러 형태의 플라이어

플라이어는 금속선(wire)이나 판을 가공할 때에 이를 유지하기 위한 일종의 보조 기구로 생각하면 된다. 따라서, 가공을 할 때에는 한쪽 손에 플라이어를 쥐고 선이나 판을 일정한 힘으로 잡은 뒤 다른 쪽 손으로 구부리면 된다.

플라이어의 선단 부분과 몸체 부분은 축수(軸受: 축 받침대, 베어링)를 지점으로 한 지렛대이기 때문에 유지력을 강하게 하기 위해서는 몸체 부분을 길게 하여야 한다. 또, 플라이어에 가해지는 휘어지려는 힘은 축수에 가까워질수록 커지므로 축수에 가까운 부분은 폭을 넓고 두껍게 하여 쉽게 휘어지지 않도록 되어 있다.

얇고 가는 플라이어로 두꺼운 선이나 판을 무리하게 구부리면 선단 부분이 벌어져서 사용할 수 없게 되므로 용도에 맞는 적합한 것을 사용하여야 한다.

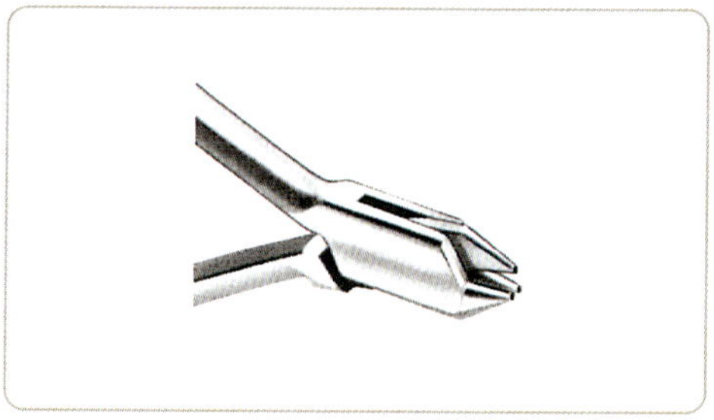

그림 6-8 aderer plier

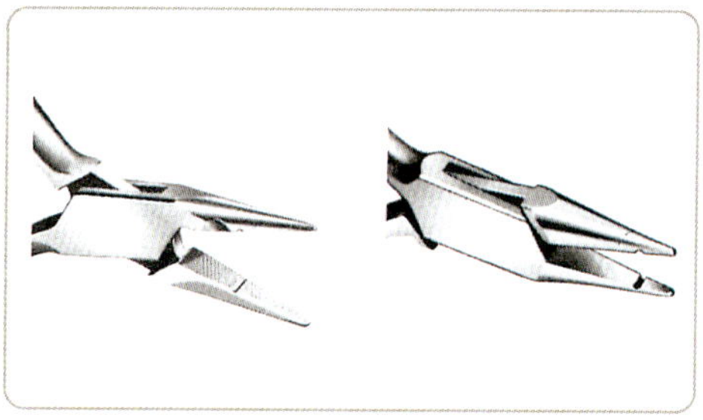

그림 6-9 pointed jaw pliers

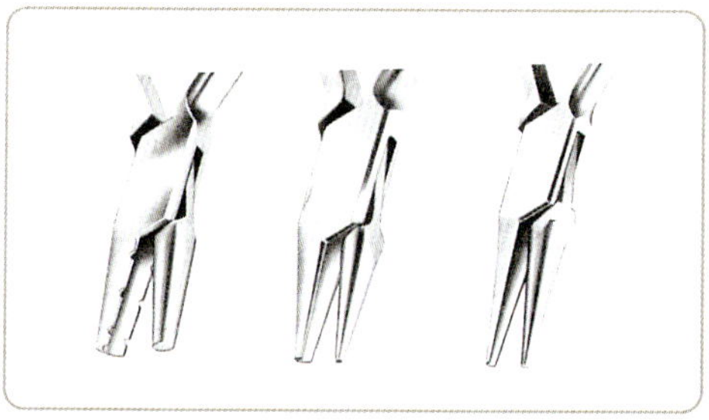

그림 6-10 loop forming pliers

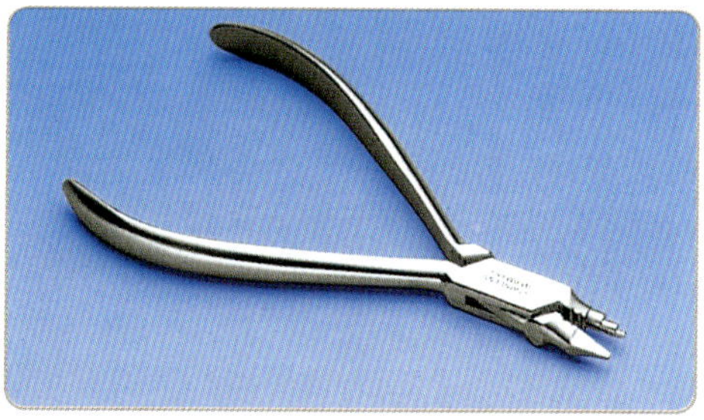

그림 6-11 young loop bending plier

6. 금속 가공에 주로 사용되는 기구류

1) 가위(scissors)

금관 가위라고 불리는 것으로써 섬세한 세공을 할 때에 주로 사용되며, 금관 가위에는 선단이 구부러져 있는 굴곡 가위와 선단이 직선으로 되어 있는 직선 가위가 있다. 그리고 가장 자리가 톱니 모양으로 되어 있어 홈이 깊어 자르기가 어려운 경우에 이용하는 가위도 있다.

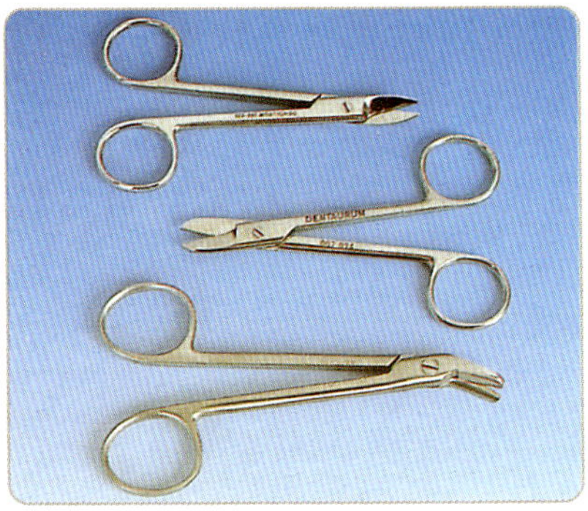

그림 6-12 가위류

2) 핀셋(pinset)

기공물이나 납형을 잡을 때에 주로 사용하며, 가장 많이 사용되고 있는 것은 직선형 핀셋과 굴곡형 핀셋이다. 직선용 핀셋은 주로 도재 소성 시에 이용되며, 용도에 따라 맞게 이용한다.

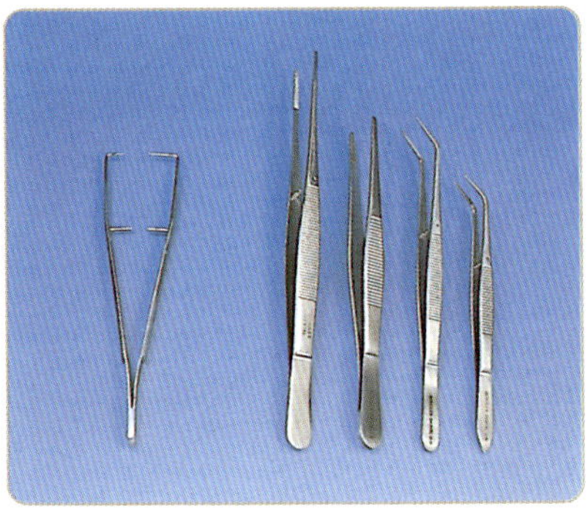

그림 6-13 핀셋류

3) 망치(hammer)

부드러운 것에 흠집을 내지 않고 두드릴 때나 도재 축성 시에 흡수된 수분을 빼내기 위해 외부에서 약간의 진동을 주고자 할 때 주로 사용한다. 손잡이가 나무이거나 금속으로 제작되어 있으며, 모터를 이용한 소형 망치가 있다.

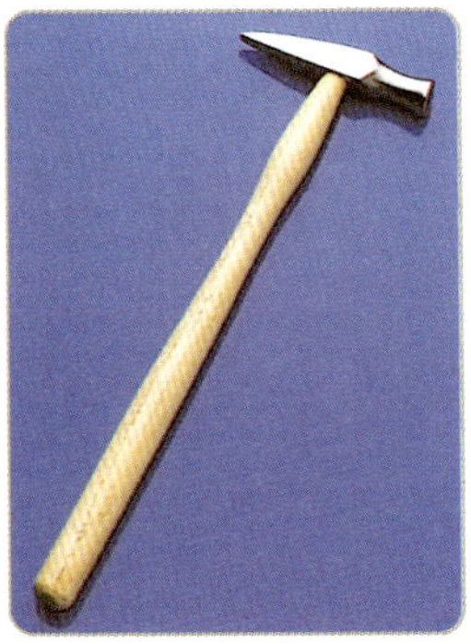

그림 6-14 망치

4) 캘리퍼스(calipers)

자를 사용하는 것보다 더욱 정밀하게 측정하고 싶을 때에 사용하는 기구이며, 물체의 길이, 두께, 외경, 내경, 깊이를 측정할 수가 있다. 캘리퍼스는 0.025mm~5mm까지 측정할 수 있으며, 눈금은 mm로 구성 되어 있다

크라운이나 의치상의 두께를 측정할 때에 디바이스를 사용하는데 금속 측정용과 왁스 측정용이 따로 있다(그림 6-16). 구분하는 방법은 측정용 팁이 무딘 것이 왁스 측정용이고, 반대로 팁이 날카로운 것이 금속 측정용이다.

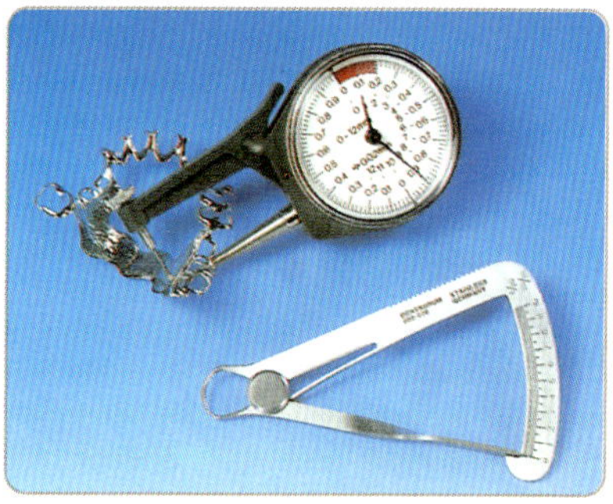

그림 6-15 캘리퍼스와 디바이스

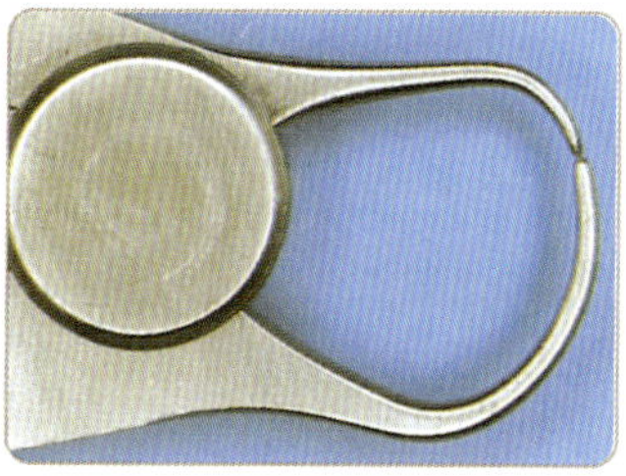

그림 6-16 a 금속용 디바이스

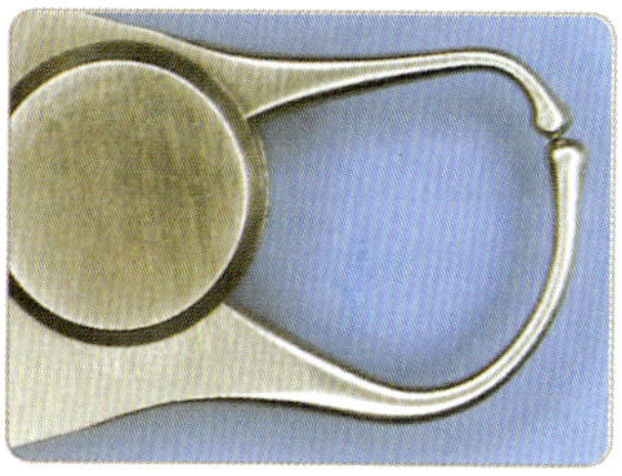

b 왁스용 디바이스

5) telegrip

이중 구조관의 내관을 외관으로부터 빼낼 때에 사용하는 기구이며, 끝 부분에 거친 흠집을 파 놓거나 다이아몬드 팁을 끼워서 사용하기도 한다. 사용 시에 주의할 사항으로는 내부로 부터 파지력을 너무 강하게 하면 외관이 변형될 수도 있으므로 주의해야 하며, 삽입 착탈로 팁이 마모될 경우에는 교체 사용할 수 있는 것을 선택하는 것이 바람직하다.

Keramogrip은 도재 소성 시에 bridge work일 경우에 주로 이용하며, 그 외로 telegrip과 telescope pliers, jacket-grip이 있다.

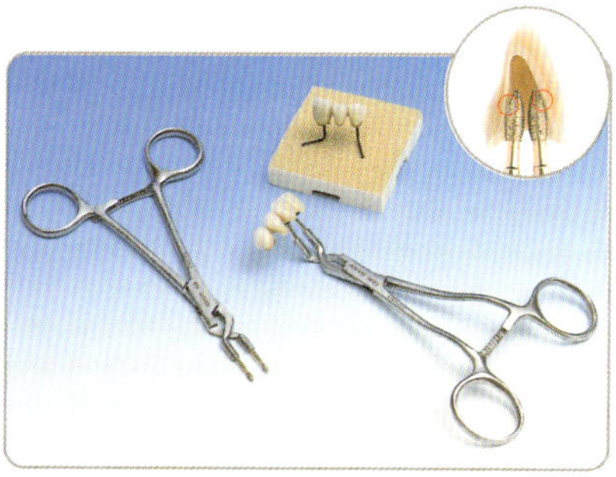

그림 6-17 a bridge 소성시 이용

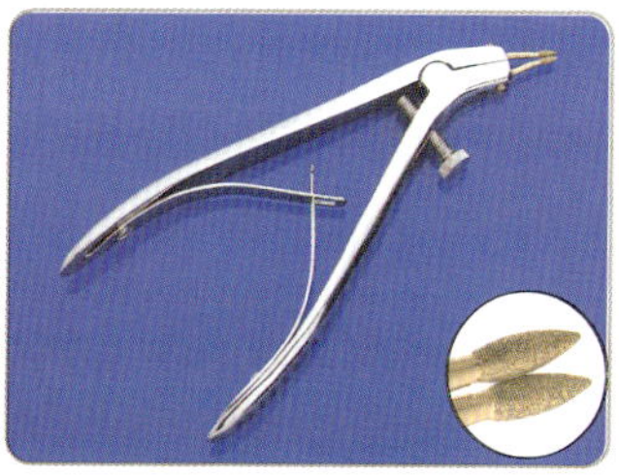

b 이중구조관에 이용

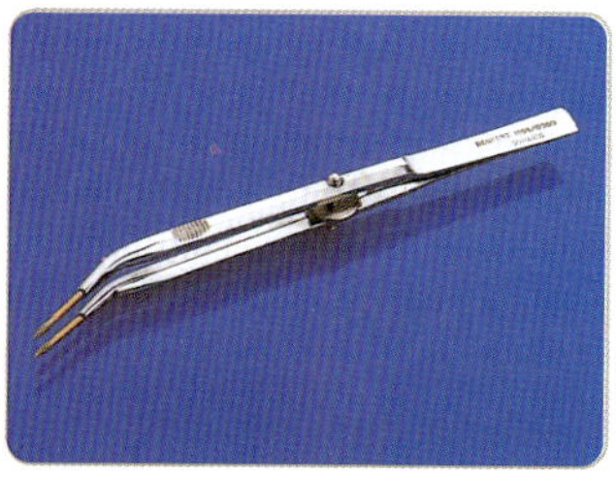

C jacket crown에 이용

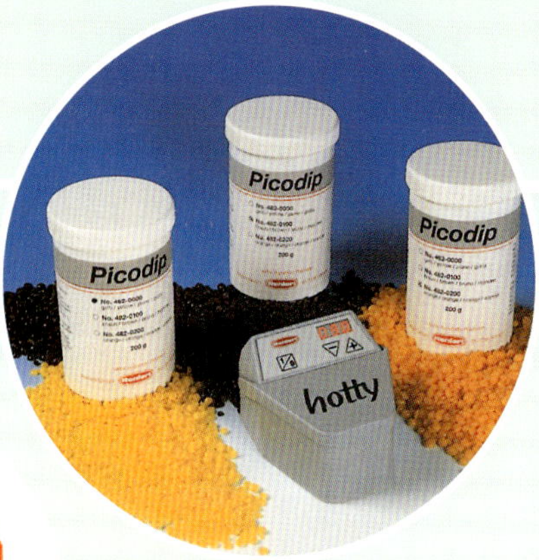

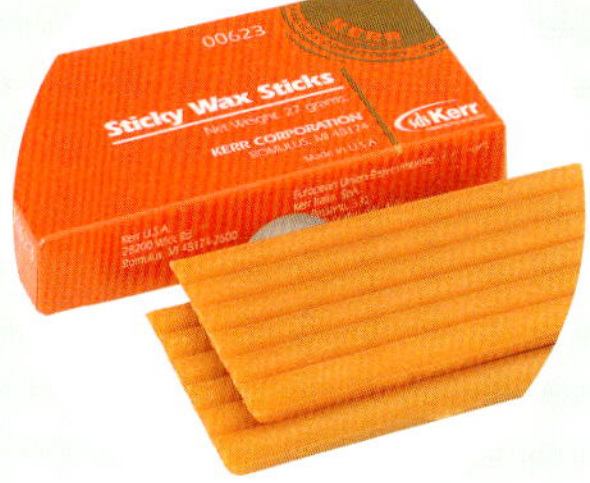

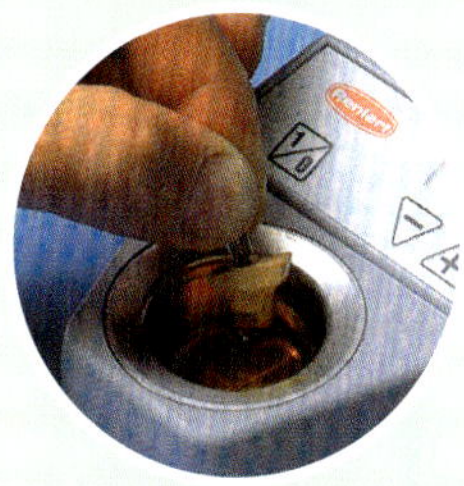

Chapter 07

왁스

Chapter 07 왁스

치과기공 과정 중에 납형을 제작할 때에 직접 혹은 간접으로 이용되며, 용도에 따라 여러 가지의 왁스가 있다.

1. 스티키 왁스(stick wax)

천연 수지와 납(蠟)이 주성분이며, 가열하면 점착성이 있는 액체가 되고 점착성이 좋으므로 각종 재료의 가착과 다목적으로 사용할 수 있다. 이 왁스는 한번 점착이 되면 열을 가해도 제거하기 어려움으로 납형에 붙이는 부분에는 파라핀 왁스로 메꾸고 그 위를 왁스로 보강하는 것이 좋다. 온도가 내려가면 스티키 왁스가 부서져 가착된 부분이 떨어지기 쉬우므로 사용 시에 주의를 요해야 한다.

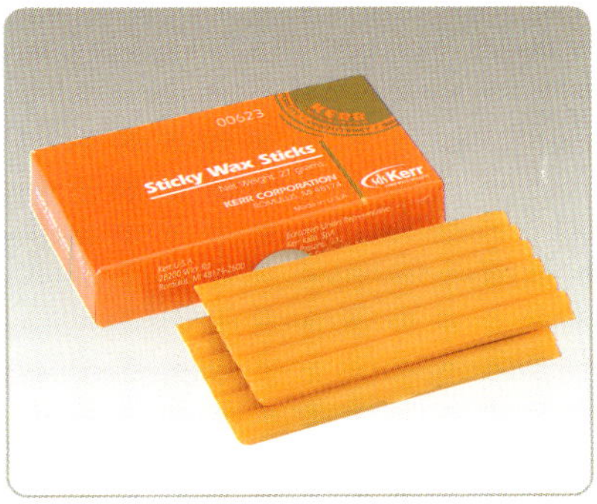

그림 7-1 스티키 왁스

2. 베이스 플레이트 왁스(base plate wax)

석유에서 분류하여 얻은 중유를 냉각했을 때 얻어지는 것이며, 여러 가지의 선상 탄화수소의 혼합물이다. 정제한 것은 무색 무취로써 융점이 45~65℃이며, 비중이 약 0.9 %의 고체이다. 파라핀이 주요 성분이므로 파라핀 왁스라고도 하는데, 주로 기공과정에서 납의치 제작용 왁스나 치은 형성 시에 주로 이용되고 있다.

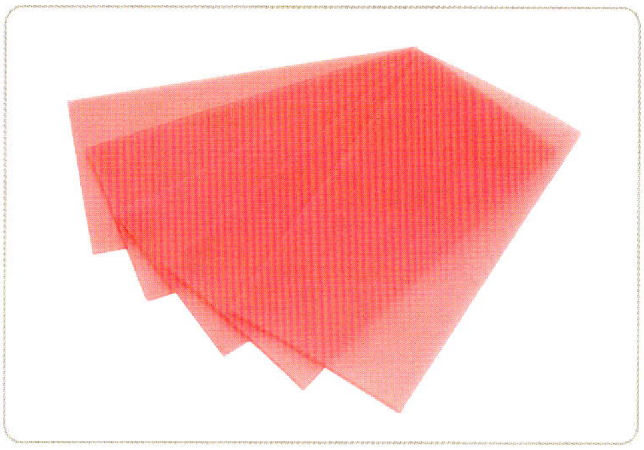

그림 7-2 베이스 플레이트 왁스

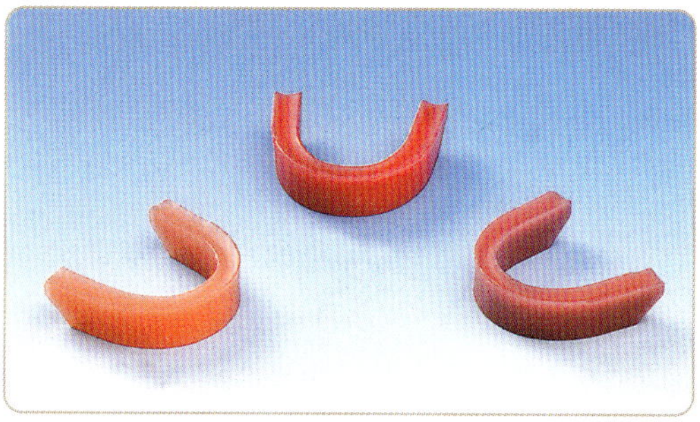

그림 7-3 교합제에 사용

3. 주조용 왁스(inlay casting wax)

간접법용 인레이 왁스이며 연화 온도가 낮아 납형 제작이 용이하여 작업하기가 매우 편리한 왁스이다(그림 7-4). 납형 제작 시 왁스는 파랑, 녹색, 빨강색을 갖고 있어 치형과 대조되어 쉽게 구별되어야 한다.

인레이 왁스의 요구 조건으로는 첫째, 가열시 조각이 나거나 박편으로 갈라지지 않고 매끄럽게 유지되면서 쉽게 흘러야 한다. 둘째, 냉각 시 견고해야 하며, 변형되거나 더럽혀짐이 없이 정교하게 조각할 수 있어야한다.

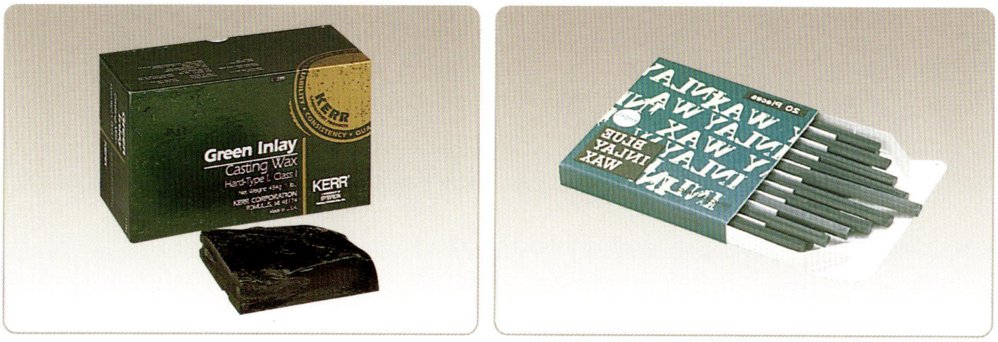

그림 7-4 주조용 인레이 왁스(block형, stick형)

4. 모델링 왁스(modeling wax)

대체적으로 납형 제작 시 이용되며, 용도에 따라 다용도와 교합 그리고 치경부로 구분되는데 부위별로 선택해서 이용할 수 있는 장점을 가지고 있는 왁스이다.

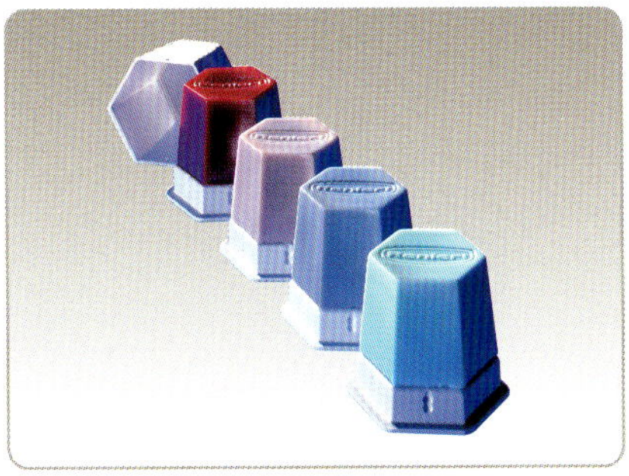
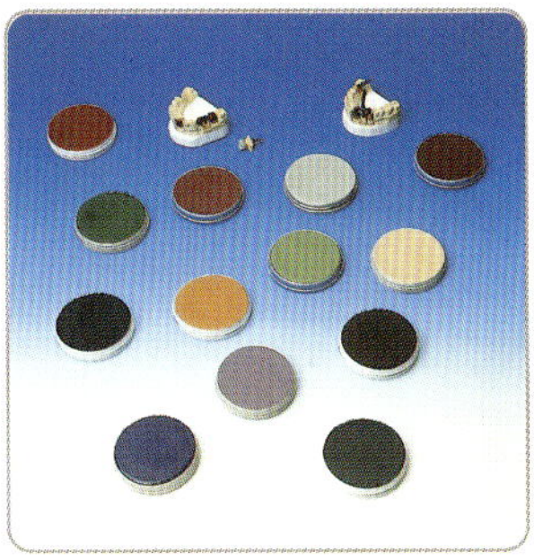

그림 7-5 다양한 모델링 왁스

5. 칼라 왁스(color wax)

4가지 색으로 구성되어 있어 납형 제작 시 구분할 수 있는 왁스이기 때문에 주로 P.K.T 조각도를 이용한 cone technique을 이용한 납형제작 시에 사용한다.

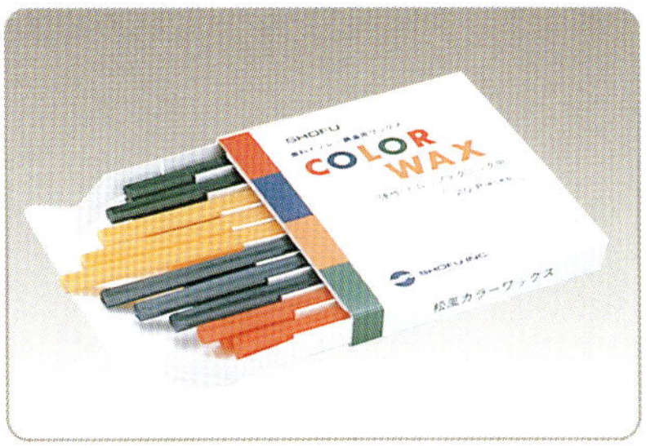

그림 7-6 칼라 왁스

6. 교합 채득용 왁스(check bite wax)

치아 삭제 후 교합 채득용 전용 왁스로 안정된 교합 채득을 할 수 있으며, 판상으로 제작되어 있다.

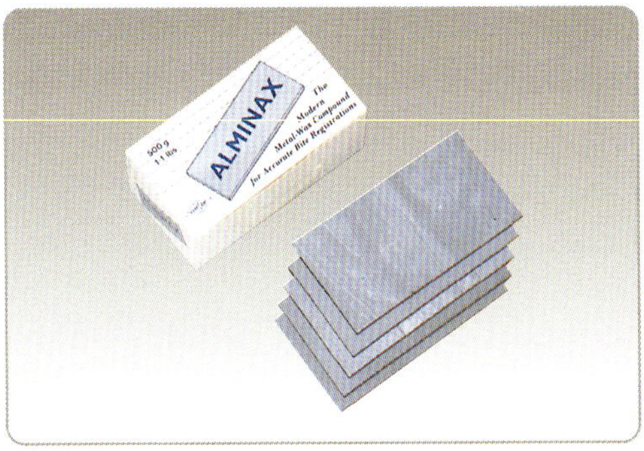

그림 7-7 교합 채득용 왁스

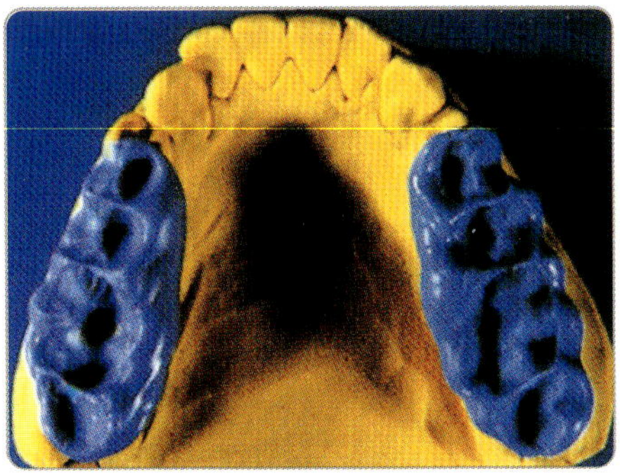

그림 7-8 왁스에 의해 교합면 채득

7. 디핑 왁스(dipping wax)

under coating 왁스로써 치형 상에 얇고 동일한 두께의 막을 형성할 수 있는 왁스이며, 수축이 거의 없어 착탈 시에 wax coping이 단단하여 변형이 없는 정확도가 매우 높은 왁스이다. 적당한 작업 온도는 90℃이며, 용융된 디핑 왁스 내부에 넣어다가 뺀 다음에는 제일 마지막에 빠져 나온 부위가 왁스가 뭉쳐져 있기 때문에 조각도를 가열하여 기포를 제거해 주어야 한다.

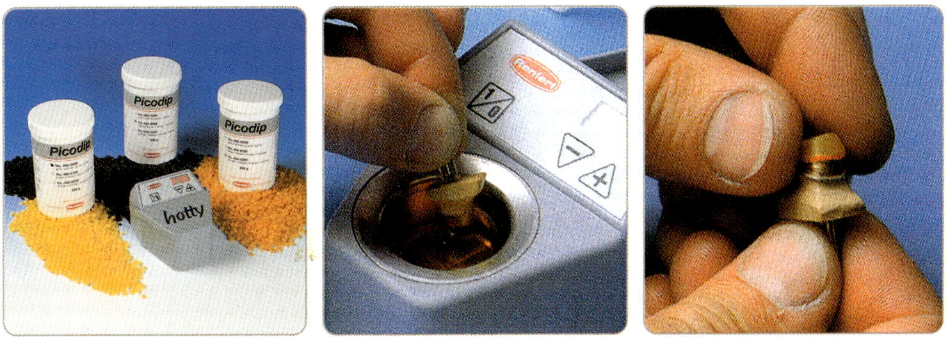

그림 7-9 디핑 왁스와 디핑 과정

8. 접착성 왁스(self adhesive wax)

왁스에 접착재가 묻어 있어 모형에 적합이 잘되고, 기성품으로 클라스프(Clasp)나 세들(Saddle)이 미리 제작되어 있기 때문에 간편하게 내화성 모형에 붙여 왁스 업을 할 수 있다.

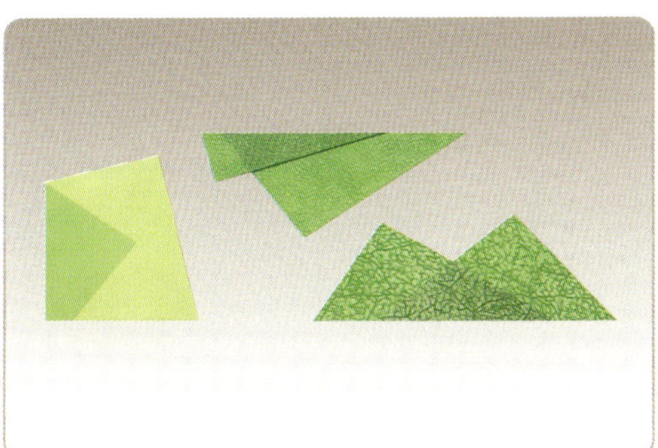

그림 7-10 접착성 왁스

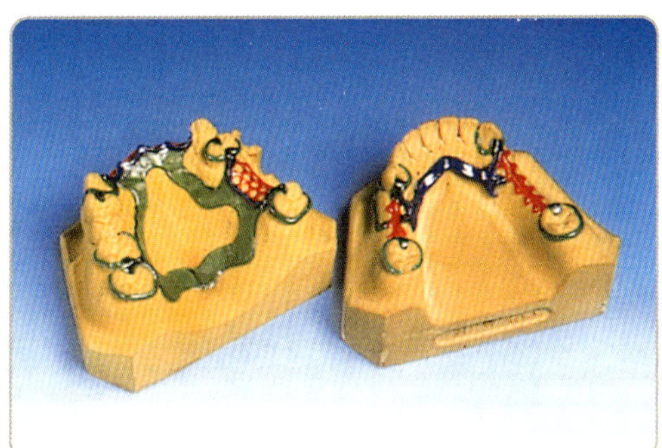

그림 7-11 왁스를 이용하여 완성된 RPD

9. 리테이너 왁스(retainer wax)

매몰할 내화성 모형에 적합하여 사용하며 뛰어난 리테이너 역할을 하는 왁스이다.

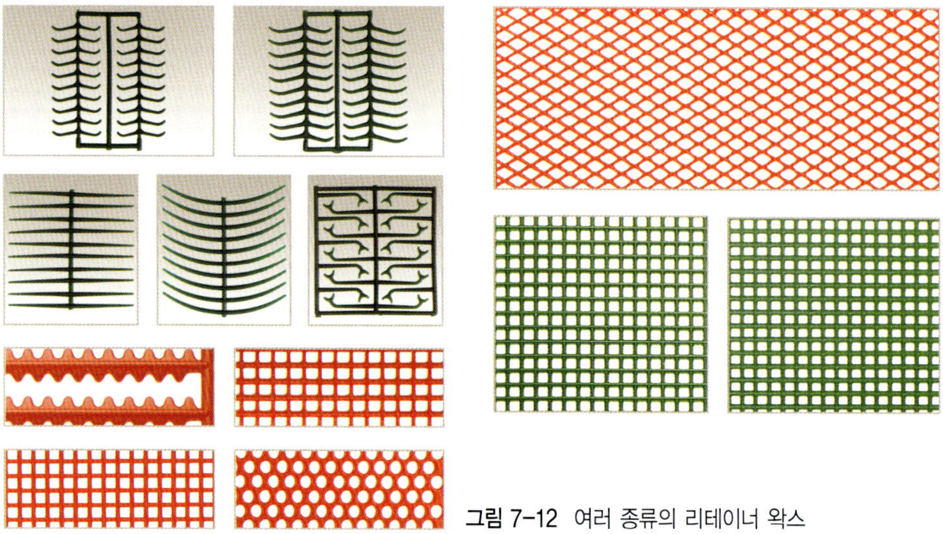

그림 7-12 여러 종류의 리테이너 왁스

10. 밀링 왁스(milling wax)

이중관 제작 시에 내관의 납형에 절삭을 하고자 할 때 이용되는 왁스로서 어느 정도 열에 저항성이 높다.

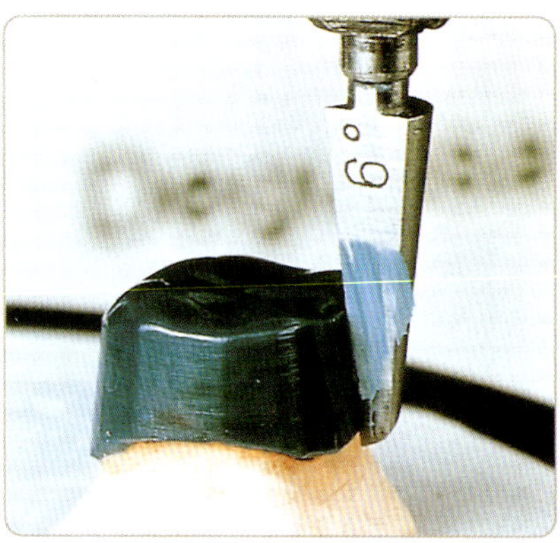

그림 7-13 밀링 왁스의 밀링

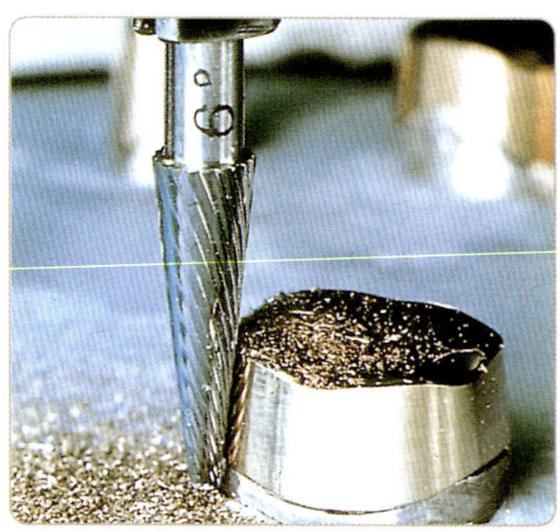

그림 7-14 금속의 밀링

11. 주입선 왁스(sprue wax)

납형을 제작한 다음에 매몰하기 위하여 주입선을 설치할 때 이용되는 왁스이다. 주입선은 납형을 치형에서 빼낼 때 도움이 되며, 주조 시에 용융 금속이 유입되는 주입구의 역할을 한다.

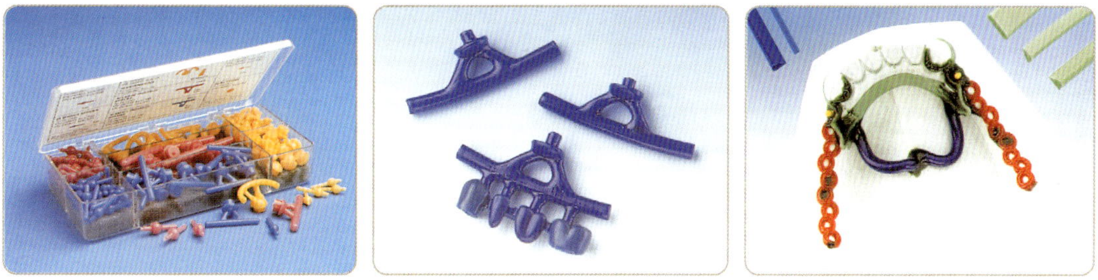

그림 7-15 여러 형태의 주입선 왁스

12. 교합 조정용 왁스

교합시 접촉 상태를 확인하고 자연치나 크라운, 인레이, 의치의 교합면 수정 시에 주로 이용되는 왁스이다.

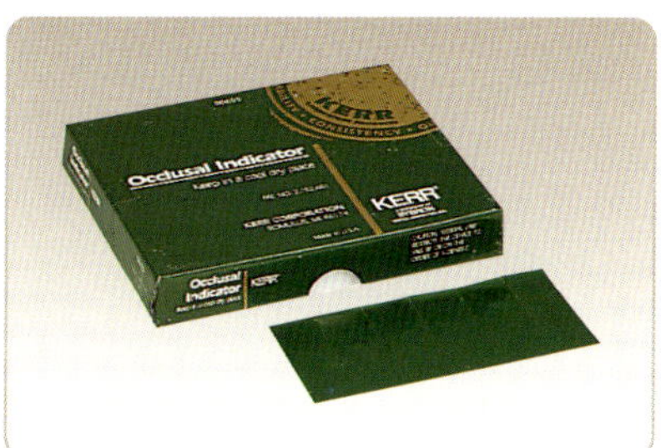

그림 7-16 교합 교정용 왁스

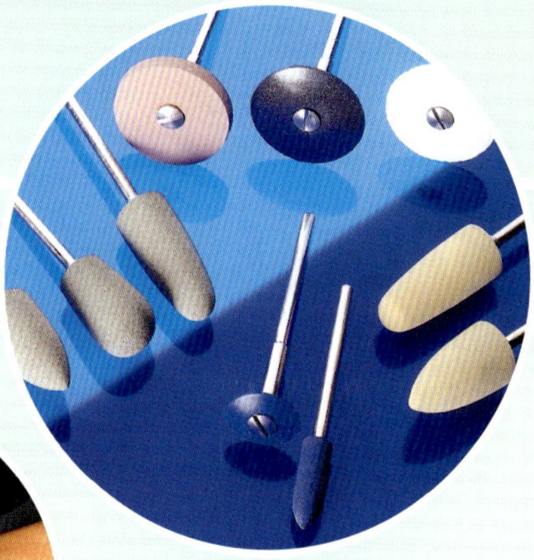

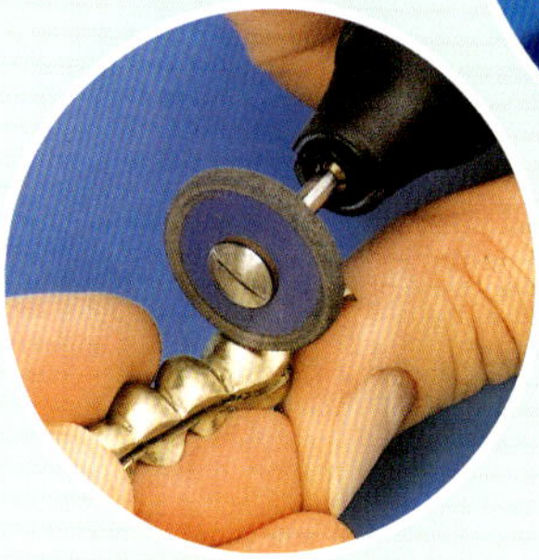

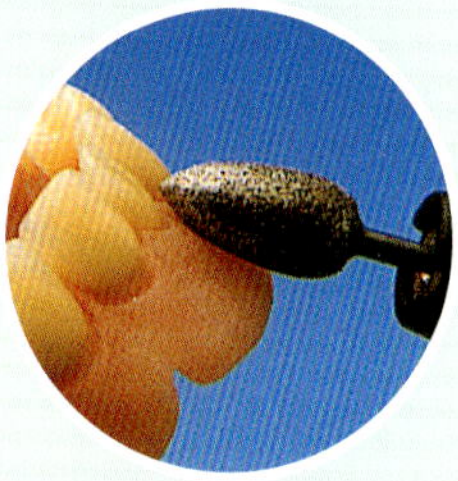

Chapter 08

연마

Chapter 08 연마

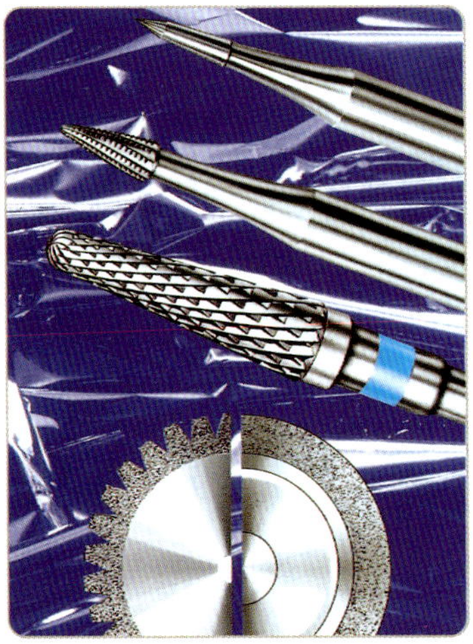

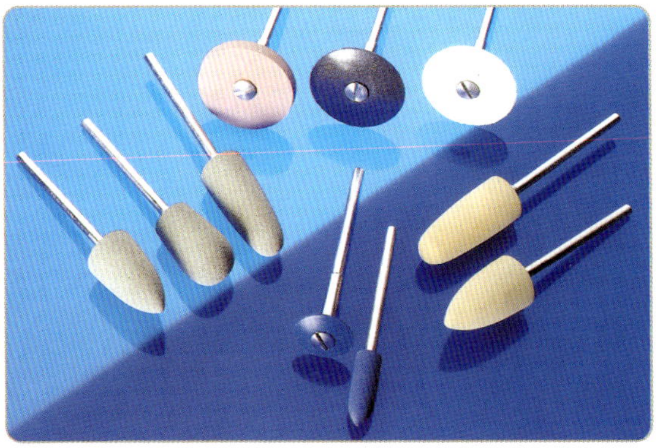

주조 과정을 거친 치과기공물은 표면에 요철이 있으며 가공 시에도 생긴 상처가 있으므로 bur을 이용한 절삭하거나 연삭재나 연마재를 사용한 연마, 광택 내기 작업을 통하여 광택을 내어 마무리를 하여야 한다.

1. 연마재의 종류

1) 다이아몬드(금강석, diamond)

공업용 다이아몬드는 Mohs 경도가 10으로써 연마재 중에서 가장 단단하고 강하므로 가장 효과적인 연마재이지만 가격이 비싼 것이 흠이다.

2) 카보런덤(탄화 규소 연마재, carborundum)

규소 탄화물(SiC)이며, Mohs 경도가 9~10이기 때문에 단단한 것도 연마할 수 있는 장점이 있기 때문에 가장 많이 사용되고 있는 연마재 중 하나라고 할 수 있다. 탄화물(carbide)에는 단단하고 강한 것이 많으며, 티탄, 붕소, 질코늄의 탄화물도 연마재로써 사용되기도 한다.

3) 금강사(emery)

천연산화 알루미늄(Al_2O_3)이며, Mohs 경도가 7이기 때문에 단단한 금속 연마에 주로 이용되며 강옥(Corundum) 이라고도 부른다.

4) 루주(광택재, rouge)

산화철(Fe_2O_3)는 Mohs 경도가 6으로써 금속의 최종 광택 내기에 주로 사용된다.

5) 산화 크롬

cromium oxide(Cr_2O_3)는 Mohs 경도가 9이기 때문에 단단한 금속의 광택 내기에 주로 사용된다.

6) 규토(실리카, silica)

SiO_2(silica)와 석영을 잘게 부순 것으로써, Mohs 경도가 7이기 때문에 일반 금속이나 레진 연마에 주로 사용되는데, 이것과 닮은 모래 중에서 가네트(Mohs 경도 6.5~7.5), 트리폴리(Mohs 경도 7)도 사용되기도 한다. 그러나 강가의 모래는 각이 마모되어 둥글므로 연마에는 적합하지 않다.

7) 경석분(輕石紛)

경석을 잘게 부순 것으로써 Mohs 경도가 6이며, 금속이나 레진 절삭에 사용된다.

8) 규조토

흔히 말하는 마사(磨砂 : 그릇 등을 닦을 때에 쓰는 모래)이다. Mohs 경도가 1~1.5로 부드러워 레진 연마에 사용된다.

9) 산화아연

Mohs 경도가 4로써 레진을 광택 낼 때에 사용되지만 그 외로 산화 주석(Mohs 경도 6~7), 탄화 칼슘(Mohs 경도 3) 등을 사용하기도 한다.

2. 연마용 공구

연마재들은 능률 좋게 연마할 수 있도록 각종 공구로써 만들어져 사용되고 있다. 이들 공구 중에서 입도가 거친 연마재를 사용한 공구가 절삭에 주로 이용되고 있고, 입도가 가늘고 얇은 연마재를 사용한 공구는 연마나 광택 내기에 주로 이용되고 있다.

1) 샌드 페이퍼(sand paper)

샌드 페이퍼는 종이나 천 그리고 플라스틱 시트에 규토나 산화크롬, 금강사 등의 연마재를 접착시킨 것이다(그림 8-1).

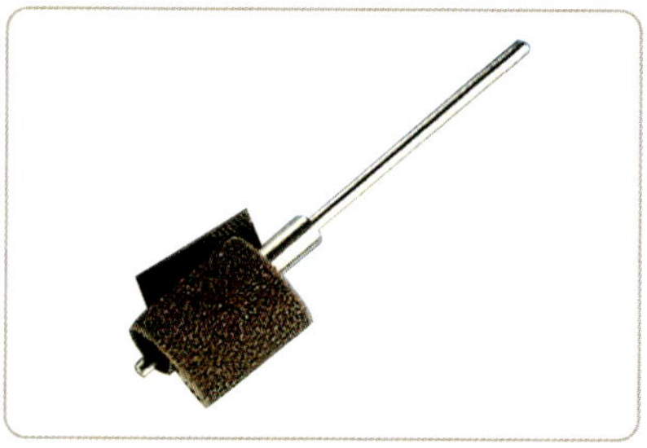

그림 8-1 맨드릴에 끼워진 샌드 페이퍼

2) 휠(wheel)과 포인트(point)

(1) 러버 포인트와 러버 휠

카보런덤(탄화 규소 연마재)의 비교적 거칠고 단단한 연마재를 고무와 혼합하여 성형시킨 러버 휠과 러버 포인트가 있다(그림 8-2, 3).

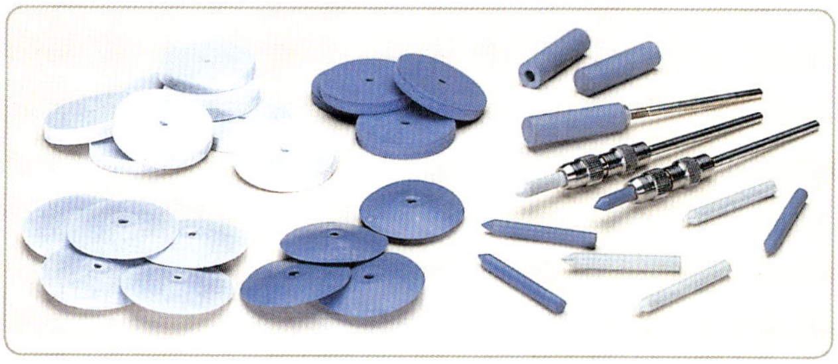

그림 8-2 러버 휠과 포인트류

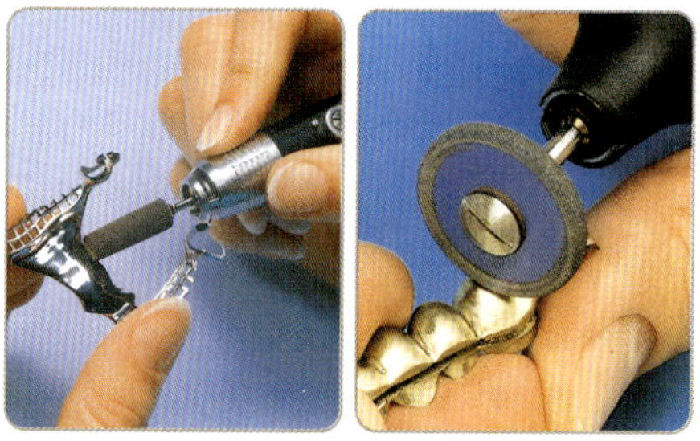

그림 8-3 러버 포인트와 휠을 이용한 연마

(2) 스톤 포인트(stone point)와 스톤 휠(stone wheel)

연마재(산화알루미늄, 카보런덤)를 도재로 소결시킨 스톤 포인트와 스톤 휠이 있다(그림 8-4, 5).

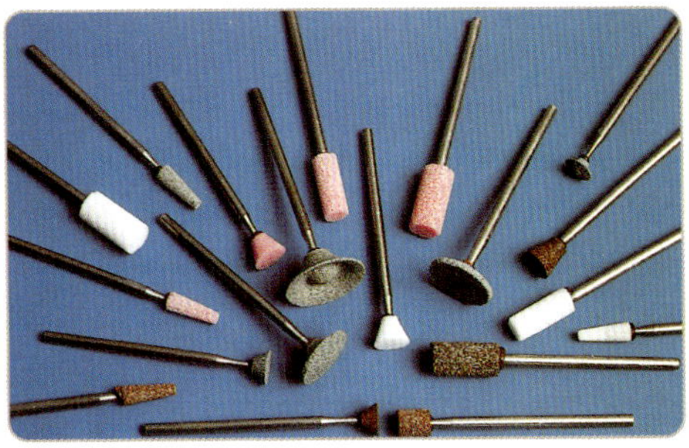

그림 8-4 스톤 포인트류

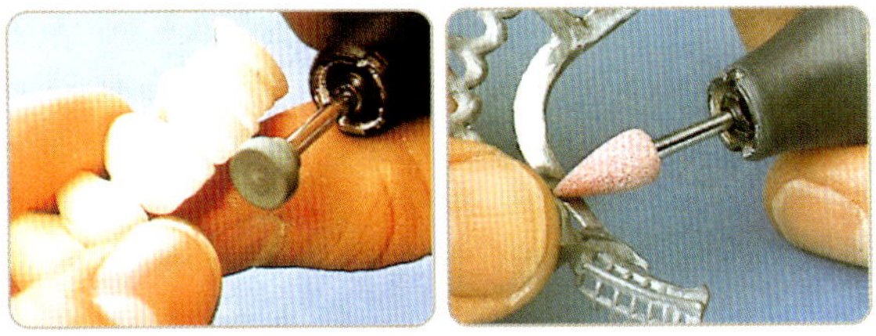

그림 8-5 스톤 포인트를 이용한 연마

(3) 다이아몬드 포인트(diamond point)

금속 위에 다이아몬드를 전착 방식으로 고정시킨 다이아몬드 포인트가 있다(그림 8-6, 7).

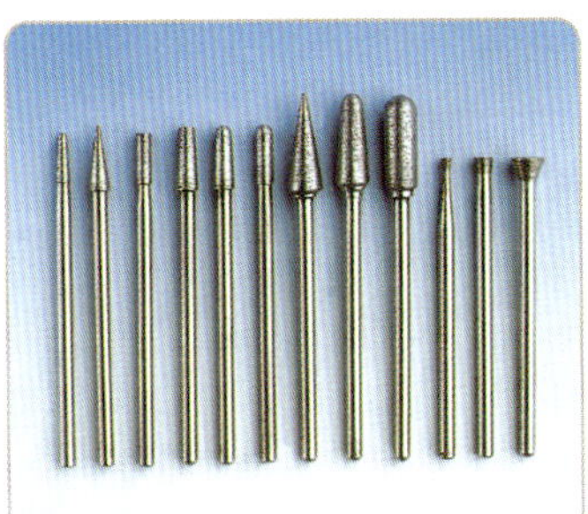

그림 8-6 다이아몬드 포인트류

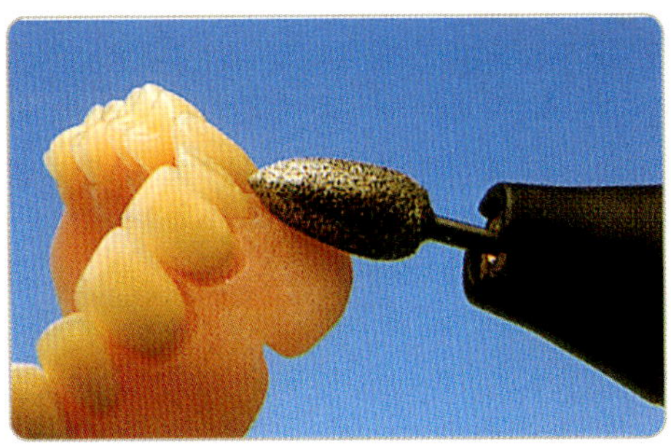

그림 8-7 다이아몬드 포인트를 이용한 연마

3) 디스크(disk)

디스크에는 연마재(산화알루미늄, 카보런덤)를 세라믹으로 소결시킨 것과 샌드 페이퍼를 잘라서 만든 샌드 페이퍼 디스크 그리고 다이아몬드를 금속판에 전착으로 고정시킨 다이아몬드 디스크가 있다(그림 8-8, 9, 10).

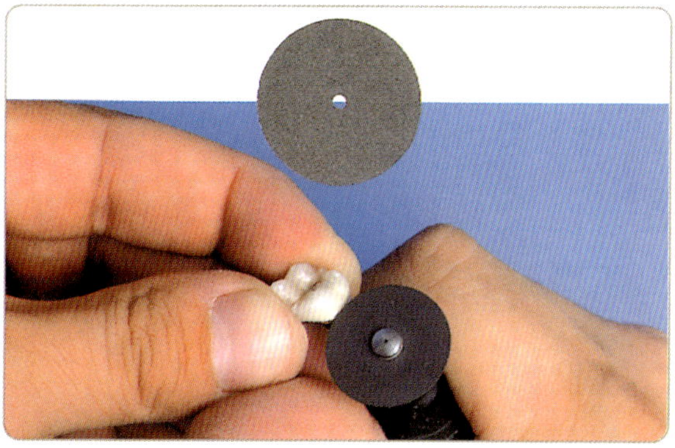

그림 8-8 세라믹 디스크 이용

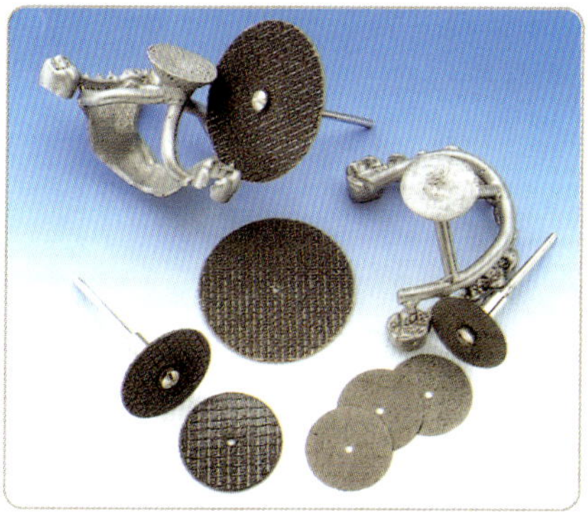

그림 8-9 산화 알루미늄 디스크 이용

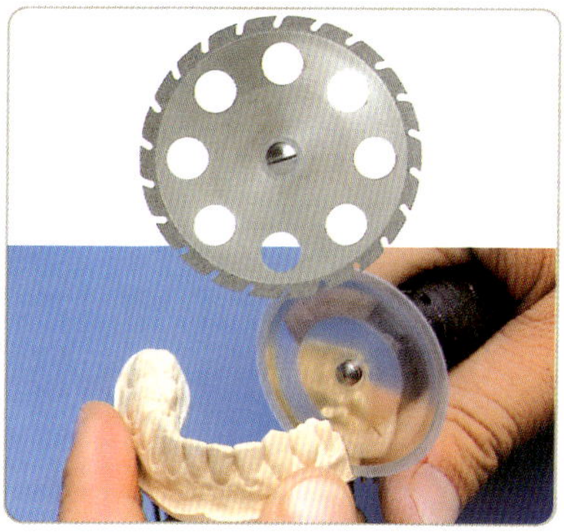

그림 8-10 다이아몬드 디스크 이용

4) 브러쉬(brush)

브러쉬는 원판이나 맨드릴에 딱딱한 털(毛)을 끼운 것으로써 lath에 사용 시에는 연마재를 반죽 상태로 한 뒤에 치과기공물에 부착시켜 연마하는데 물을 이용하여 반죽한 페이스트는 휠 쪽에 붙여도 원심력에 의해 튀어버리는 것이 단점이다(그림 8-11).

마이크로모터(micromotor)에 사용 시에는 원판이나 맨드릴에 털이나 철(steel wire, 鐵)을 끼운 것으로써 주조체의 깊은 부위을 연마할 때 이용된다(그림 8-12, 13).

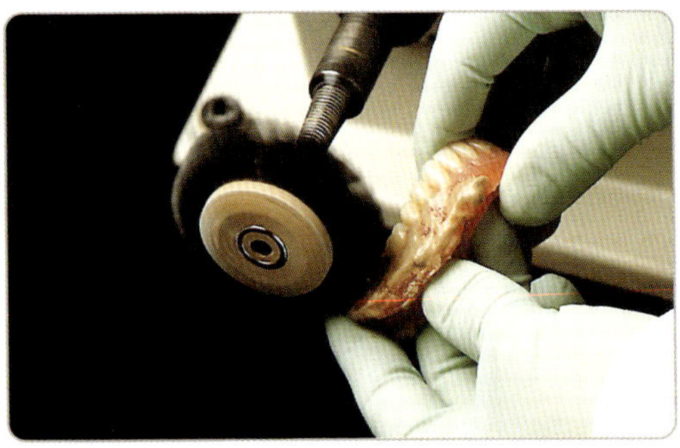

그림 8-11 레스(lath)를 이용한 연마

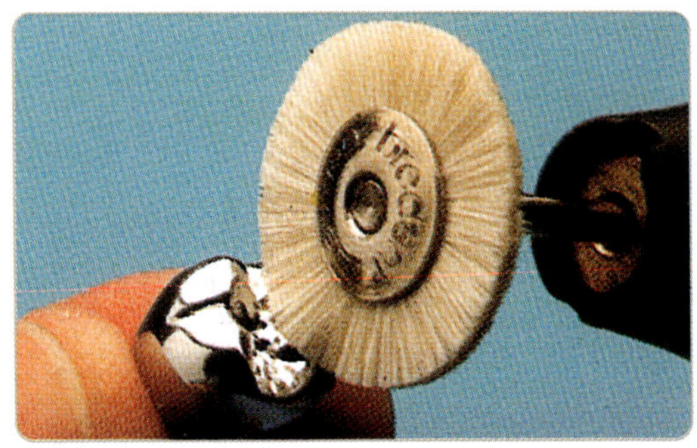

그림 8-12 마이크로모터를 이용한 연마

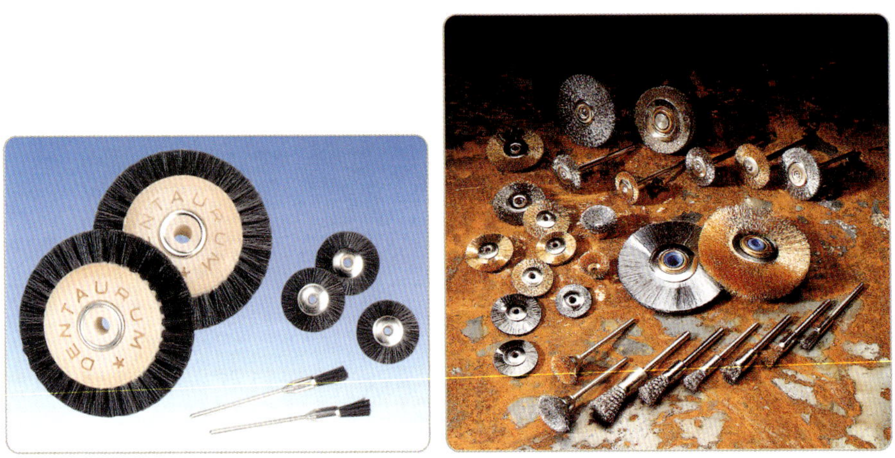

그림 8-13 여러 가지 용도의 브러쉬 (a: 털을 이용, b: 철사를 이용)

5) 담황색 휠(buff wheel)

담황색 휠에는 천이나 가죽을 겹쳐 감아서 휠 상태로 연결한 것에 유지로 단단하게 만든 루주(rouge)를 문질러서 광택을 낸다(그림 8-14).

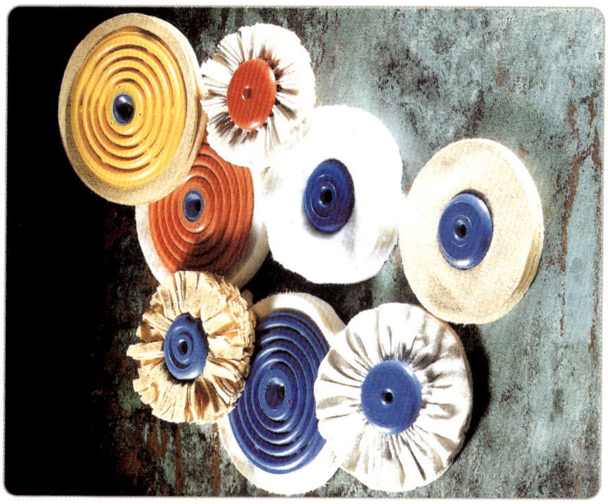

그림 8-14 담황색 휠

6) 펠트(felt)

펠트를 콘(cone)으로 만들거나 휠로 만든 것으로써 유지로 단단하게 만든 루주(rouge)나 산화 크롬을 문질러서 광택을 내는데 펠트에는 유지로 고화시킨 연마재가 점착되어 휠과는 반대로 튀는 경우가 없는 것이 장점이다(그림 8-15).

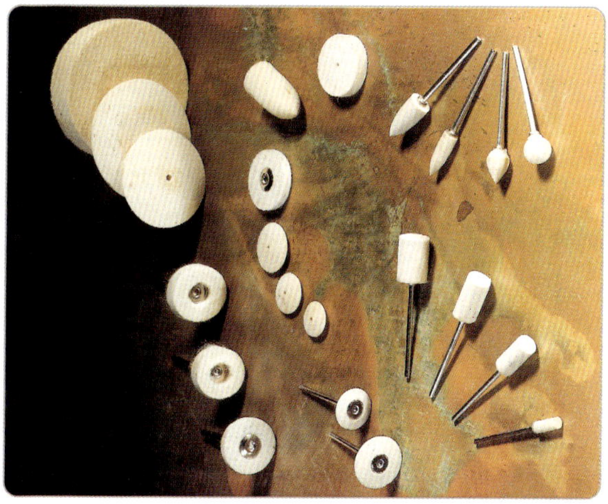

그림 8-15 펠트 콘이나 휠

7) 카바이드 버(carbide bur)

연마 시에 모터나 에어터빈(air turbin)의 핸드피스에 끼워 이용되는 공구이다(그림 8-16).

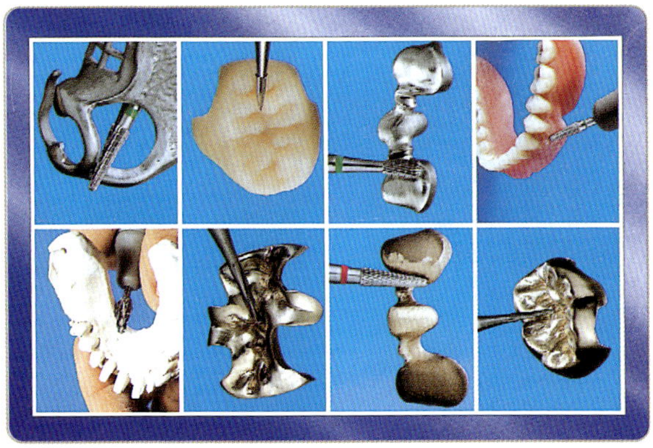

그림 8-16 여러가지 용도로 이용되는 카바이드 버

8) 맨드릴(mandriles)

연마 작업시 연마 재료인 휠이나 디스크 그리고 포인트를 끼워서 사용하는 공구이다(그림 8-17).

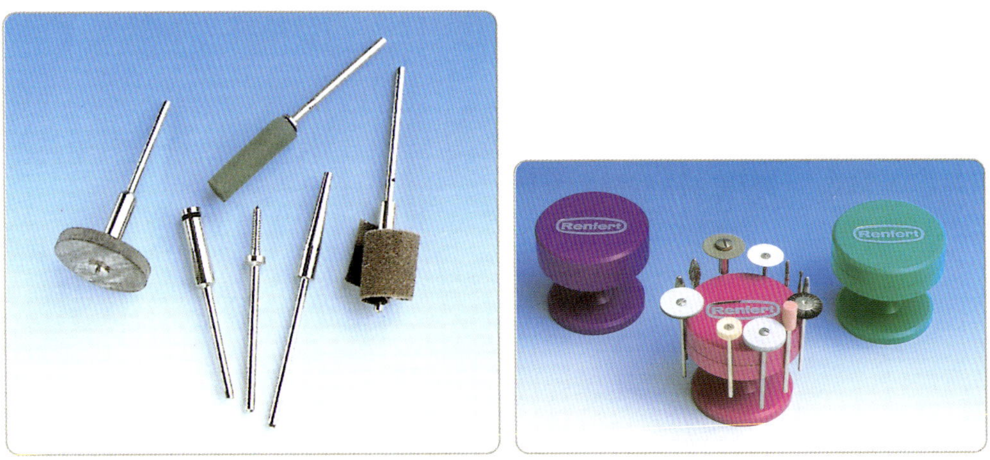

그림 8-17 여러 형태의 맨드릴

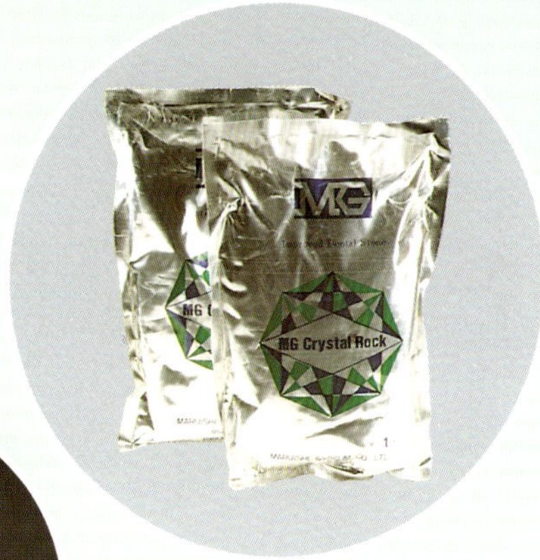

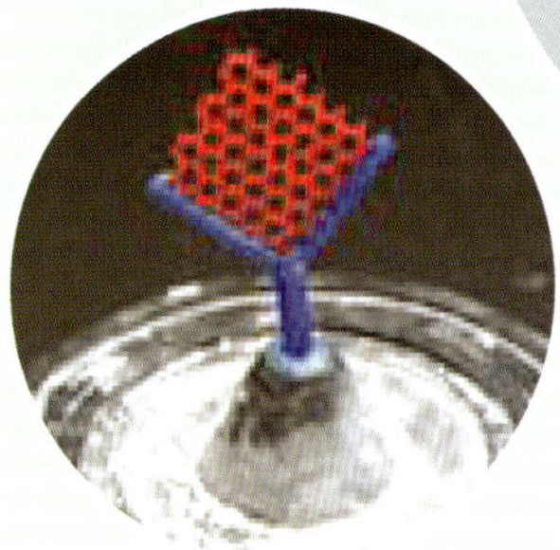

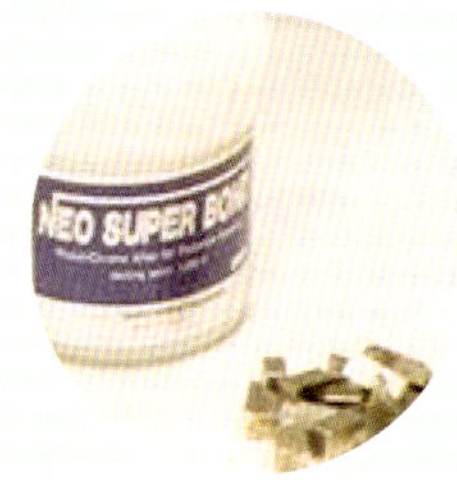

Chapter 09

석고와 매몰재 그리고 합금

Chapter 09 석고와 매몰재 그리고 합금

1. 석고(gypsum materials)

석고는 주로 환자의 구강내 상태를 재현하고자 제작하는 모형용의 재료로 주로 이용되는데 보통 석고(plaster)와 경석고(hard stone) 그리고 초경석고(extra hard stone)로 나뉜다(그림 9-1). 보통 석고와 경석고는 화학적으로는 동일하나 보통 석고는 분말이 각이진 형태를 하고 있으며 다공질인 반면에 경석고는 분말 가루가 둥근 형태를 갖추고 있다.

대체적으로 근래에는 주모형을 제작하고자 할 경우에는 경석고보다는 초경석고를 많이 이용하고 있다. 보통 석고와 경석고는 구별이 잘 되도록 착색되어 있으며, 경석고 중에는 경화 시간이나 경화 팽창을 조절하기 위하여 조절제가 첨가되어 있는 것도 있다.

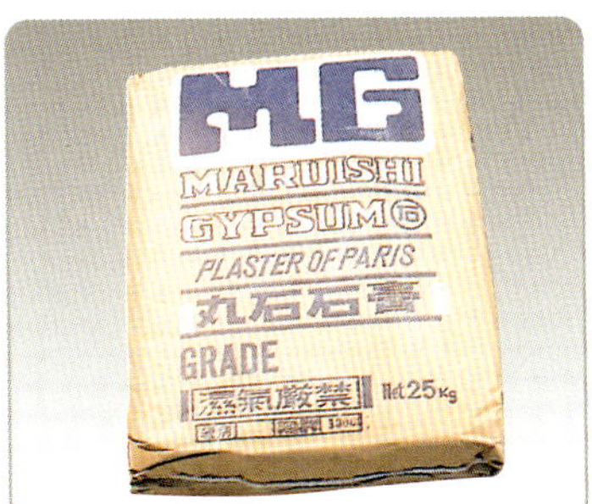

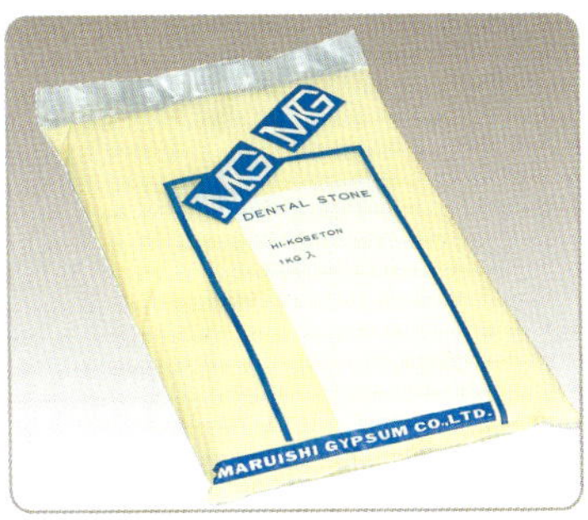

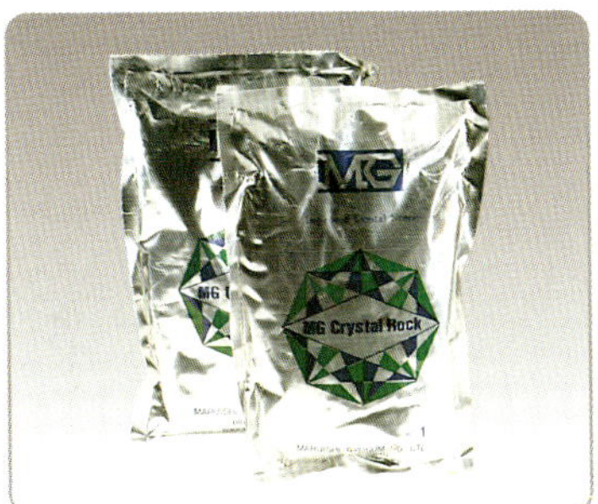

그림 9-1 a 석고　b 경석고　c 초경석고

1) 분류

제 1 형 : 치과용 석고, 인상

제 2 형 : 치과용 석고, 모형

제 3 형 : 치과용 경석고, 모형

제 4 형 : 치과용 초경석고, 모형, 고강도, 저팽창성

제 5 형 : 치과용 초경석고, 모형, 고강도, 고팽창성

2) 시험규격

(1) 외관

재료는 균등해야 하며 이물질이나 덩어리가 없어야 한다. 또한 제조회사의 지시에 따라 혼합하였을 때 균질의 혼합물이 만들어져야 한다.

(2) 유출 시간에서의 유동성 (제 1형만 해당)

1.25분의 유출 시간에서 시험방법에 따라 시험하는 경우, 제 1형의 유동성은 70 mm 이상이어야 한다.

(3) 경화시간

시험방법에 따라 시험하는 경우, 제 1형의 경화시간은 2.5분에서 5.0분 사이에 있어야 하며, 모든 유형의 설정 시간은 제조자가 제시한 값의 20% 범위 이내여야 한다. 제조회사가 경화시간의 범위를 지정하는 경우, 이러한 범위의 중간지점을 제조회사가 제시한 값으로 간주한다.

(4) 선형 경화 팽창

시험방법에 따라 시험하는 경우, 경화팽창은 표 9-1의 범위 이내이어야 한다.

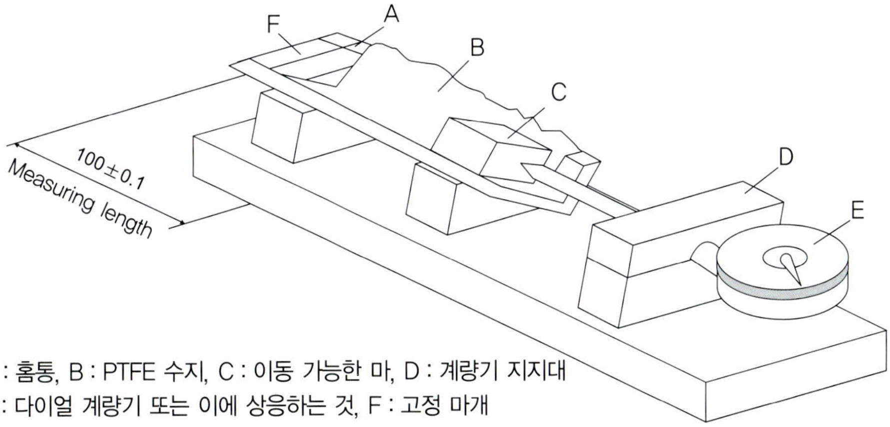

A : 홈통, B : PTFE 수지, C : 이동 가능한 마, D : 계량기 지지대
E : 다이얼 계량기 또는 이에 상응하는 것, F : 고정 마개

그림 9-2 선형 경화 팽창 측정계

표 9-1 표준 경화팽창과 압축강도

유 형	경화팽창범위	압축강도 (Mpa)	
		최소	최대
1	0 ~ 0.15	4.0	8.0
2	0 ~ 0.30	9.0	–
3	0 ~ 0.20	20.0	–
4	0 ~ 0.15	35.0	–
5	0.16 ~ 0.30	35.0	–

(5) 압축 강도

시험방법에 따라 시험했을 때, 압축 강도는 표 9-1의 요구사항을 충족해야 한다.

(6) 미세부위 재현성

시험방법에 따라 제 1형 및 2형을 시험했을 때, 그림 9-3의 line(c)를 복제해야 한다. 시험방법에 따라 제 3형 및 4형을 시험했을 때, 그림 9-3의 line(a)를 복제해야 한다.

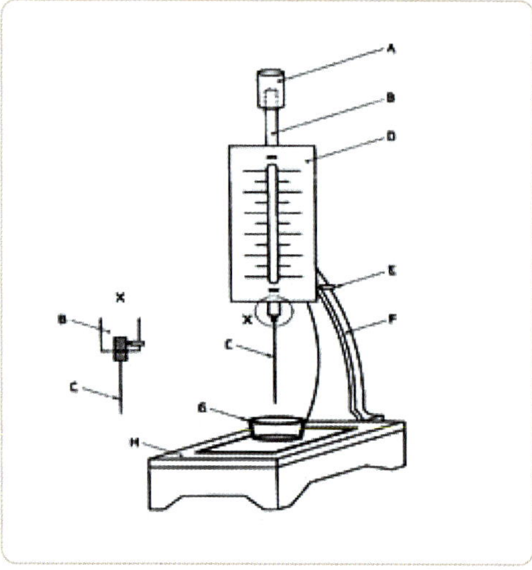

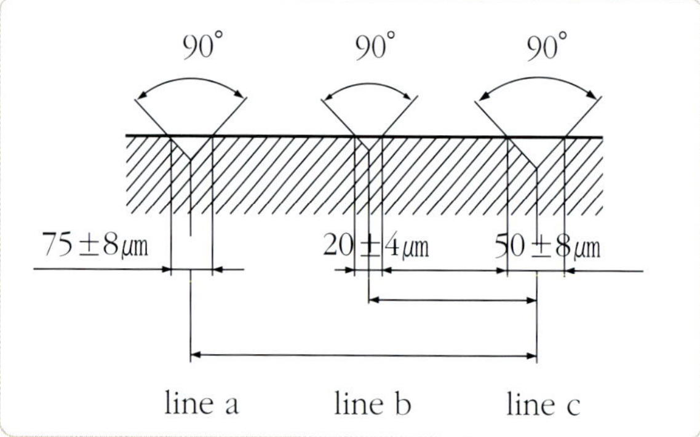

그림 9-3 비카트 침

■ 실험실습

1. 실습목적

석고의 물리적 성질을 알아보아 올바로 사용하게 한다.

2. 실습준비물 : rubber mold, 저울, stone, plaster,

학생준비물 : rubber bowl, spatular, 계량컵, caliper

3. 실습방법

1) 재료검사 및 사용법 숙지

실습재료의 제조회사의 설명서를 숙지한다.

2) 초기경화 실험

(1) 물과 30초간 혼합한다(W/P ratio-plaster: 0.60, 0.50, 0.40, stone: 0.40, 0.30, 0.25)

(2) 준비된 ring에 주입한다.

(3) 주입시간부터 표면에 수분이 없어지는 시간을 측정한다.

4. 검토사항

1) 상품명 : plaster - stone -

hard stone -

2) 초기경화 실험

표 9-2 초기 경화시간 실험표

plaster	초기경화시간	stone	초기경화시간
0.60		0.40	
0.50		0.30	
0.40		0.25	

3) 선형 경화 팽창 확인

표 9-3 선형 팽창 시간표

plaster	선형팽창	stone	선형팽창
initial setting		initial setting	
1분 후		1분 후	
3분 후		3분 후	
5분 후		5분 후	
10분 후		10분 후	
15분 후		15분 후	

4) 표면 다공성 확인 - 가시적 혹은 현미경으로 관찰(사진 부착)

2. 매몰재(investment)

1) 적용범위

(1) 석고계 매몰재

이 기준규격의 매몰재는 용융점이 1080℃ 이하인 치과용 금합금을 주조하기 위한 내화성 매몰재이며 소석고와 규조토를 주성분으로 한 혼합분말이며, 그 외 적당한 무해한 수정첨가제를 첨가할 수 있다.

(2) 인산염 매몰재

내열성 충전 시스템의 분말혼합과 치과용 합금주조를 위해 특수하게 고안된 결합 시스템(binding system)으로 다음과 같이 1080℃ 이상에서 고형 온도를 지니는 합금과 함께 사용되며 투입 분말과 혼합하도록 제조회사 또는 공급자가 사용할 수 있는 특수 용액을 사용한다.

(3) 유형 및 종류

표 9-4 매료재의 유형과 사용처

석고계 매몰재	사 용 처	인산염 매몰재	사 용 처
제1형	열팽창 inlay 및 crown용	제1형	inlay, crown, 다른 고정수복물
제2형	가수팽창 inlay 및 crown용	제2형	부분 치아와 제거 가능한 수복물인 다른 주조
제3형	전부의치 및 부분의치용		

2) 기준규격

다음과 같은 기준규격을 갖춘다. 다만 이 기준규격 이외는 따로 정한다.

(1) 균질성

균질하여야 하며, 이질물질이나 굳은 덩어리를 함유하여서는 안된다. 다만 착색물질은 함유하여도 무관하다.

(2) 입자도

석고계 매몰재는 입자도 시험법에 따라 시험할 때 300㎛ 시험체에서는 99%이상, 150㎛

시험체 에서는 95%이상, 75㎛ 시험체에서는 85%이상이 통과하여야 한다.

(3) 점도

① 석고계 매몰재는 점도시험법에 따라 시험할 때 제 1형과 제 2형의 매몰제는 그 높이가 40mm 이하이어야 하고, 제 3형의 지름은 적어도 60mm 이상이어야 한다.

② 인산염 매몰재의 유동성은 매몰재의 기본 직경은 제1형의 경우 적어도 90mm이어야 하고 제2형의 경우 적어도 70mm이어야 한다.

(4) 경화시간

① 석고계 매몰재는 경화시간 시험법에 따라 시험할 때, 제조자가 표시한 시간의 20% 오차범위 안에 있어야 한다.

② 인산염 매몰재는 초기 경화 시간이 제조자가 말한 시간에서 30%보다 더 걸려서는 안된다. 제조자가 경화 시간 범위를 제시할 경우 이 범위의 중간점을 기준으로 30%보다 이상으로 차이가 나서는 안 된다.

(5) 압축강도

① 석고계 매몰재는 압축강도시험법에 따라 시험할 때 제 1형 및 2형은 2.3MPa 이상 이어야 하고, 제 3형은 6.6MPa 이상 이어야 한다.

② 인산염 매몰재는 매몰재 제 1형과 제 2형의 압축력이 6-3에 따라 시험할 때 각각 2.5MPa과 3MPa보다 작아서는 안된다.

(6) 팽창계수

① 석고계 매몰재는 팽창계수 시험법에 따라 시험할 때 다음의 표 9-5의 범위에 적합하여야 한다. 또 열팽창한 시험용 모형은 제 1형 및 제 3형에서 200~700℃에서, 제 2형은 200~500℃에서 실온에서의 원형보다 길어야 하며 각 시험 온도에서 수축이 되거나 각 온도에서의 최장 길이보다 0.15% 이상 짧아서는 안 된다.

② 인산염 매몰재는 950℃에서 시험할 때 라이너 열팽창은 제조자가 말한 치수보다 15% 이상 차이가 나서는 안 된다. 제조회사가 라이너의 열팽창 범위를 제공할 경우 라이너 열팽창이 이 중간점을 기준으로 15%보다 더 이상의 차이가 나서는 안 된다.

표 9-5 치과주조용 귀금속합금의 기계적 특성에 관한 요건

유형 및 종류		경화(2시간)				열팽창			경화와 열팽창을 합하여	
		공기중		수중		온도	팽창			
		최소최대		최소최대			최소최대		최소최대	
		%	%	%	%	%	%	%	%	%
제1형	인레이형 열팽창	0.0±0.1	0.5±0.1	–	–	7.00	1.0±0.1	2.0±0.1	1.3±0.26	2.0±0.4
제2형	인레이형 가수팽창	–	–	1.2±0.1	2.2±0.1	5.00	0.0±0.1	0.6±0.1	1.3±0.26	2.7±0.45
제3형	부분의치용	0.0±0.1	0.4±0.1	–	–	7.00	1.0±0.1	1.5±0.1	1.2±0.24	1.9±0.38

1 N/㎟=1 MPa

(7) 표면결함

표면결함 시험방법에 따라 시험할 때 주조한 합금표면이 오염되거나 요부(petting)를 나타내거나 조잡한 면 또는 틈이 생겨서는 안 된다.

3. 치과용 귀금속 및 비귀금속

1) 치과주조용 귀금속합금

(1) 적용 범위 및 분류

① 적용 범위

이 고시에는 귀금속 함유율이 75wt.% (귀금속 함유율이 25%이상 75%미만인 치과용 주조합금) 이상인 치과용 주조합금이 해당된다(그림 9-4).

치과용 수복물 및 기구를 제작하기 위한 주조합금에 적용되며, 도재-금속 수복물의 하부 구조물로서 사용하는 합금에는 적용되지 않는다. 생물학적 안전성에 관한 시험규격이 필요한 경우에는 해당 시험규격을 설정하여야 한다.

② 분류

귀금속 함유율이 75wt.%(귀금속 함유율이 25%이상에서 75%미만인 치과용 주조합금) 이상인 치과용 주조 합금은 물리적 특성과 권장되는 용도에 따라 다음과 같이 분류한다.

제1형 : 저강도 - 인레이와 같이 미약한 응력을 받는 합금

제2형 : 중간 강도 - 인레이 및 온레이와 같이 중간 정도의 응력을 받는 합금

제3형 : 고강도 - 온레이, 얇은 합금 이장(thin cast backings), 가공치(pontic), 전부관(full crown) 및 안장(saddle)과 같이 높은 응력을 받는 합금

제4형 : 초고강도 - 안장, 바(bar), 클래스프(clasp), 금관(crown), 씌움고리(thimble), 유니트 주조물 및 부분적인 의치 골격과 같이 매우 높은 응력을 받으며 횡단면이 얇은 합금

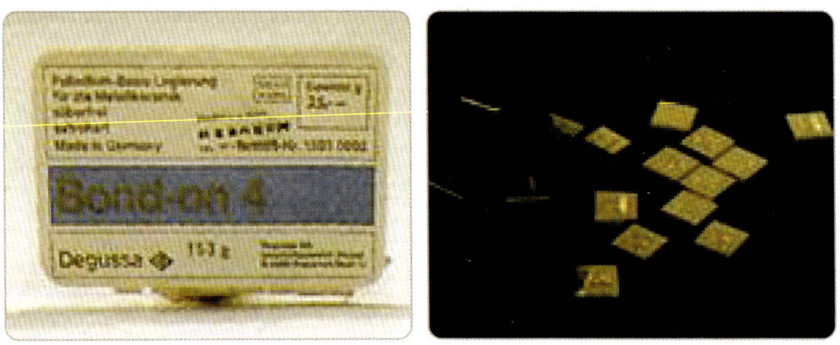

그림 9-4 귀금속 합금

(2) 시험규격

① 화학적 구성

합금에는 75wt.%이상의 금 또는 백금계 귀금속원소가 함유되어야 한다. 백금계 귀금속원소에는 백금, 팔라듐, 이리듐, 로듐, 루테늄 및 오스뮴이 해당된다. 합금의 각 구성성분의 함유량은 무게백 분율로 나타내며, 표시된 값의 ±0.5wt.% 이내여야 한다. 위해원소가 함유되어 있는 경우, 그 함량 은 표시치를 초과해서는 안 된다. 구성성분에 대한 함유량은 표준 성분분석법의 절차에 따른다.

② 기계적 특성

상이한 유형의 합금이 지닌 기계적 특성은 표 9-6에서 지정한 요구사항을 충족해야 한다.

표 9-6 치과주조용 귀금속합금의 기계적 특성에 관한 요건

분류	영구영신 항복강도, Rp0.2(N/㎟)			파단 연신율(%)	
	연화		경화	연화	경화
	최소	최대	최소	최소	최소
1	80	180	–	18	–
2	180	240	–	12	–
3	240	–	–	12	–
4	300	–	450	10	2

③ 용해 범위

용융점과 응고점(℃)은 표시된 값의 ±10℃이내 이어야 한다. 본 요구사항의 준수여부를 확인하기 위해서는 표준 시험 절차를 사용한다.

④ 밀도

합금의 밀도는 표시치의 ±0.5 g/cm³ 이내여야 한다. 본 요구사항의 준수여부를 확인하기 위해서는 표준 시험 절차를 사용한다.

2) 치과주조용 비귀금속합금

(1) 적용 범위

이 고시는 코발트, 니켈를 주성분으로 하는 치과주조용 합금으로 치과용 수복물 및 기구를 제작 하기 위한 주조용 합금에 적용되며, 도재-금속 수복물의 하부 구조물로서 사용하는 합금에는 적용되지 않는다. 생물학적 안전성에 관한 시험규격이 필요한 경우에는 해당 시험규격을 설정하여야 한다.

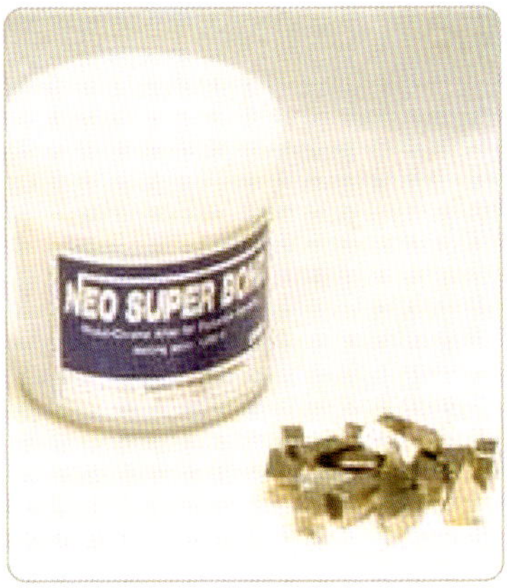

그림 9-5 비귀금속 합금

(2) 시험규격

① 화학적 구성

코발트를 주성분으로 하는 치과주조용합금의 화학적조성은 무게백분율(wt.%)로 나타내며, 그에 대한 요건은 표 9-7에 따른다.

20wt.%이상 함유된 원소의 함유량은 표시치의 ±2wt.% 이내이어야 하며, 2~20wt.%의 경우 ±1wt.% 이내이어야 한다. 니켈(Ni)이 함유되어 있을 경우 그 함량은 표시치를 초과해서는 안된다(표 9-8). 각 구성성분의 함량이 1wt.%이상인 원소에 대하여 그 함유량을 표시한다. 각 구성성분에 대한 함유량은 표준 성분분석법의 절차에 따른다.

표 9-7 코발트계 치과주조용 비귀금속합금의 화학적조성에 대한 요건

구성원소명	Co	Cr	Mo	Co+Ni+Cr
함유량	Bal.	> 25wt.%	> 4wt.%	> 85wt.%

표 9-8 니켈계 치과주조용 비귀금속합금의 화학적조성에 대한 요건

element	Ni	Cr	Mo	Co+Ni+Cr
content	Bal.	> 20wt.%	> 4wt.%	> 85wt.%

② 부식저항

각 조에서의 시험결과가 시편 표면적의 단면적당 용출물이 10-6g(㎍/㎠) 미만이어야 한다.

③ 기계적 특성

상이한 유형의 합금이 지닌 기계적 특성은 표 9-9에서 지정한 요구사항을 충족해야 한다.

표 9-9 코발트, 니켈계 치과주조용 비귀금속합금의 기계적 특성에 관한 요건

영구영신 항복강도, Rp0.2(N/㎟) 최소	파단 연신율(%) 최소
500	3.0

1 N/㎟=1 MPa

④ 용해 범위

용융점과 응고점(℃)은 표시된 값의 ±10℃이내 이어야 한다. 본 요구사항의 준수여부를 확인하기 위해서는 표준 시험 절차를 사용한다.

⑤ 밀도

합금의 밀도는 표시치의 ±0.5 g/cm³ 이내 이어야 한다. 본 요구사항의 준수여부를 확인하기 위해서는 표준 시험 절차를 사용한다.

■ 실험실습

1. 실습목적

주조체를 만들기 위하여 형을 만들고 금속으로 주조체를 만드는 과정의 매몰재와 금속의 물리적성질을 알아보아 올바로 사용하게 한다.

2. 실습준비물

caliper, 석고계 매몰재, 인산염 매몰재, asbesto's liner, sprue wax(8, 10, 12, 16, 18 gauge), sheet wax(28 gauge), mash, porcelain metal, phantom metal.

학생 준비물 : rubber bowl, spatular, 주조 ring, 조각도

3. 실습방법

1) 재료검사 및 사용법 숙지- 실습재료의 제조회사의 설명서를 숙지한다.

2) 매몰재의 경화팽창 실험

① 시험기(그림 9-2) 내면에 바세린을 도포 후 모든 것을 조립한다.

② 아래 조건과 같이 혼합하여 시험기틀 내에 주입하되 윗면은 평평하게 만든다.

석고매몰재(50g) - 0.20, 0.30, 0.40

인산염 매몰재(60g) - 0.20, 0.30, 0.40,

③ 혼합시작 3분 후에 나사를 풀고 다이얼게이지의 눈금을 측정한다.

3) 주조 및 표면 정확도 실험

① 그림 9-6, 7, 8과 같은 시편 1, 2, 3을 wax로 만든다.

② 석고계와 인산염계 매몰재를 사용하여 매몰한다.

③ 석고계는 640℃, 인산염계는 750℃까지 소환을 한다.

④ 주조방향을 지켜서 귀금속과 비귀금속을 주조를 시행한다.

⑤ 주조된 금속 주조체를 pickling과 sanding으로 산화막을 제거 후 관찰한다.

⑥ 양쪽의 die를 측정해 변화량을 계산한다.

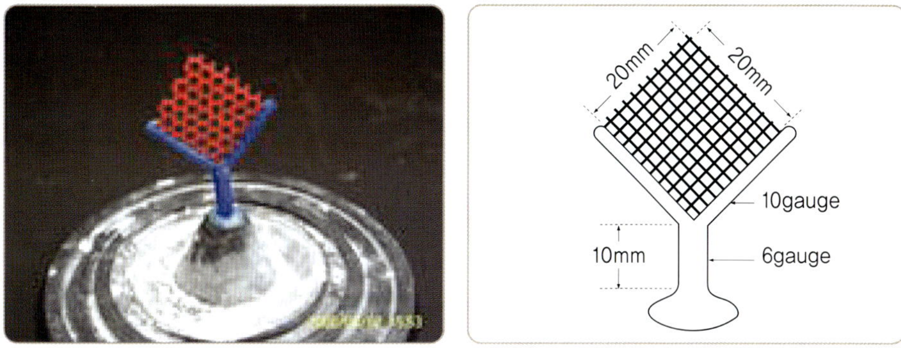

그림 9-6 시편 1

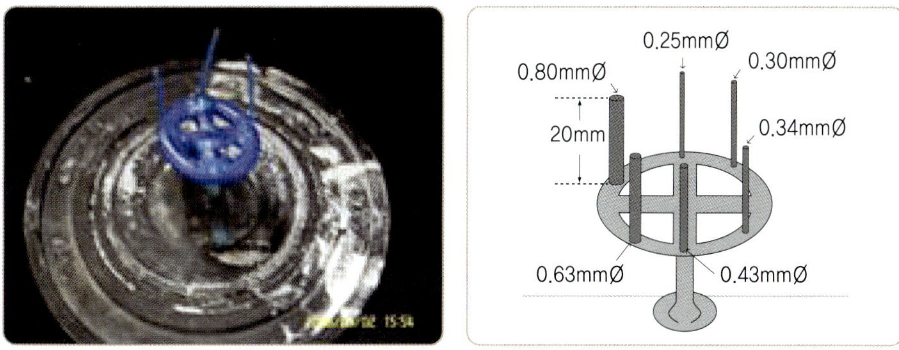

그림 9-7 시편 2

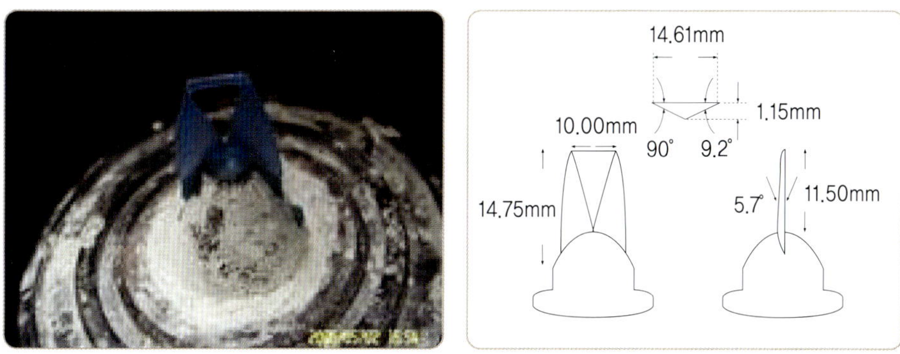

그림 9-8 시편 3

(4) 검토사항

① 상품명 : 석고계 매몰재 - 귀금속 -

인산염 매몰재 - 비귀금속 -

② 경화팽창 실험(표 9-10)

	0.20	0.30	0.40	평균
석고계 매몰재				
인산염 매몰재				

③ 주조 및 표면 정확도 실험(표 9-11)

시편형태	석고계 매몰재	인산염 매몰재
1형		
2형		
3형		

제1형 : 주조흐름성, 제 2형 : 주조력, 제 3형 : pattern의 위치에 따른 주조력

INDEX

ㄱ

ㄴ

ㄷ

ㄹ

S

T

U

V

W

치과 재료와 기기 활용 – 개정판

초판발행 2001년 8월 27일
개정1판 인쇄 2014년 1월 20일
개정1판 발행 2014년 1월 31일
지 은 이 최 석 순 외 16인
발 행 인 안 영 택
편 집 남 윤 주
발 행 처 명문출판사
등 록 제 6-0212호
서울시 동대문구 답십리로 63길 90번지
전 화 (02) 2248-7586, 2246-7804 팩 스 (02) 2248-0598
http://www.teethbook.co.kr

ISBN 978-89-6808-106-4

정가 : 38,000원